聪明宝宝
营养养育益智
图解百科

北京协和医院营养科副主任医师　李　宁　主　编
高级育婴师、高级公共营养师　程玉秋

吉林科学技术出版社

图书在版编目（CIP）数据

聪明宝宝营养养育益智图解百科 / 李宁，程玉秋主编. --长春：吉林科学技术出版社，2015.4

ISBN 978-7-5384-8985-9

Ⅰ.①聪… Ⅱ. ①李… ②程… Ⅲ. ①婴幼儿－营养卫生②婴幼儿－哺育③婴幼儿－智力开发 Ⅳ. ①R153.2 ②TS976.31③G610

中国版本图书馆CIP数据核字(2015)第063881号

聪明宝宝营养养育益智图解百科

主　　编　李　宁　程玉秋
全案策划　悦然文化
出 版 人　李　梁
策划责任编辑　孟　波　赵洪博
执行责任编辑　周　禹
封面设计　史刚华
开　　本　880mm×1230mm　1/20
字　　数　280千字
印　　张　14
印　　数　1-10000册
版　　次　2015年7月第1版
印　　次　2015年7月第1次印刷
出　　版　吉林科学技术出版社
发　　行　吉林科学技术出版社
地　　址　长春市人民大街4646号
邮　　编　130021
发行部电话/传真　0431-85600611　85651759　85635177
85651628　85635181　85635176
储运部电话　0431-86059116
编辑部电话　0431-85670016
团购热线　0431-85670016
网　　址　www.jlstp.net
印　　刷　长春人民印业有限公司
书　　号　ISBN 978-7-5384-8985-9
定　　价　49.90元

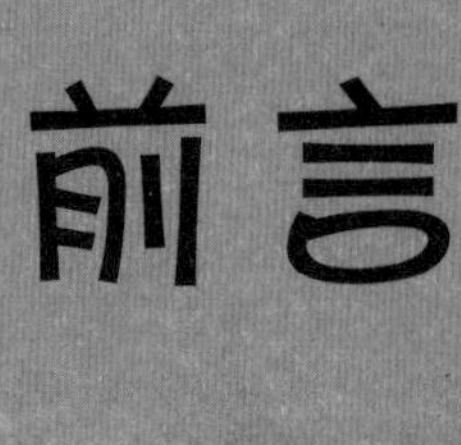

前言

宝宝的呱呱坠地让新爸爸妈妈们感到无比的幸福和欣慰，看到那个可爱熟睡的小脸蛋，每一个父母都会从心底感受到甜蜜。让自己的宝宝健康快乐地成长，是每一个父母的心愿，但是孩子成长的每一个时刻，对于刚刚当上爸爸妈妈的年轻人来说，都是一个很大的挑战。

那么，该怎么样去照顾好自己的宝宝呢？很多的爸爸妈妈在工作当中可以说是得心应手，但是面对随时会出现状况的宝宝，却总是手忙脚乱、措手不及，无奈之中只能向自己的长辈们请求帮助，不过，老一辈人的传统的育儿方式，会不会有一些不足呢？这是很多年轻人在思考的问题。

本书为大家介绍了0~3岁之间的宝宝在营养、护理和益智方面的知识，是宝宝成长当中的“护理辞典”，比如说“新生儿母乳怎么喂养”“宝宝出现黄疸怎么办”“怎么帮助孩子开发大脑智力”等等，这些都是家长非常关心的问题。通过这本书的介绍，相信很多的父母可以在照顾自己的小宝贝方面有更大的信心，对于孩子的每一个成长问题都能够有人指点迷津。

宝宝的出生也是父母的新生，爸爸妈妈们在孩子成长的每一个小脚印当中会学到更多的知识，当孩子脚踏实地地走在人生的道路上，爸爸妈妈会更加自豪和开心。

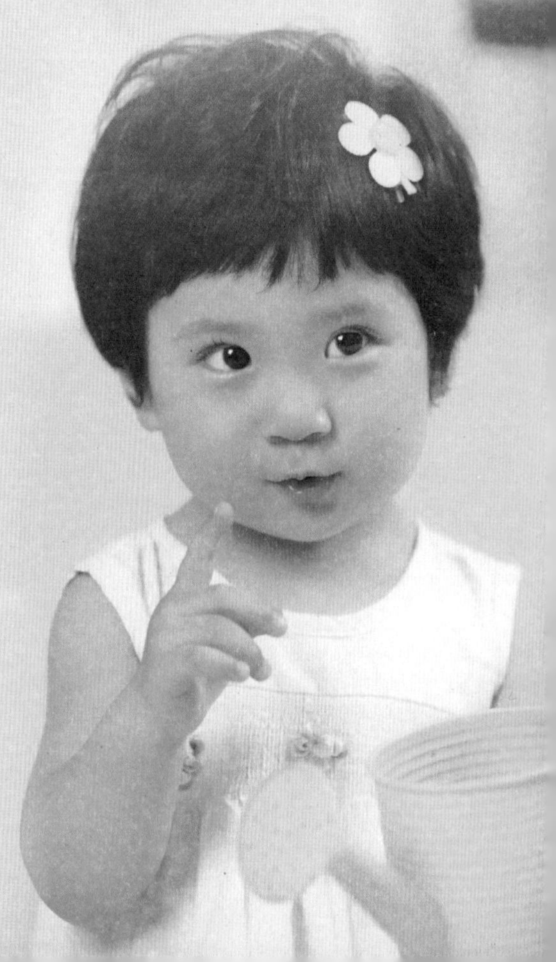

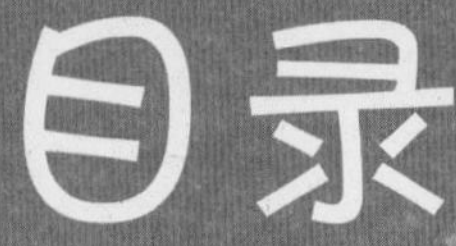

目录

PART 1 1~3个月 努力学习翻身

PART 2 4～6个月 会坐着与人招手了

完美营养

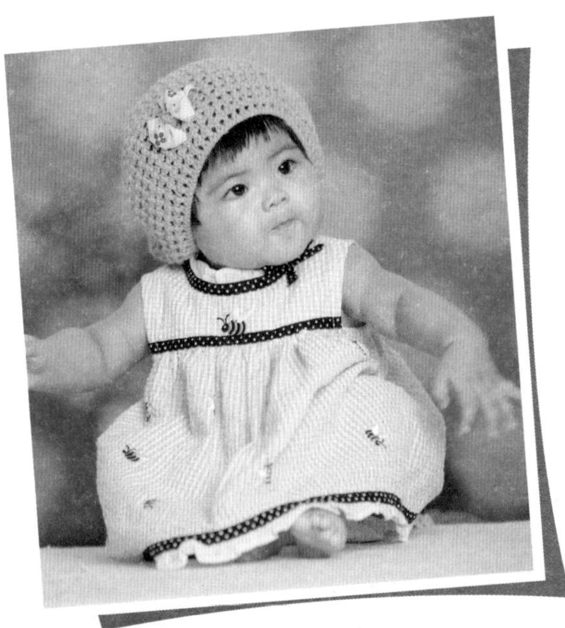

悉心教养

快乐益智

PART 3 7～9个月 爬爬更聪明

完美营养

悉心教养

快乐益智

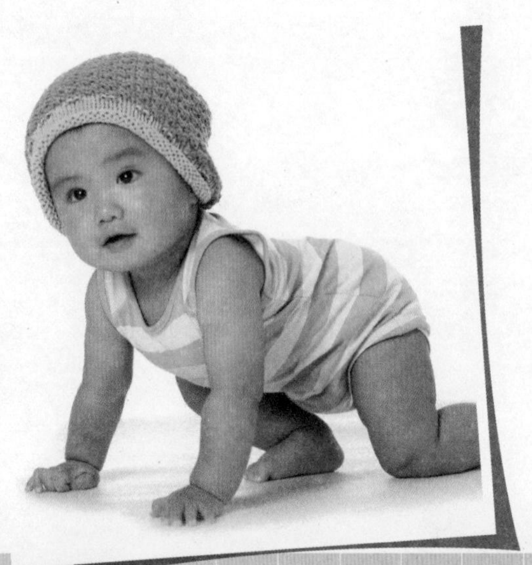

PART 4 10～12个月 能自如地扶站了

完美营养

悉心教养

快乐益智

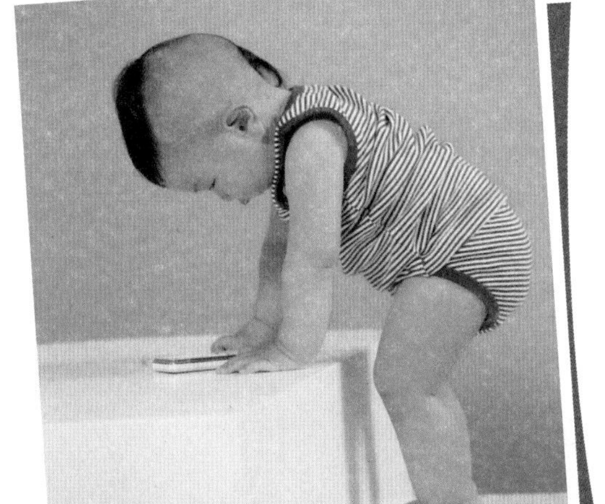

PART 5 1岁1个月～1岁3个月 迈出了人生的第一步

完美营养

悉心教养

快乐益智

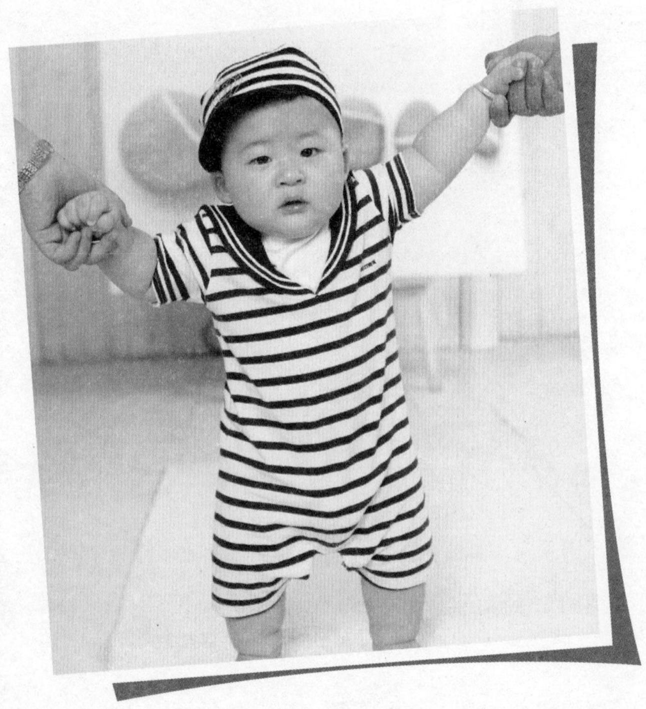

PART 6 1岁4个月～1岁6个月 饶舌的“小话唠”

完美营养

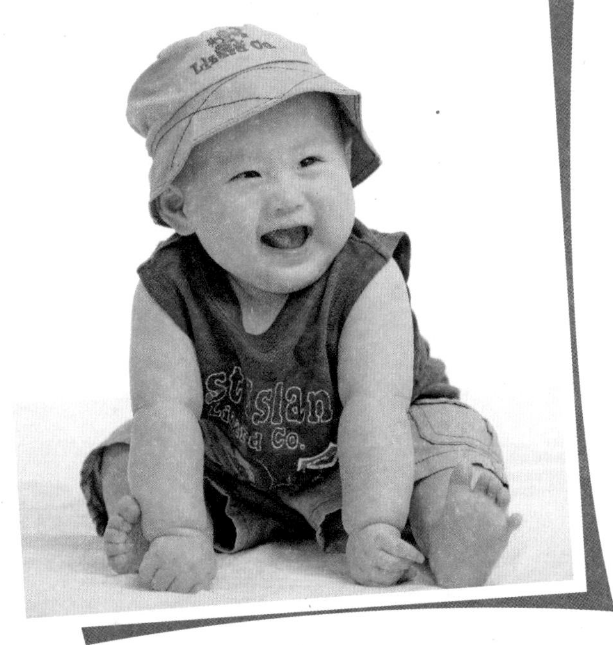

悉心教养

快乐益智

PART 7 1岁7个月~1岁9个月 宝宝爱问为什么

完美营养

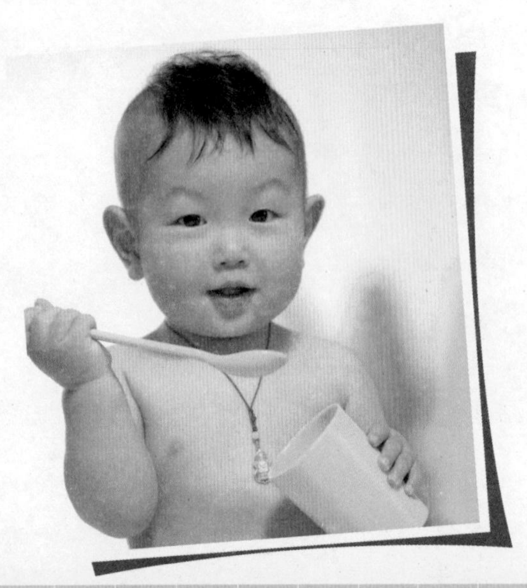

悉心教养

快乐益智

PART 8 1岁10个月～2岁 不安分的小淘气

完美营养

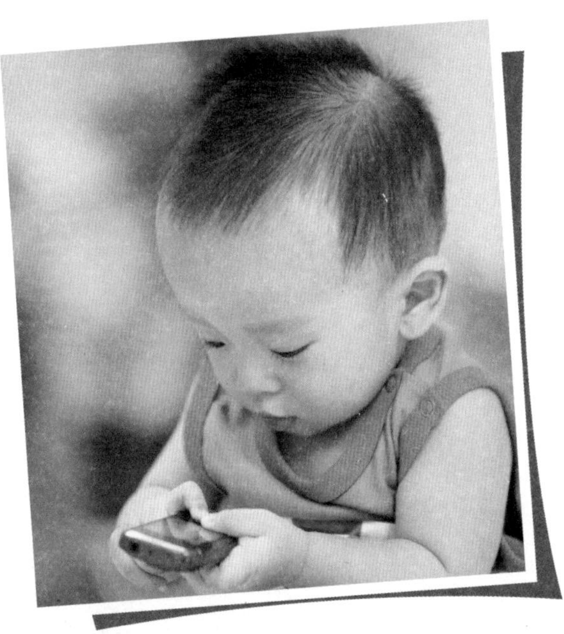

悉心教养

快乐益智

PART 9 2岁～2.5岁 期望独立的小大人

完美营养

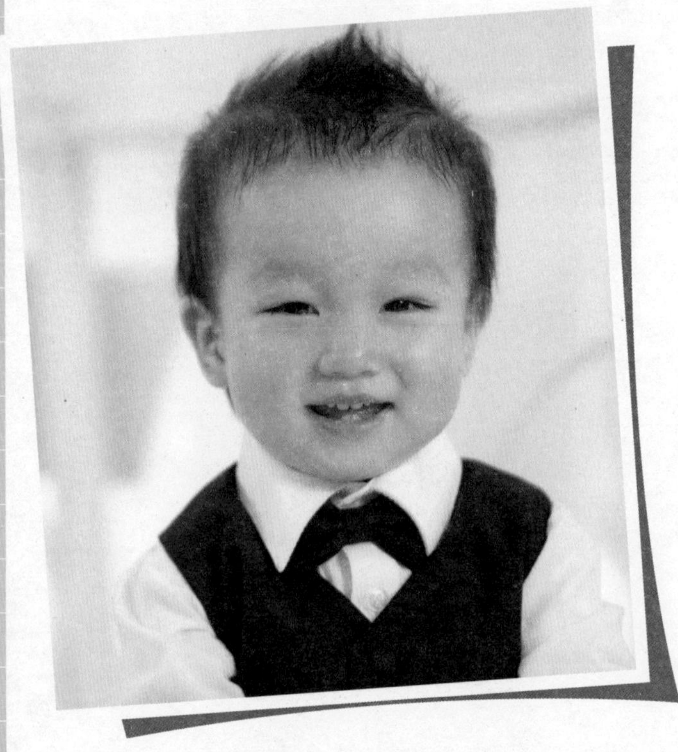

悉心教养

快乐益智

PART 10 2.5～3岁 在游戏中快乐成长

完美营养

悉心教养

快乐益智

宝宝生长发育逐月看

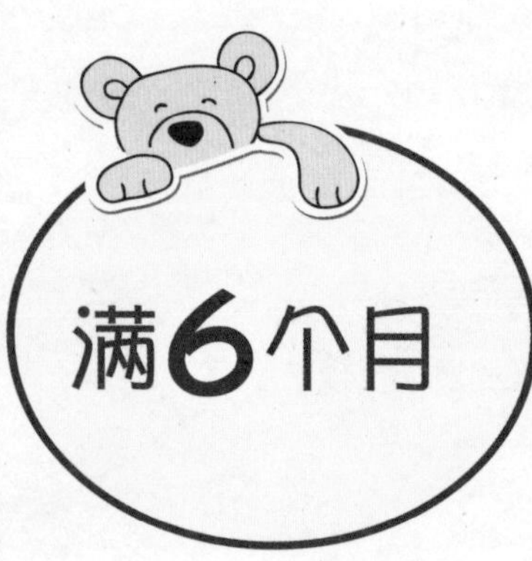

粗动作能力

1. 抱直时，脖子竖直，头保持在中央
2. 会自己翻身（由俯卧到仰卧）
3. 可以自己坐在有靠背的椅子上

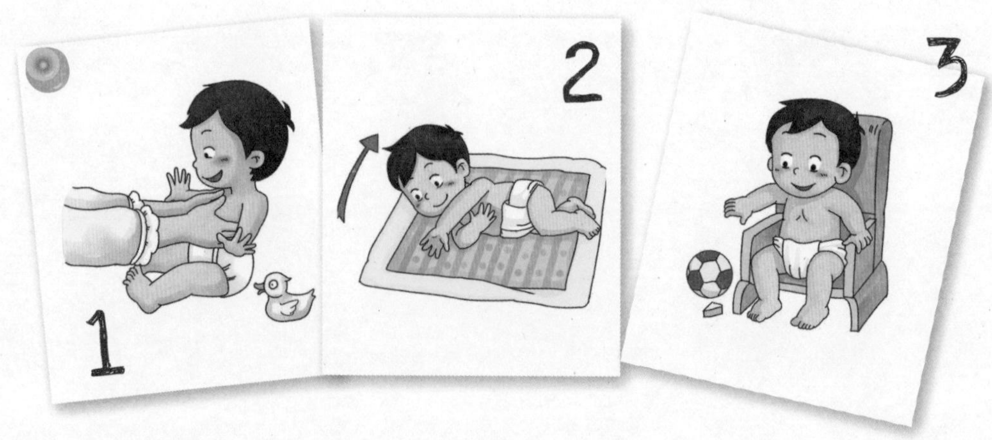

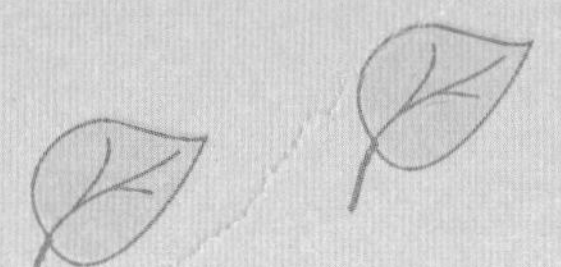
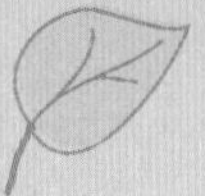
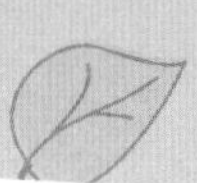
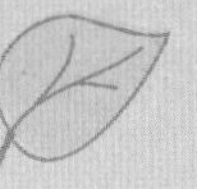
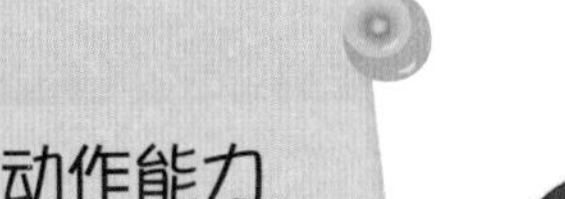

细动作能力

1. 双手互握在一起
2. 手能伸向物体
3. 自己会拉开在脸颊上的手帕

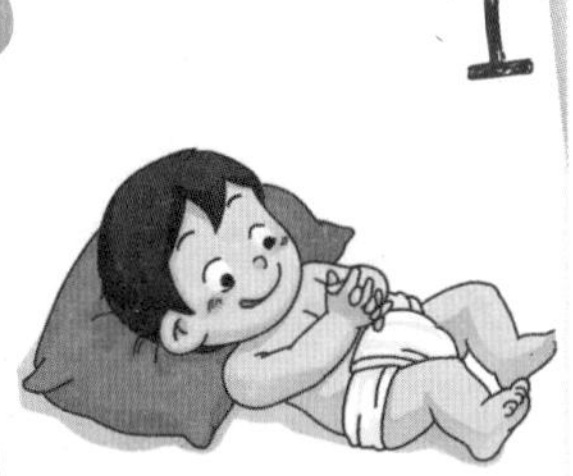

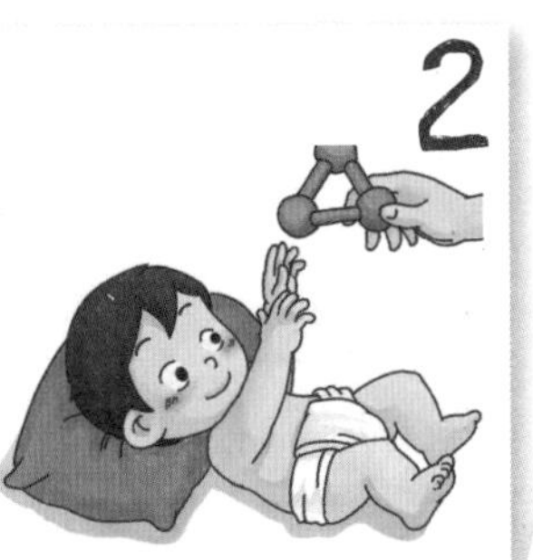

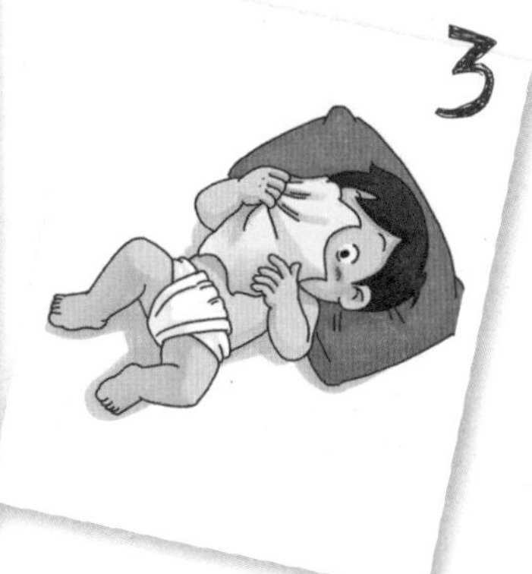

语言沟通能力

1. 哭闹时，会因妈妈的抚慰而停止
2. 看他（她）时，会回看你的眼睛

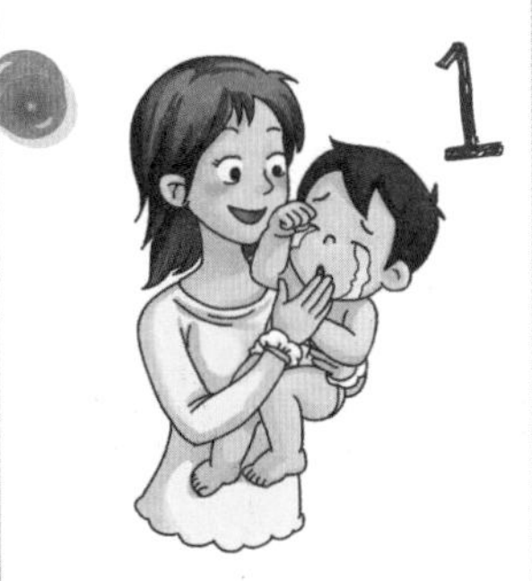

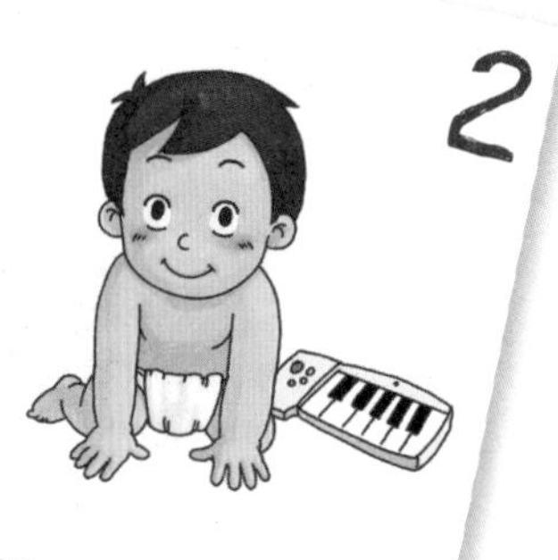

遇事处理及社会性

1. 逗他（她）时会微笑
2. 喂他（她）吃时，会张口或用其他的动作表示要吃

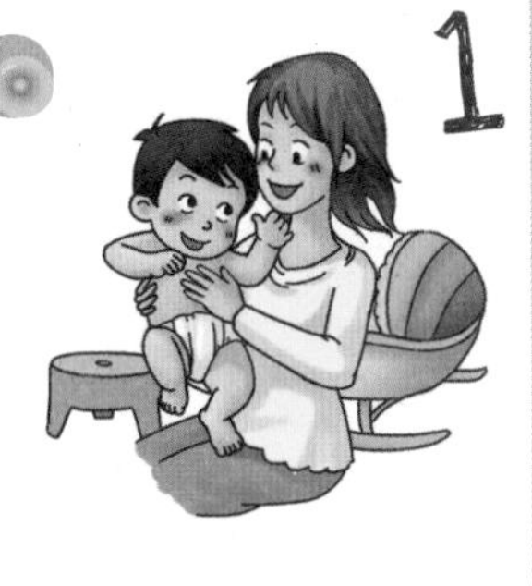

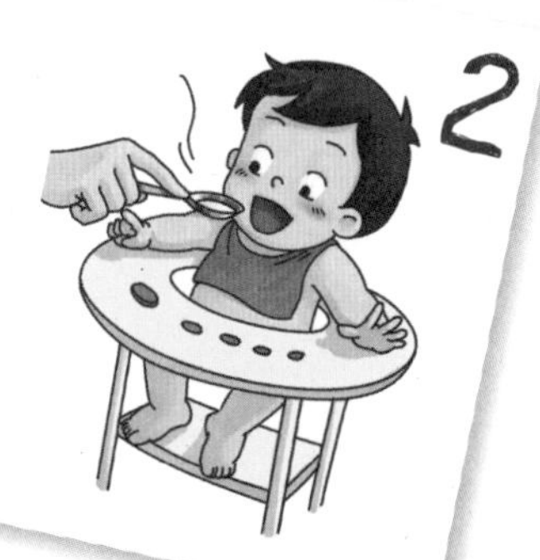

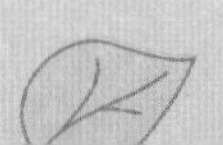
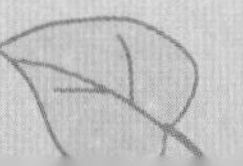
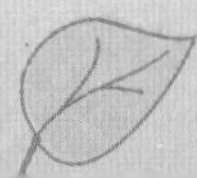
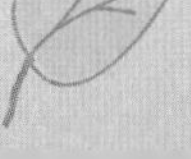
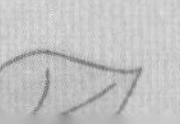
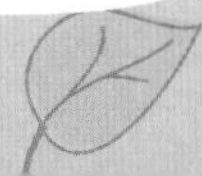

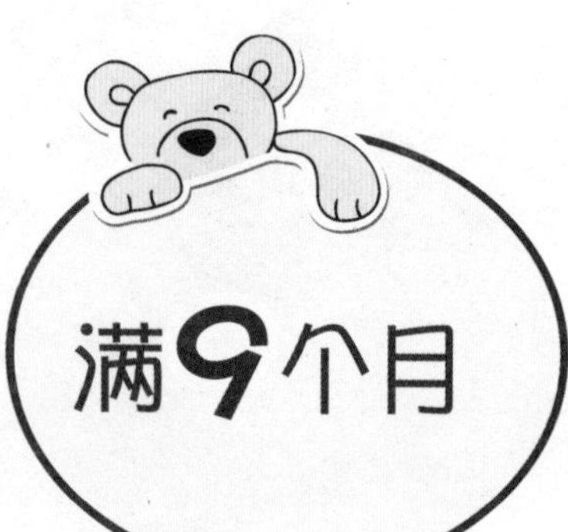

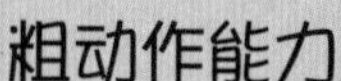

粗动作能力

1. 不用扶持，可坐稳
2. 独立自己爬（腹部贴地，匍匐前进）
3. 坐时，会移动身体挪向所要的物体

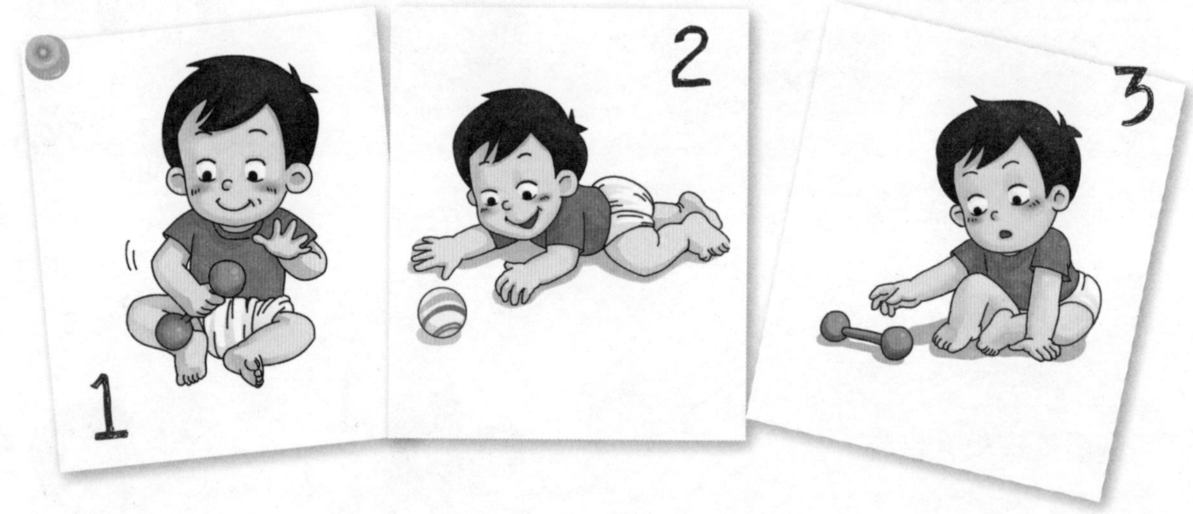

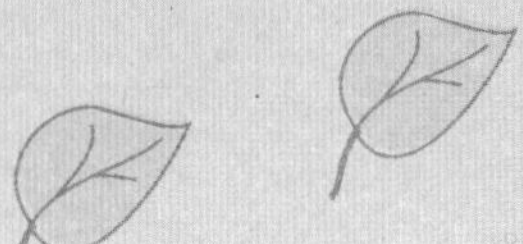
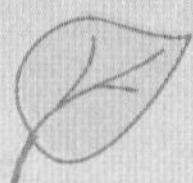
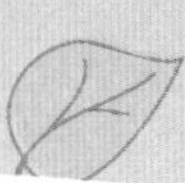
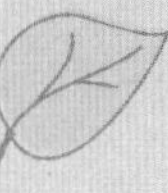
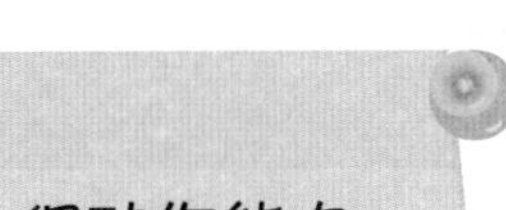
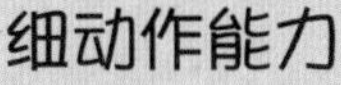

细动作能力

1. 将东西由一手递到另一手
2. 用双手拿着杯子
3. 自己会抓住东西往嘴里送

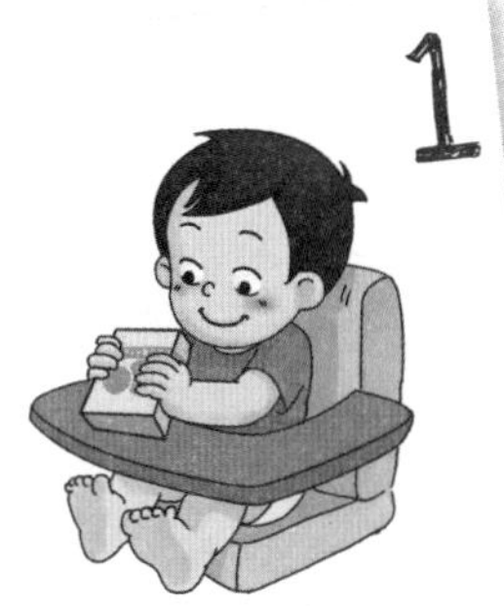

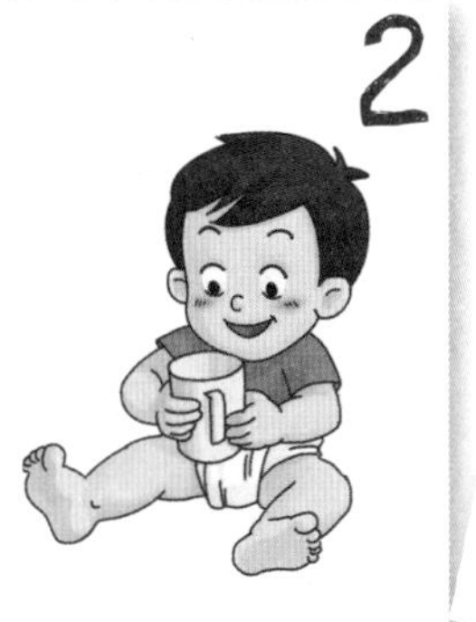

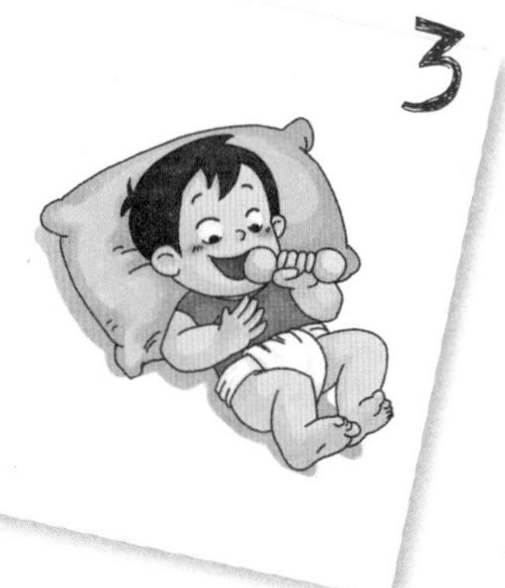

语言沟通能力

1. 转向声源
2. 会发出单音

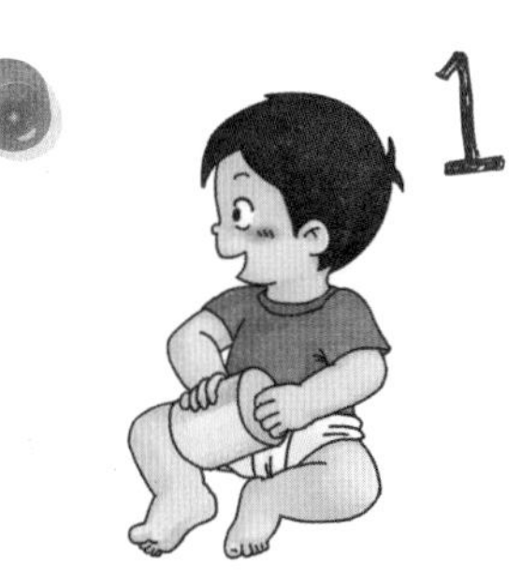

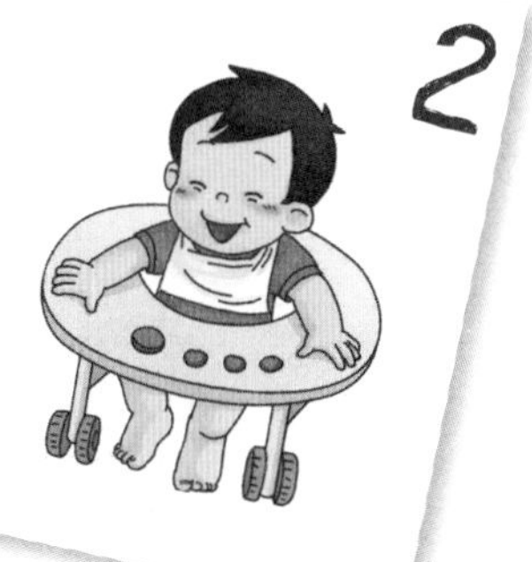

遇事处理及社会性

1. 自己拿着饼干吃
2. 害怕陌生人

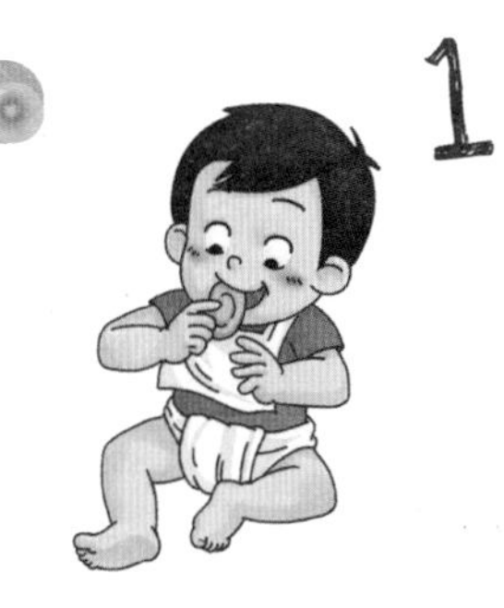

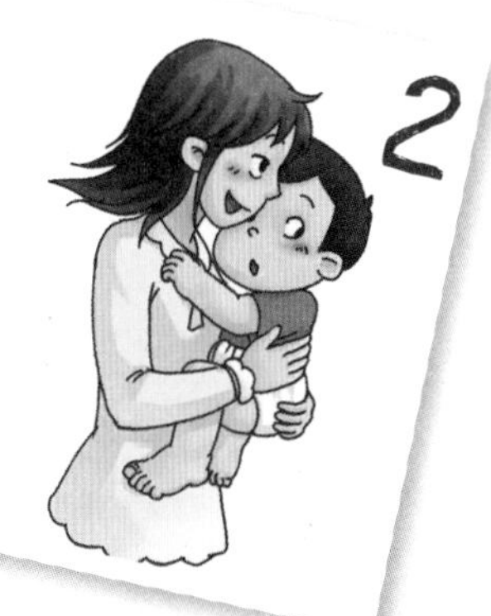

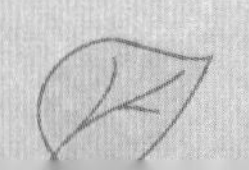
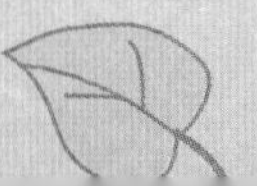
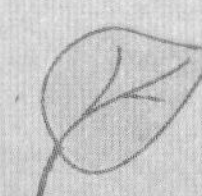
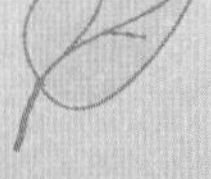
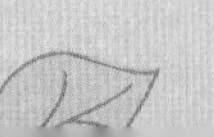
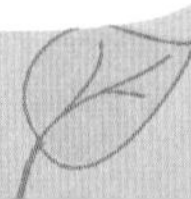

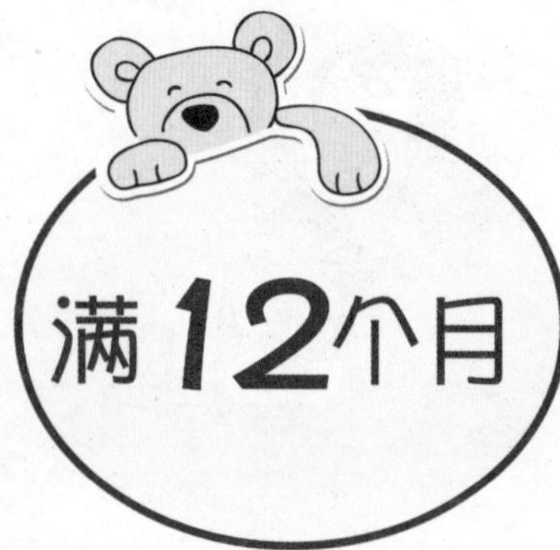

满12个月

粗动作能力

1. 双手扶着家具会走几步
2. 用手拉着会移几步
3. 拉着物体自己站立

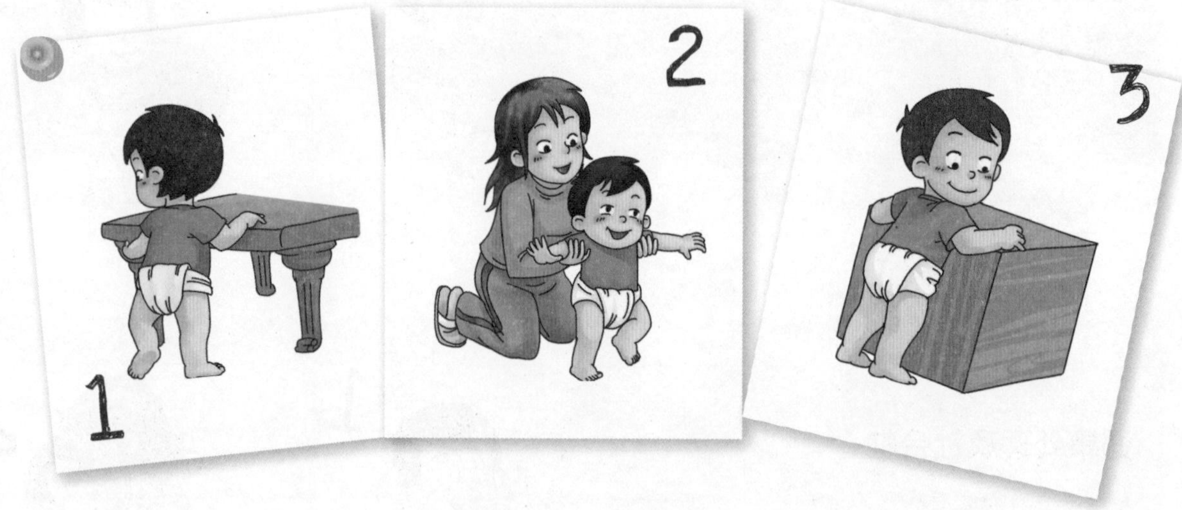

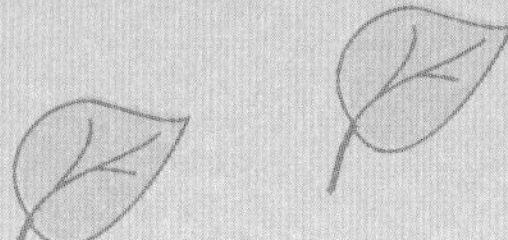
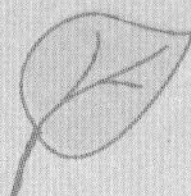
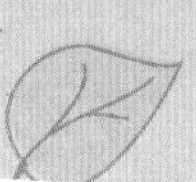
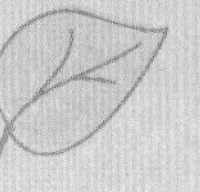
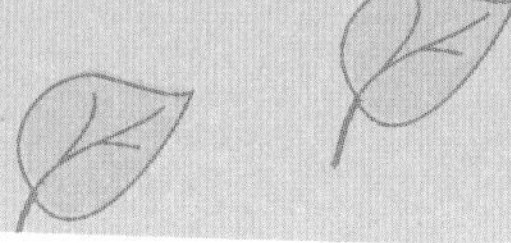

细动作能力

1. 拍手
2. 会把一个小东西放入杯子
3. 会撕纸

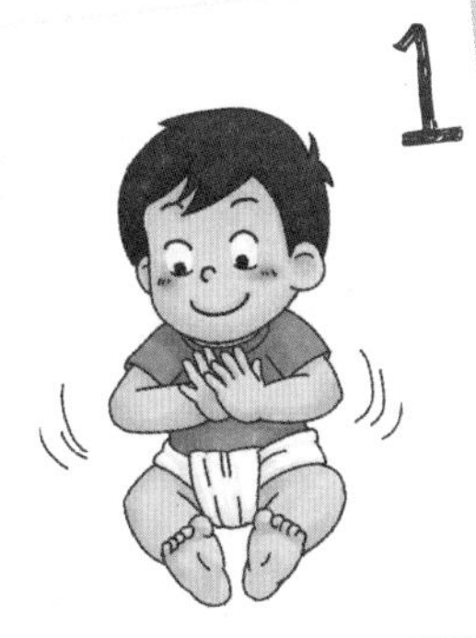

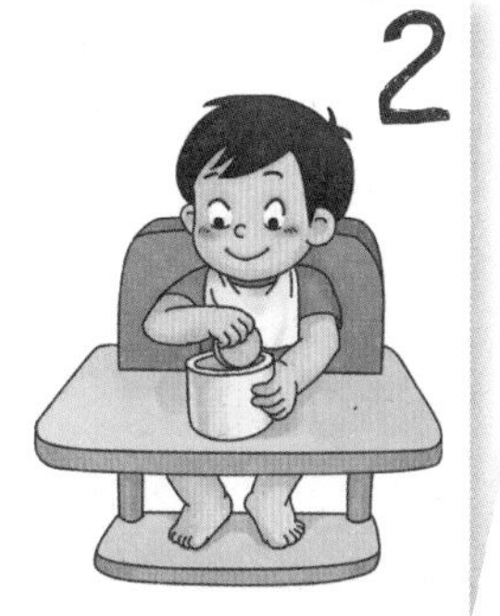

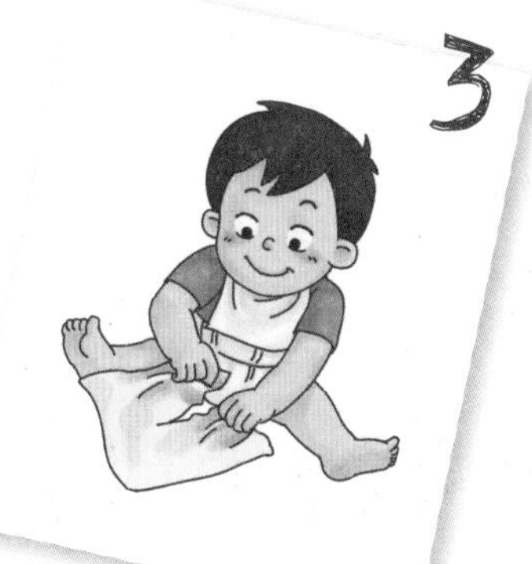

语言沟通能力

1. 以挥手表示“再见”
2. 会模仿简单的声音

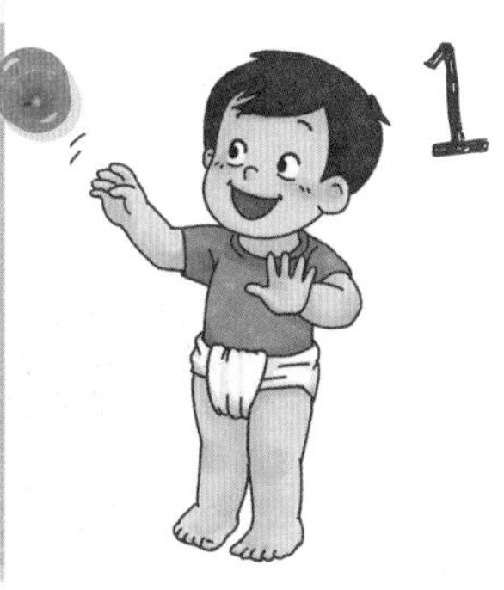

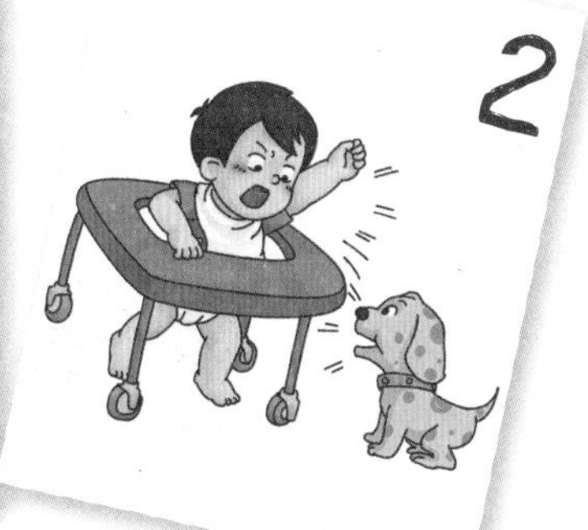

遇事处理及社会性

1. 叫他（她），他（她）会回应
2. 会脱帽子

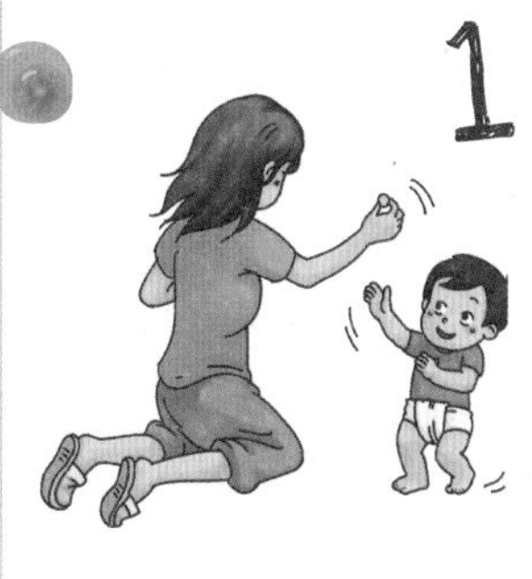

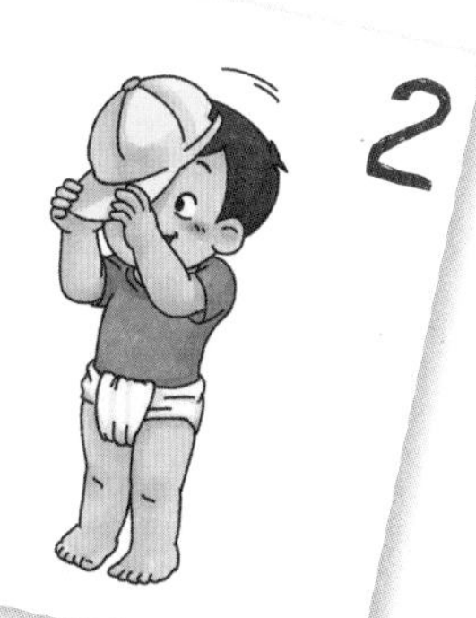

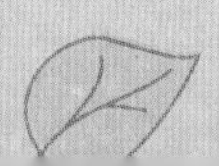
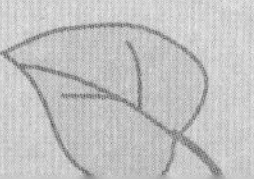
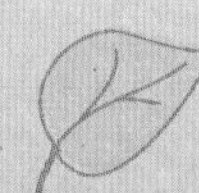

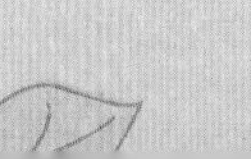
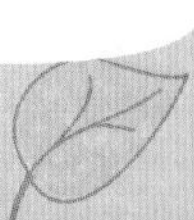

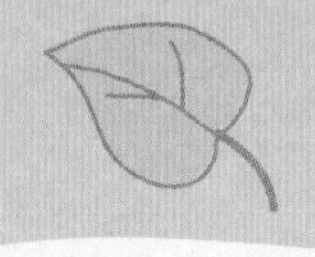

满18个月

粗动作能力

1. 可以走得很快
2. 走得很稳
3. 被人拉着或者扶着栏杆可以走上楼梯

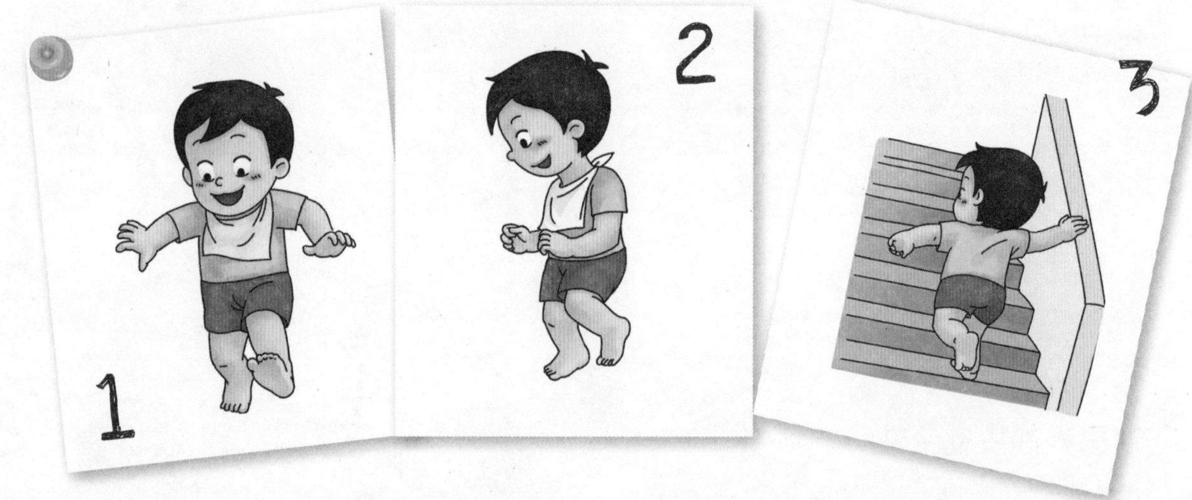

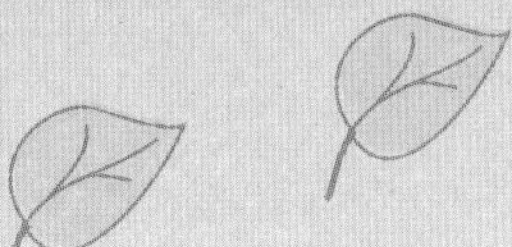
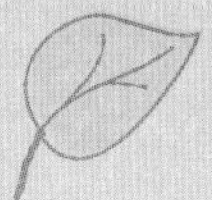
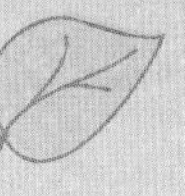
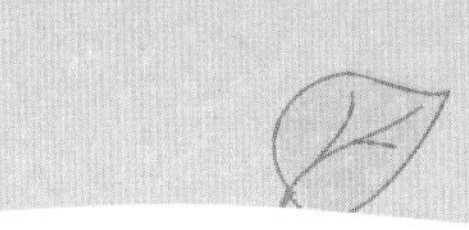

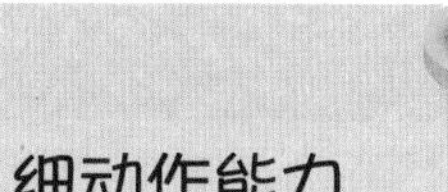

细动作能力

1. 会用笔乱涂
2. 会把瓶子的盖子打开
3. 已经开始较常用特定一边的手

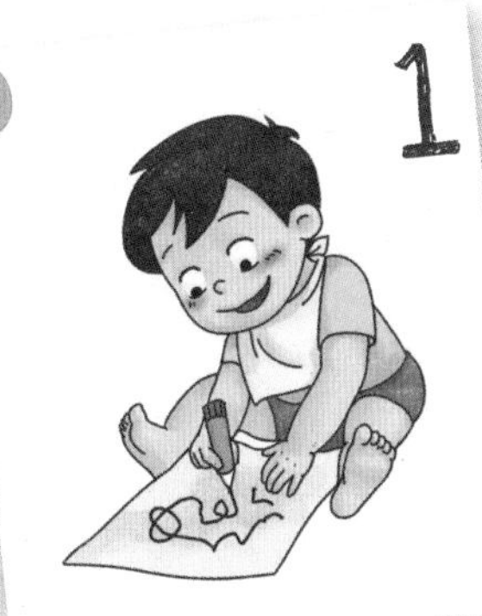
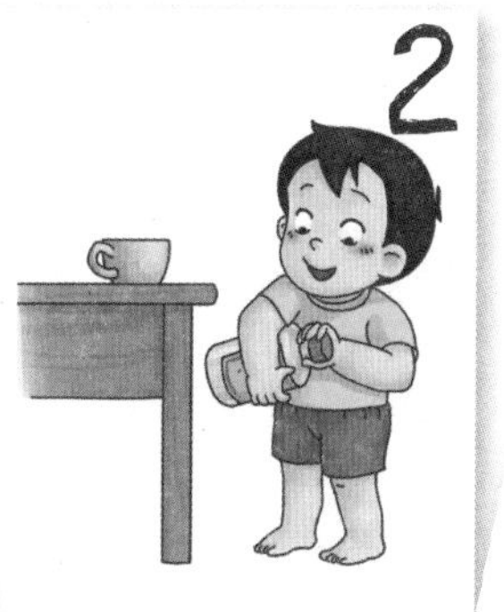
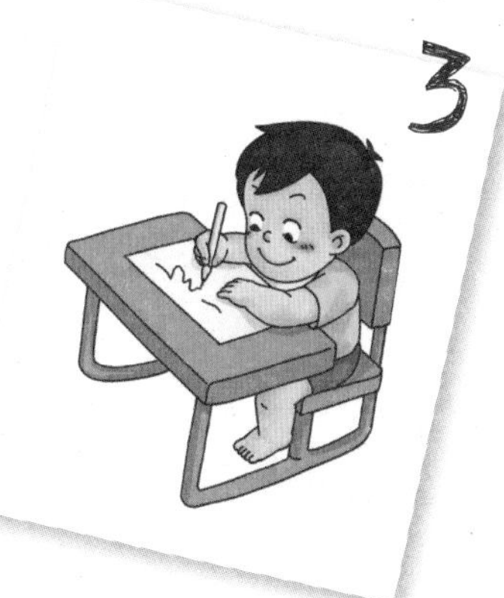

语言沟通能力

1. 有意识地叫爸爸、妈妈
2. 会跟着主动说出一个单词

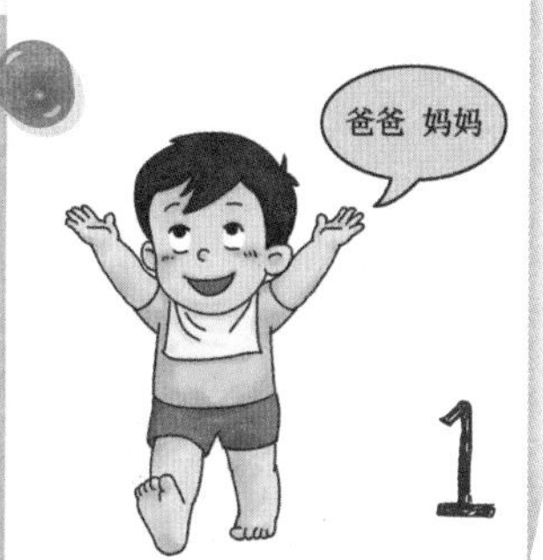

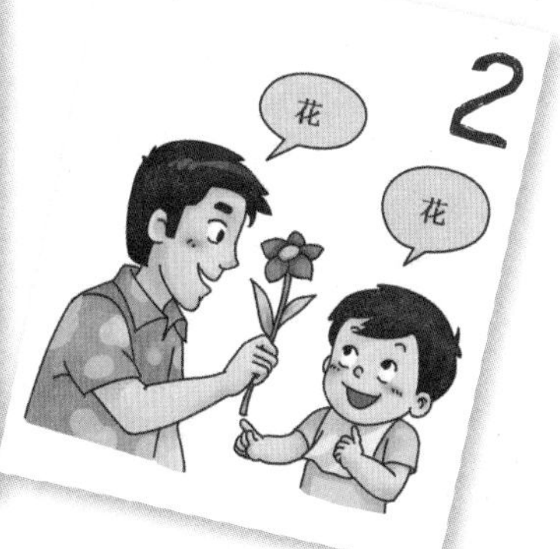

遇事处理及社会性

1. 会双手端着杯子喝水
2. 帮他（她）穿衣服会自动伸出胳膊和腿

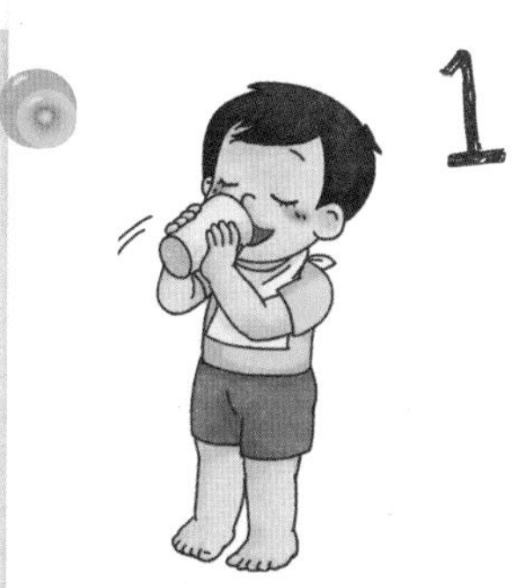
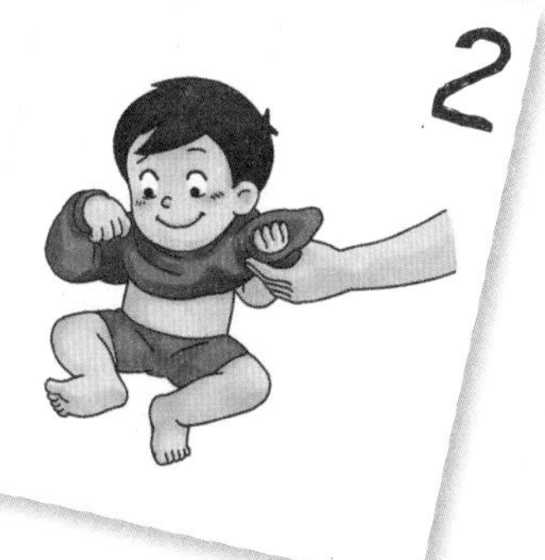

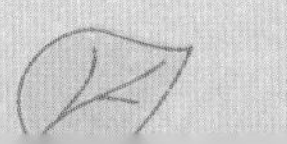
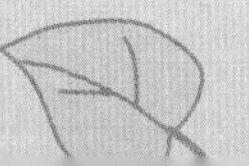
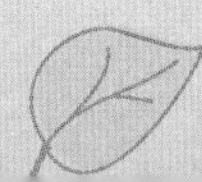
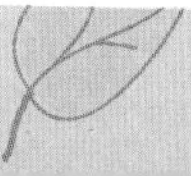

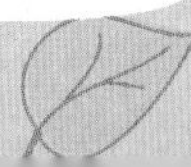

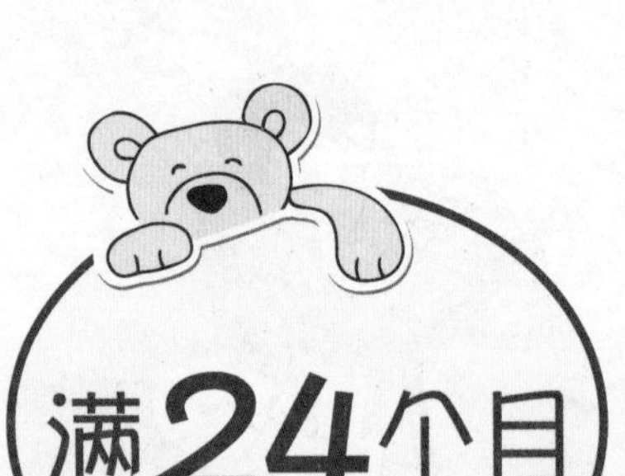

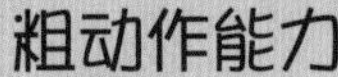

粗动作能力

1. 会自己上下楼梯
2. 会自己从椅子上爬下
3. 会踢球（一脚站立另一脚踢）

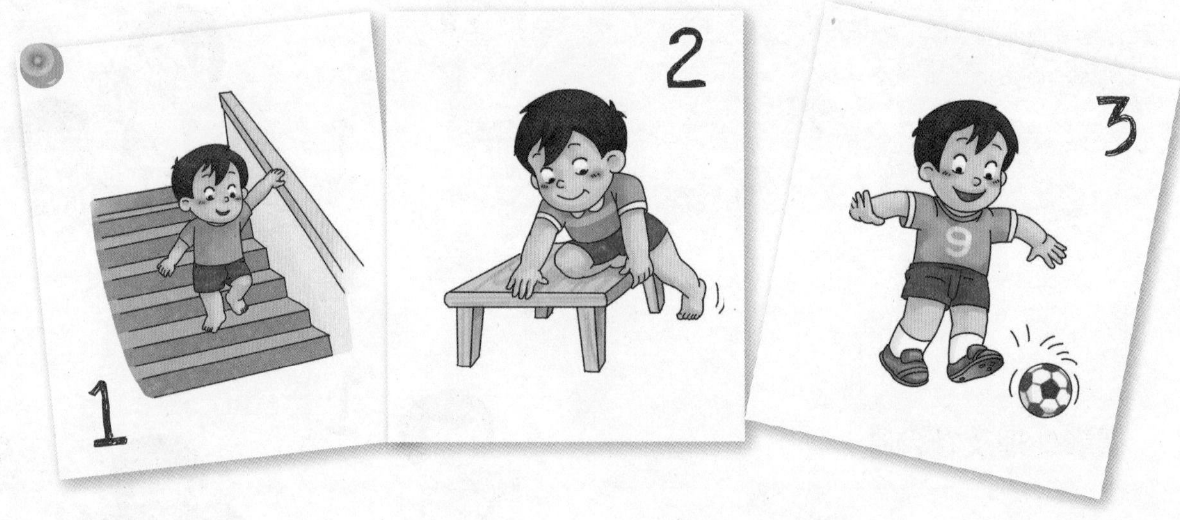

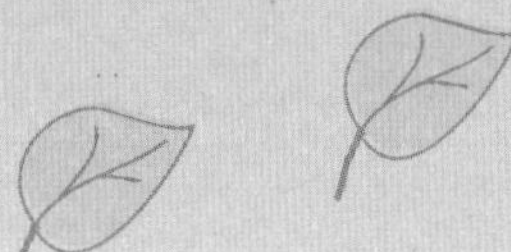
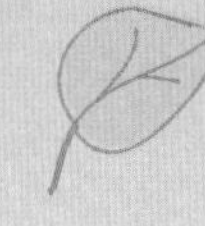
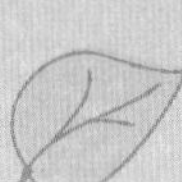
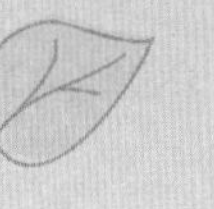
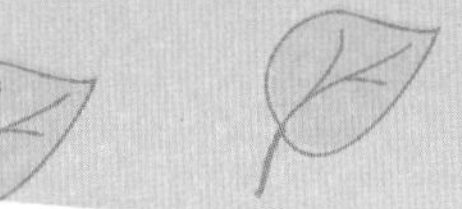

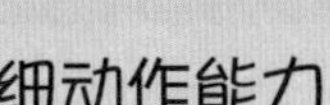

细动作能力

1. 重叠两块积木
2. 会一页一页翻开图画书
3. 会将一个杯子的水倒到另一个杯子

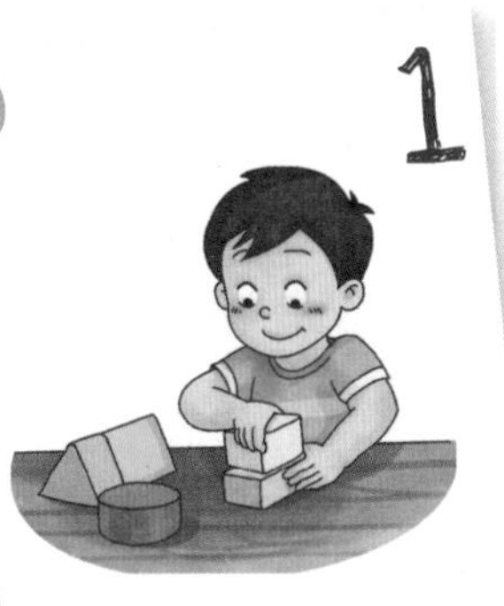

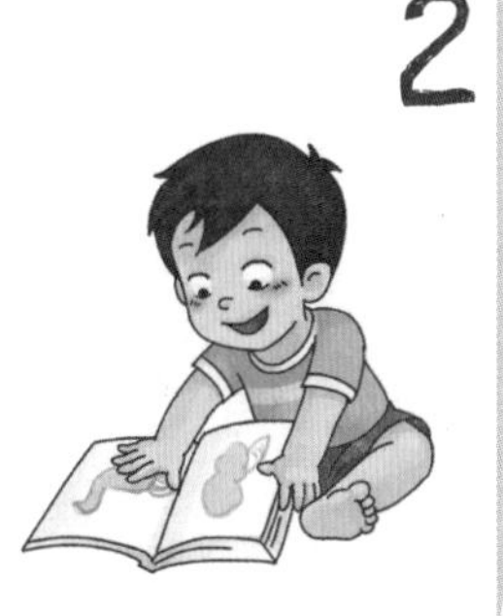

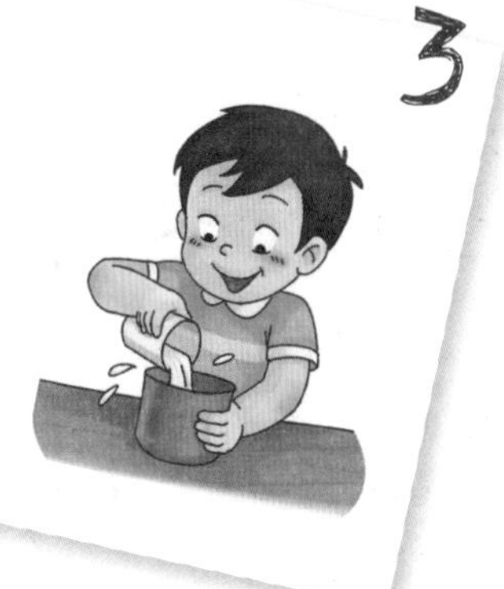

语言沟通能力

1. 会指出身体的一部分
2. 至少会讲10个单词

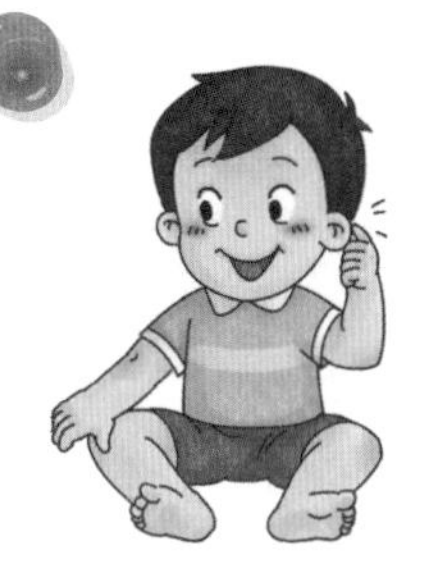

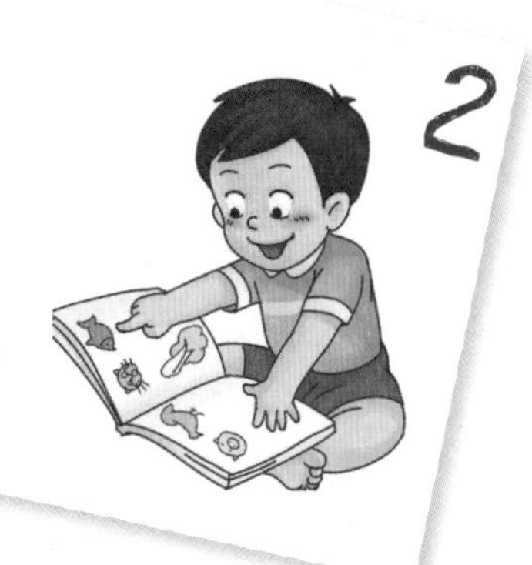

遇事处理及社会性

1. 自己会脱去衣服
2. 会打开糖果纸

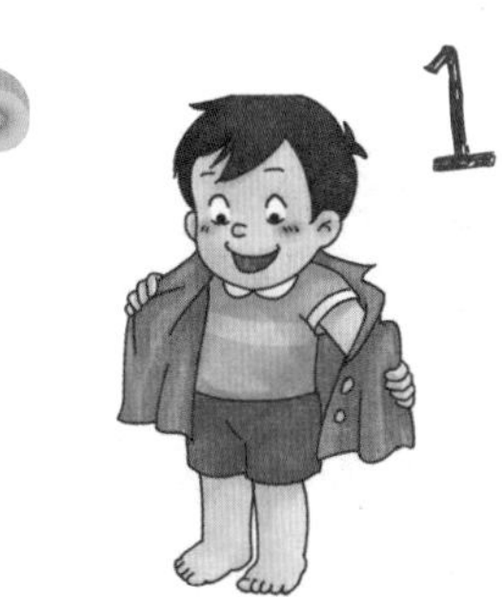

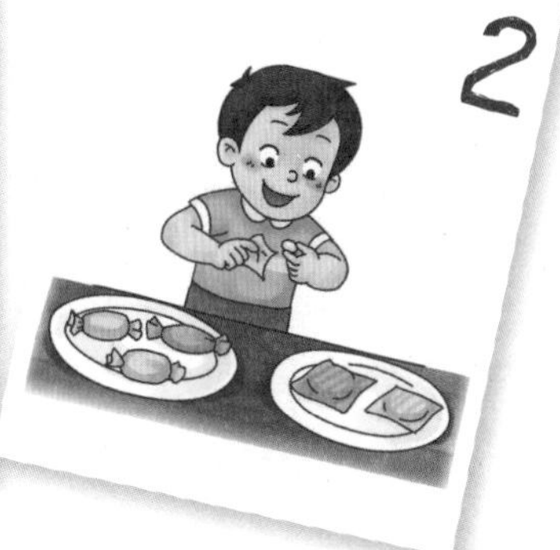

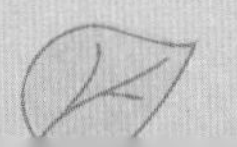
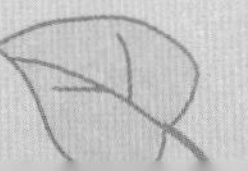
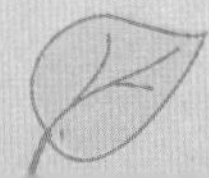
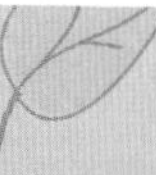
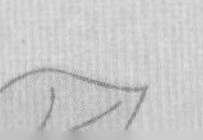
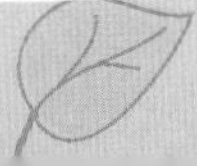

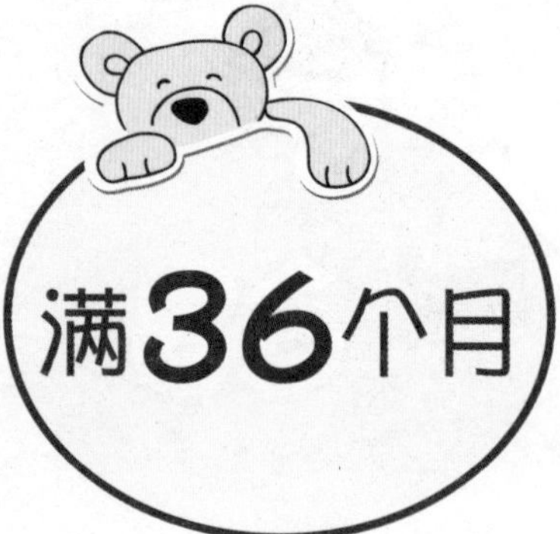

满36个月

粗动作能力

1. 会手心朝下丢球或东西
2. 不扶东西，能双脚同时离地跳

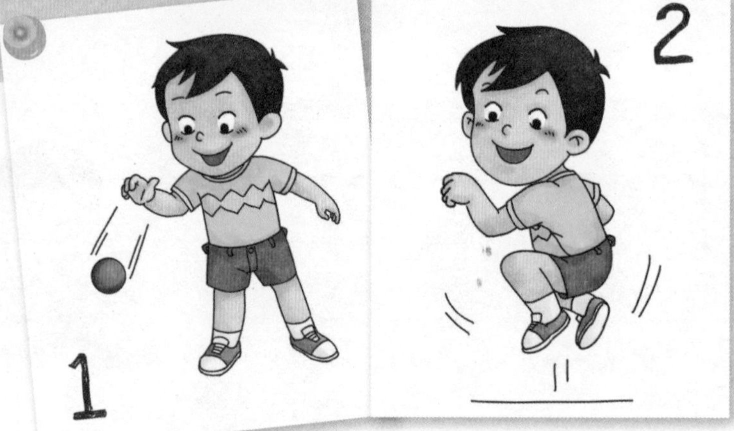

细动作能力

1. 会照着样式或模仿画垂直线
2. 能用匙子喝东西
3. 能模仿别人做折纸的动作

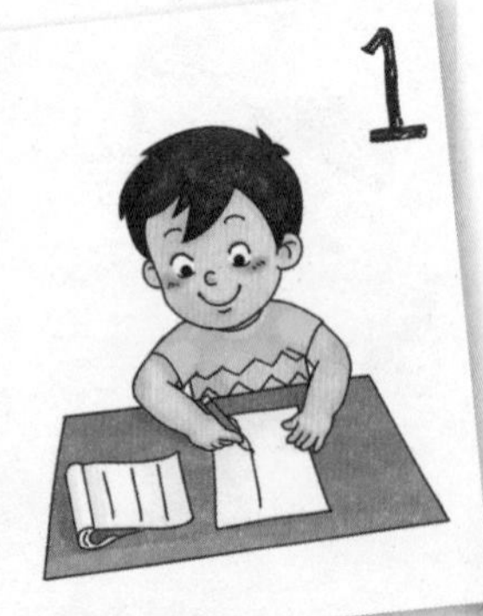

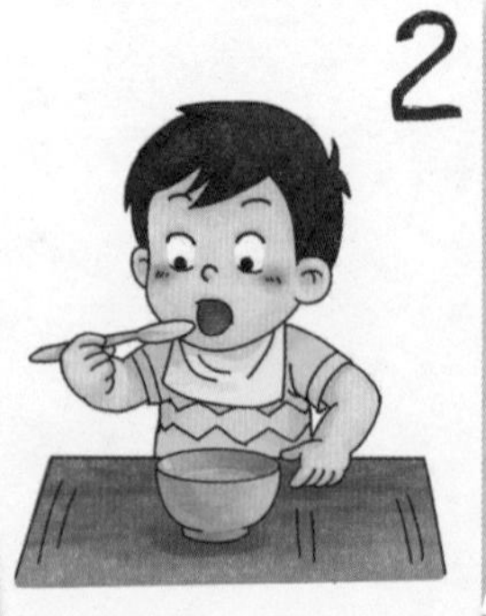

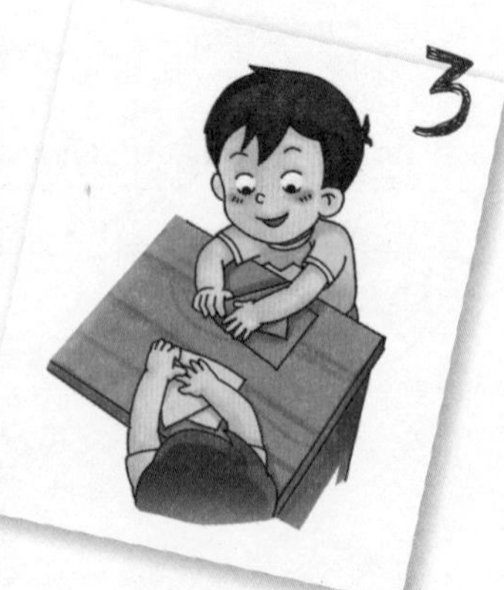

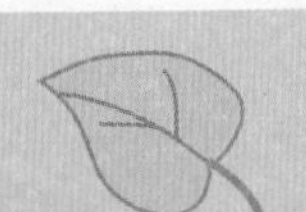
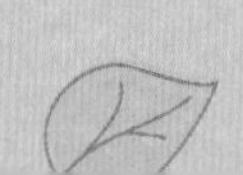
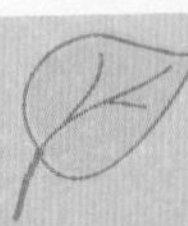
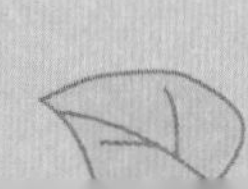

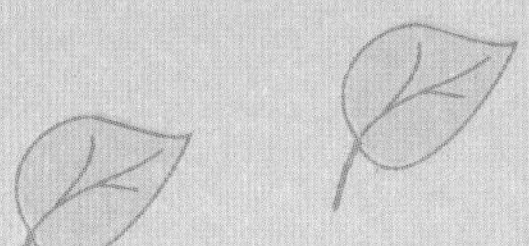
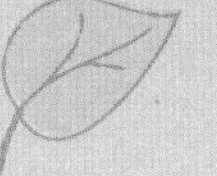
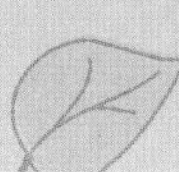
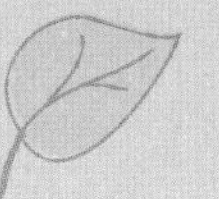

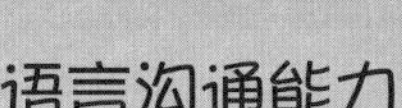

语言沟通能力

1. 能正确地说出身体六个部位的名称
2. 说话半数让人听得懂
3. 会主动告知想上厕所
4. 会问这是什么

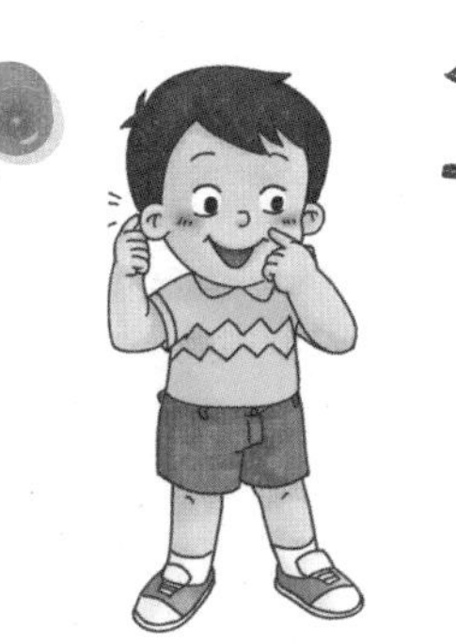

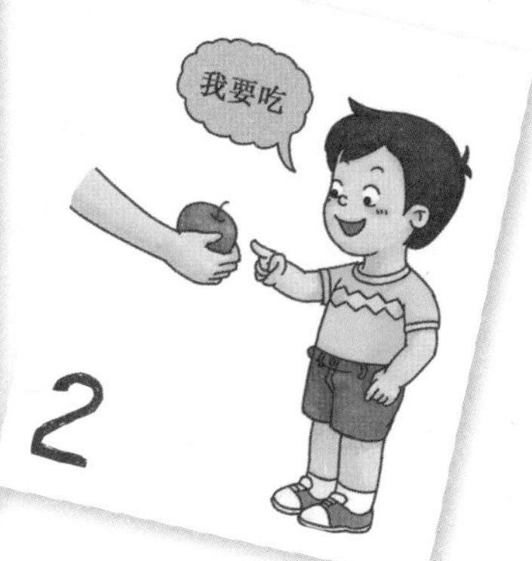

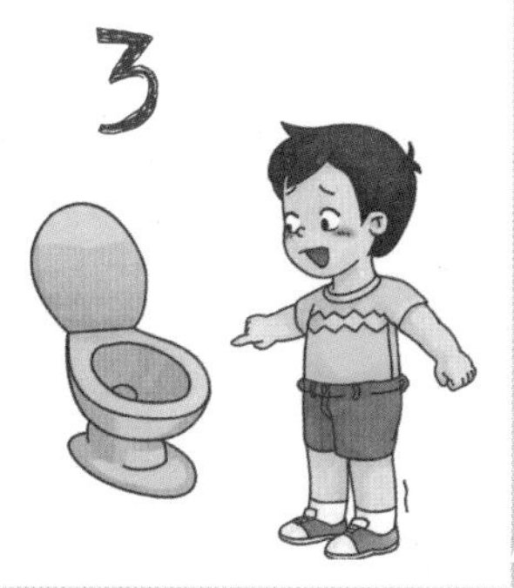

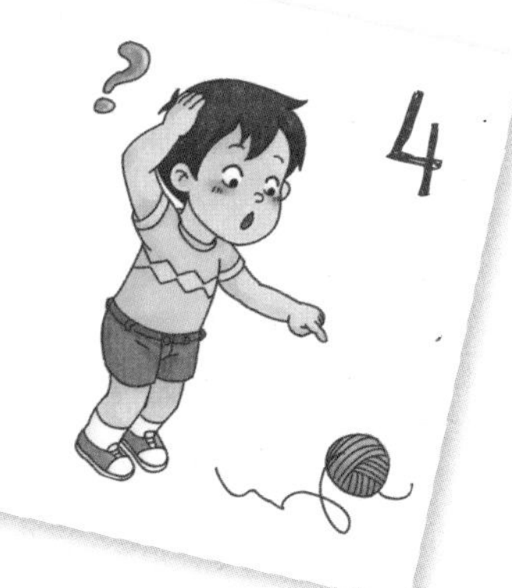

身边处理及社会性

1. 会自己穿没有鞋带的鞋子
2. 会自己洗手并擦干

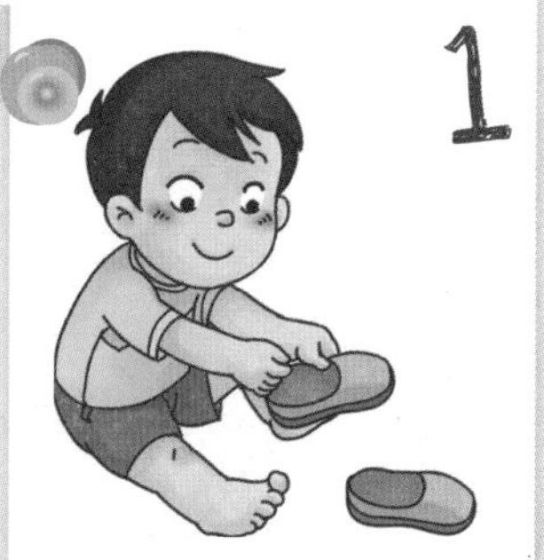

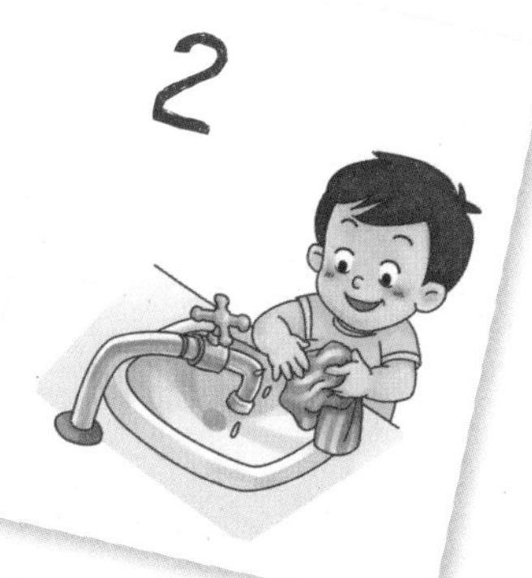

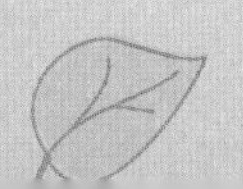
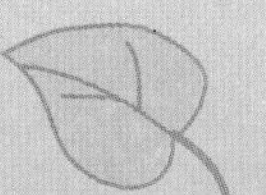
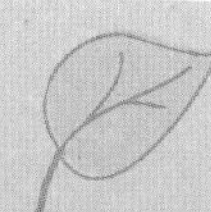

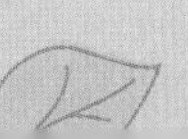
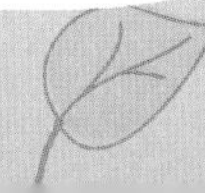

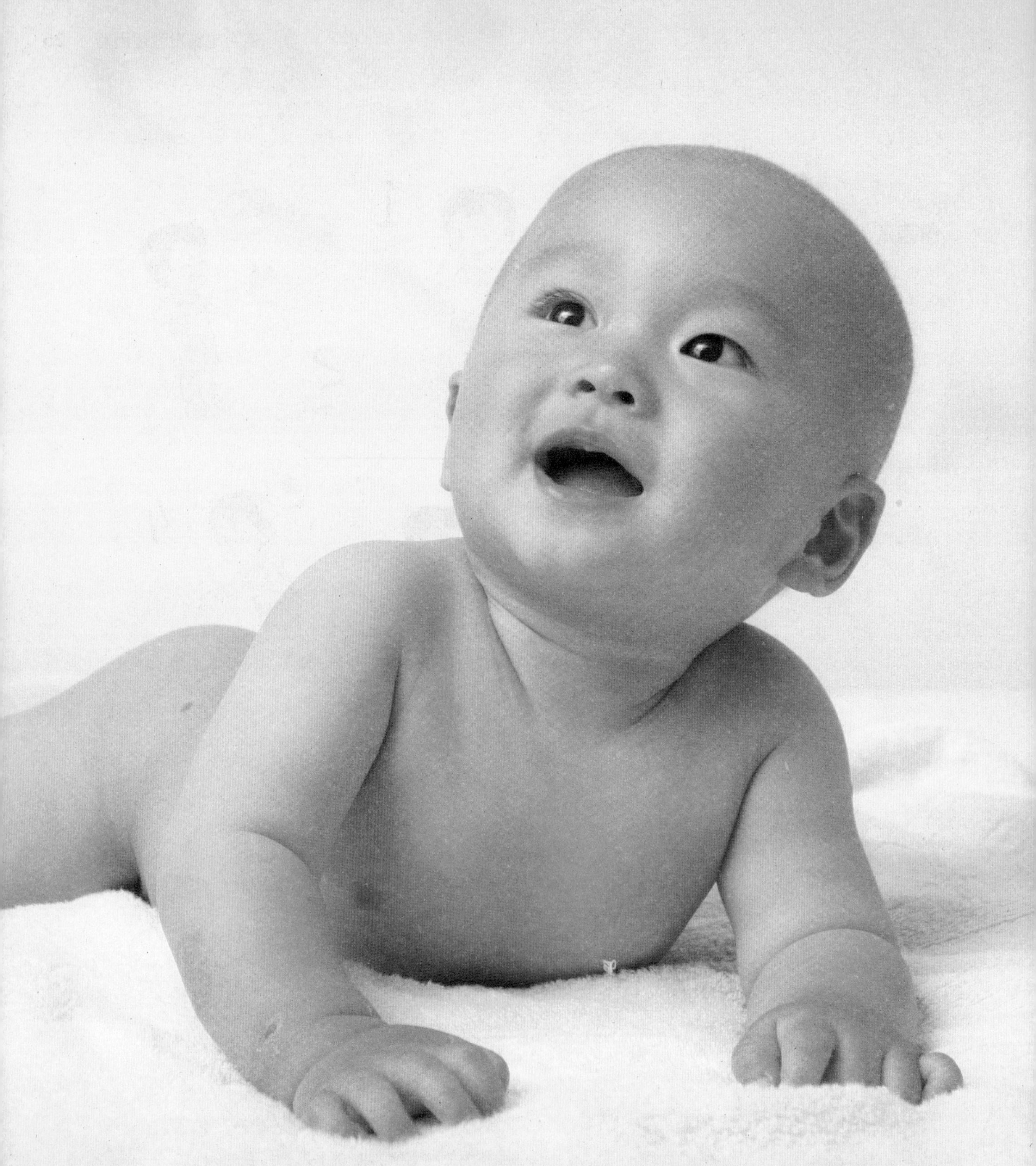

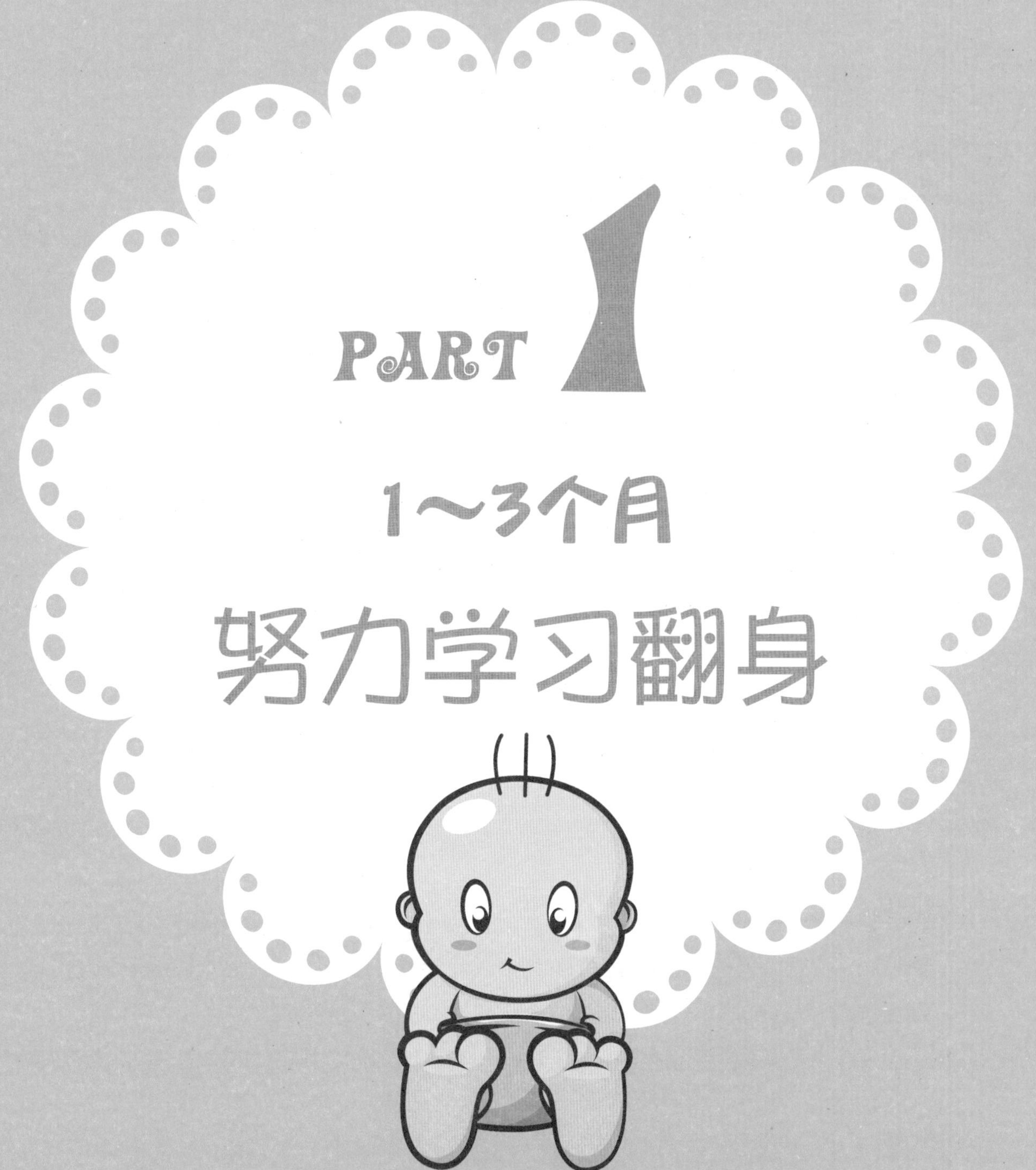
PART 1
1~3个月
努力学习翻身

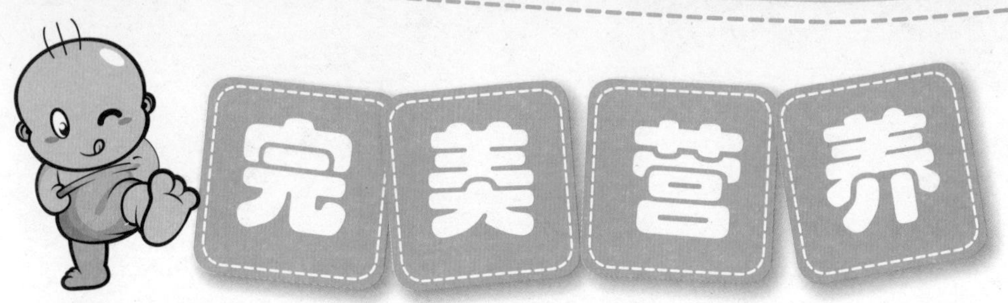

1 初乳带给宝宝最初的营养

初乳所含的免疫球蛋白可以覆盖在新生儿未成熟的肠道表面，阻止细菌、病毒的附着，提高新生儿的抵抗力。

含有可保护肠道黏膜的抗体，能防止肠道疾病。

蛋白质的含量高，热量高，容易消化和吸收。

能刺激胃肠蠕动，加速胎便排出，加快肝肠循环，减轻新生儿生理性黄疸。

喂养要点

1. 妈妈应先用热毛巾按摩肿胀的乳房，然后喂奶，两边的乳房要交替着喂。

2. 妈妈在给宝宝喂完奶后，要将宝宝抱起来轻拍背部，让宝宝打嗝后再缓缓放下，这样能有效防止宝宝溢奶。

2 母乳含有哪些营养

营养素	功效
蛋白质	大部分是容易消化的乳清蛋白，且含有代谢过程中所需的酶以及能抵抗感染的免疫球蛋白和溶菌素
脂肪	含大量不饱和脂肪酸，并且脂肪球较小，容易吸收
必需不饱和脂肪酸	比例适当，不易引发脂肪性消化不良，有助宝宝大脑和智力的发育
乳糖	在消化道内变成乳酸，能促进消化，帮助钙、铁等矿物质的吸收，并能抑制大肠杆菌的生长，减少宝宝患消化道疾病的概率
钙、磷	比例恰当，容易消化吸收

3 喂奶的正确姿势

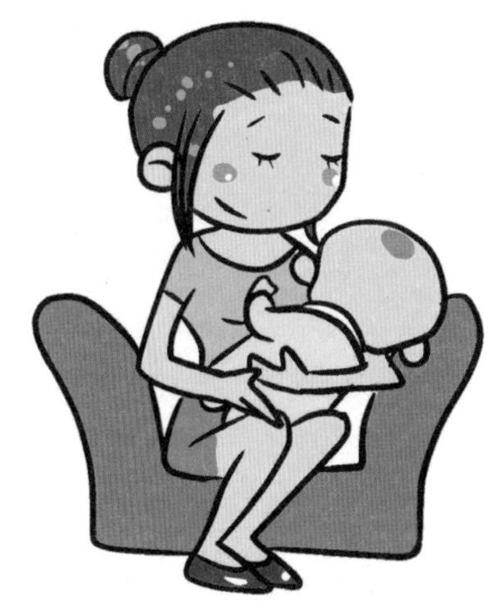
妈妈给宝宝喂养母乳时，要保持愉悦的心情，这样有利于乳汁的分泌

在喂奶的过程中，妈妈要保持放松和舒适的状态。

妈妈在椅子上坐好或盘腿坐着，将宝宝抱起来略倾向自己，妈妈用手臂托着宝宝的头，使他（她）的脸和胸脯靠近妈妈，下颌紧贴妈妈的乳房，宝宝身体与妈妈身体呈45°角。

妈妈用手掌托起乳房，用乳头刺激宝宝的口唇，待宝宝张嘴，就将乳头和乳晕一起送入宝宝嘴里。

妈妈应用示指和中指呈剪刀状分放在乳房的上下方，避免乳房堵住宝宝鼻孔而影响吸吮，或因奶流过急而呛着宝宝。若是奶量过大，宝宝来不及吞咽时，可用示指和中指夹住乳晕后部，以控制奶量；或让宝宝松开乳头，歇歇再吃。

4 新生儿最好按需哺乳

新生儿在出生后1~2周内，吃奶的次数会比较多，有的宝宝一天吃奶可能达十几次。即使在后半夜，吃得也比较频繁。到了3~4周，吃奶的次数会明显减少，每天也就7~8次，后半夜往往就一觉睡到自然醒，5~6小时不吃奶。

即使是刚刚出生的宝宝也是知道饱饿的，什么时候该吃奶，宝宝会用自己的方式告诉妈妈。妈妈要知道乳汁是否足够喂哺宝宝，如果乳汁不足，宝宝是吃不饱的。

5 母乳喂养的正确步骤

喂哺前，妈妈先洗净双手，用温湿毛巾擦洗乳头、乳晕，同时双手柔和地按摩乳房3~5分钟，以促进乳汁分泌。

哺乳中，新生儿存在吃吃就睡的情况，这时需要乳母通过动动宝宝耳朵、小嘴或挠挠脚心等动作刺激宝宝继续吮吸。另外，哺乳时注意，要先吸空一侧乳汁再换另一侧吮吸，这样有利于乳汁最大量分泌。

喂完奶后，将宝宝直立抱起来，使宝宝的身体靠在妈妈身体的一侧，下巴搭在妈妈的肩头，妈妈用空心掌轻拍宝宝后背，直至宝宝打出气嗝。

6 这样防止宝宝吐奶

喂奶前先给宝宝换尿布，喂奶后就不用换了，以避免喂奶后对宝宝进行翻动导致溢奶。

喂奶时宝宝身体倾斜一些，让乳汁自然流入宝宝胃里。

喂完奶后，将宝宝竖抱起来，让他（她）的头自然地趴在妈妈肩膀上，一只手揽着他（她）的臀部，另一只手轻拍他（她）的后背，直到听到他（她）的打嗝声。

喂奶后发现宝宝尿了或拉了，也不要马上换尿布，待给宝宝拍嗝后再轻轻更换。

若宝宝吃奶急，要适当控制一下；若奶水比较冲，妈妈要用手指轻轻夹住乳晕后部，保证奶水缓缓流出。

让宝宝含着乳晕，以免吸入过多的空气，更要避免宝宝吸空乳头。

用奶瓶喂奶时，要让奶汁充满奶嘴，以免宝宝吸入空气。

如果宝宝溢奶比较频繁，妈妈可以试着在宝宝吃到一半时停下来，先拍拍嗝，等宝宝打出嗝后再继续喂。

7 这些情况宜采用配方奶粉喂养

充足的营养对宝宝的健康起着决定性的作用。如果不能用母乳喂养，只好用其他代乳品代替。

不宜母乳喂养的情形	原因
宝宝患有半乳糖血症	这类宝宝在进食含有乳糖的母乳后，可引起半乳糖代谢异常，致使喂奶后出现严重呕吐、腹泻、黄疸、肝脾大等症状。确诊后，应立即停止母乳及奶制品喂养，并给予不含乳糖的特殊代乳品
宝宝患糖尿病	表现为喂养困难、呕吐及神经系统症状，多数患病新生宝宝伴有惊厥、低血糖等症。对这种患病新生宝宝应注意少量喂食母乳，给予低分子氨基酸膳食
妈妈患慢性病需长期用药	如甲状腺功能亢进尚在用药物治疗者，药物进入乳汁中，对新生宝宝不利
妈妈处于细菌或病毒急性感染期	新妈妈乳汁内含有致病的病菌或病毒，可通过乳汁传给新生宝宝，对新生宝宝有不良后果，故应暂时中断哺乳，用配方奶代替
接触有毒化学物质	这些物质可通过乳汁使宝宝中毒，故新妈妈哺乳期应避免有害物质及远离有害环境
妈妈患严重心脏病	心功能衰竭的新妈妈哺乳会使心脏功能恶化
妈妈患严重肾脏疾病	患有肾功能不全的新妈妈哺乳可加重脏器的负担和损害
妈妈处于传染病感染期	如新妈妈患开放性结核病，或者在各型肝炎的传染期，此时哺乳将增加宝宝感染的机会

8 配方奶喂养要注意什么

不要过浓或过稀。太浓的话，宝宝不易吸收，会引起腹泻；太稀会造成宝宝营养摄入不足，生长速度减慢。

温度不要太高。妈妈的体温是37℃左右，这个温度也是配方奶中各种营养存在的适宜条件，同时适合宝宝的肠胃吸收。

放置时间不要太久，否则容易污染变质。配方奶比较容易滋生细菌，冲调好的配方奶不能再进行高温煮沸消毒，所以冲泡时一定要注意卫生。

喂养要点

妈妈要知道的奶具消毒步骤

在每一次人工喂养后都要认真地对奶具进行消毒。比较常见和容易操作的消毒方法是用开水蒸煮。消毒步骤为：喂奶后，将奶瓶和奶嘴洗净，放入盛有适量水的消毒锅中蒸煮，奶瓶需要10分钟，奶嘴需要3分钟。蒸煮后，用专用器具夹将奶瓶、奶嘴等放在专用的干燥架上，再次使用时拿取即可。

9 特殊宝宝如何选择配方奶粉

宝宝类型	如何选择配方奶粉
早产宝宝	很多早产儿身体发育比不上足月产儿，对奶粉的要求也比较严格。早产儿奶粉一般加脂肪酸，而且十分接近母乳。这类奶粉热量比普通婴儿奶粉高20%，乳清蛋白含量高，钙、磷比例合适，还加入了牛磺酸、核苷酸，适宜于早产儿的胃肠道，容易消化吸收，可以减轻宝宝肾脏的负担，有利于早产宝宝的视网膜及神经系统的发育。当早产宝宝长到足月大小时，可以换用普通婴儿配方奶粉
营养不良的宝宝	营养不良的宝宝往往难以吸收乳糖和脂肪，同时还会有维生素和微量元素缺乏的症状。应该为这样的宝宝选择一些低乳糖、以中链脂肪酸做脂肪源、强化维生素及矿物质的配方奶粉
对乳糖不耐受的宝宝	有的宝宝身体内乳糖酶含量不足或活性低，不能将乳类食品中的乳糖分解成葡萄糖和半乳糖，也就无法吸收入血液中，这称为乳糖消化不良。这样的宝宝无论饮用母乳还是配方奶均可导致明显的腹泻，一旦停止喂食或用代乳食品喂食，腹泻即可消失，这种状况属于乳糖不耐受性腹泻。可以选用无乳糖配方奶粉，或在医生的指导下换用大豆配方奶粉喂养

10 早产宝宝的肠胃特点与哺养应注意的问题

因早产儿的胃肠发育未成熟，消化吸收能力受到限制，故妈妈出院后在喂食方面须特别注意：

奶量：刚出院回家后的两三天内，维持在医院时的进食量即可，因为宝宝对环境变化较敏感，易有肠胃不适、消化不完全的现象，待过两三天稳定后再逐渐加量。

少量多餐：少量多餐可减少宝宝出现胃胀的情况，且可避免呕吐及呛入肺内，避免因胃胀而压迫肺部的呼吸，并有充分的时间使食物消化、吸收。但为了顾及早产儿的营养，每天喂食的总量不变，只是增加喂食的次数，这样才不会影响宝宝摄取的营养总量。

缓慢喂食：宝宝呼吸与喂食时的吸吮及吞咽动作是不能同时进行的，为了吸吮或吞咽必须得屏住呼吸。可是呼吸对早产儿来说又是迫切需要的，所以当宝宝吃奶憋不住呼吸时，就容易将口中的奶水呛入气管及肺内，造成严重的呼吸道阻塞或吸入性肺炎。

由于吸吮本身很耗费力气，连续的吸吮及吞咽动作对早产宝宝来说非常困难。所以，一定要有耐心慢慢地喂食，每隔1～2分钟停顿一下，将奶瓶嘴或乳头移出口中，使宝宝能喘口气，待呼吸平稳些再继续喂食。当宝宝稍长大些、心肺功能逐步发育完善后，这些情况就会改善。

注意腹胀及大便情况：早产儿容易发生消化及吸收功能不良，所以，要常用手摸捏宝宝的肚子，如果是松松软软的就属正常；如果是硬实的（在宝宝未用力时），就要格外小心，最好请医生检查。

腹泻也代表胃肠功能不佳，比较衰弱的早产儿很容易因几次腹泻而出现脱水甚至危及生命。当早产儿有腹泻时，应暂时减少喂食量，以减少胃肠的负担。腹泻次数多的，应去医院就诊。

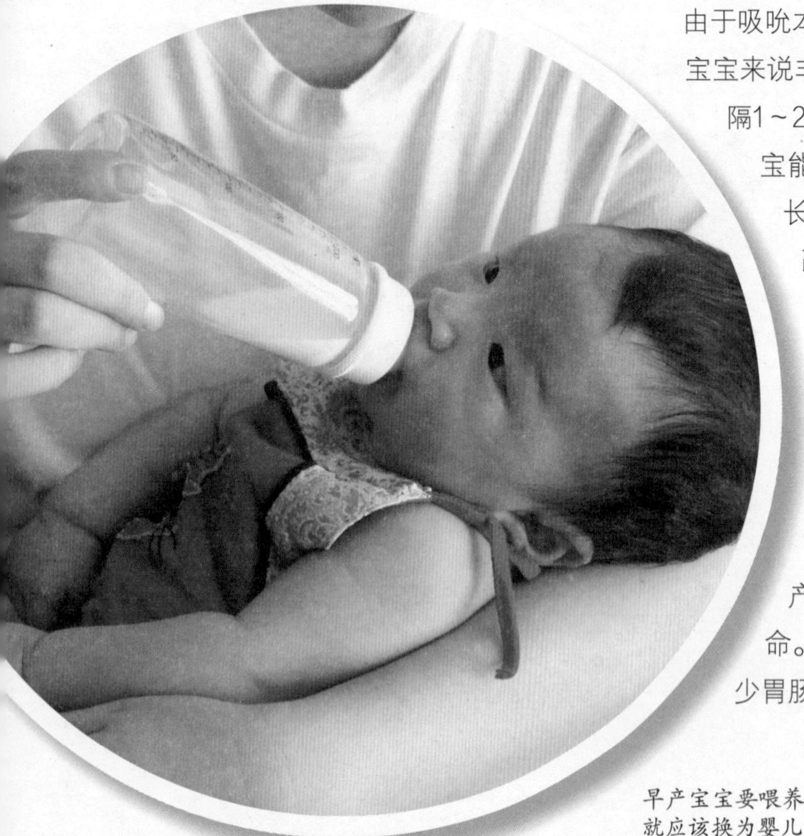

早产宝宝要喂养早产儿专用配方奶粉，当宝宝发育水平追上足月儿时，就应该换为婴儿配方奶粉了

11 适时添加菜水和果汁

维生素C不能在体内大量储存，若没有持续供给，宝宝容易缺乏。母乳喂养的宝宝摄取的维生素C取决于妈妈食物中维生素C摄入的量，所以哺乳的妈妈应该多吃新鲜的蔬菜和水果，这类宝宝可以晚些添加菜水和果汁，跟辅食一起添加即可。除了母乳外，菜水和果汁也可以帮助宝宝补充维生素C。如果妈妈因为种种原因摄入的新鲜蔬菜和水果较少，或是人工喂养的宝宝，则需要早一点添加菜水和果汁。

宝宝添加此类食物时一般先从菜水开始，因为果汁中的果酸对胃有一定的刺激作用。菜水一般指新鲜的绿色蔬菜煮成的水或挤出的汁。如果有需要，出生2个多月的宝宝就可以补充少量菜水或菜汁了。

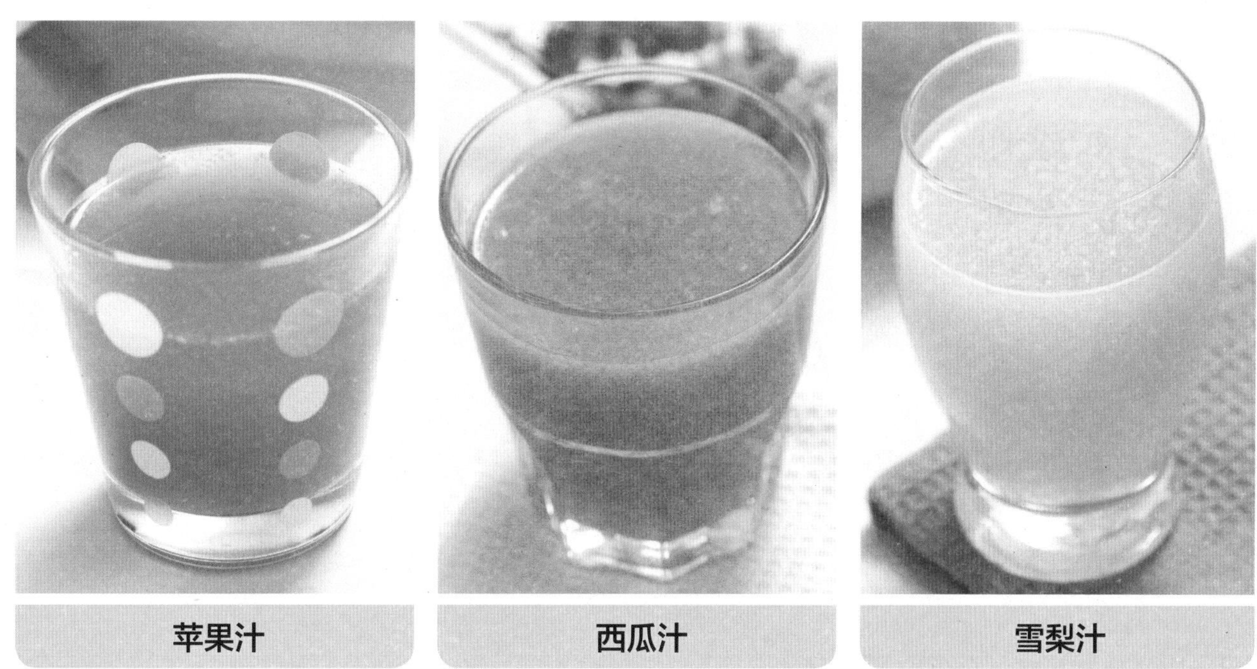

苹果汁　　西瓜汁　　雪梨汁

水果最好挑选应季的，口感和营养都更好。苹果是7～11月盛产，西瓜是6～9月盛产，雪梨是8～10月份盛产

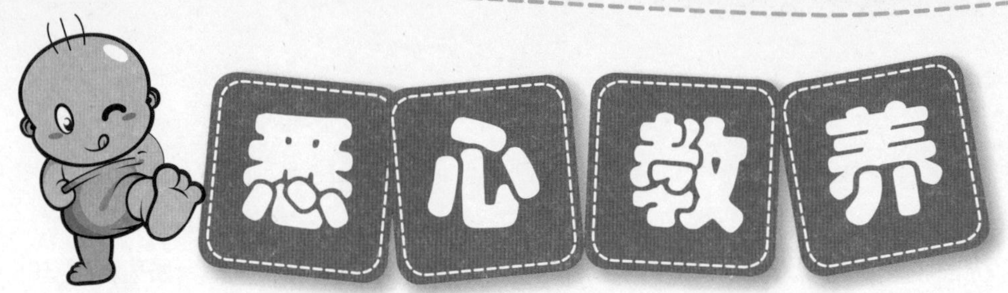

1 新生儿的面部护理

出生1个月内的新生儿，其面部极其娇嫩，对其五官的护理动作要轻，护理用品要十分干净。

眼部护理

新生儿的眼睛十分脆弱。对眼部的护理，要使用纱布、生理盐水或温开水。把纱布蘸湿，从眼内角向眼外角轻轻擦拭。如果新生儿的眼睛流泪，或有较多的黄色黏液使眼皮粘连，需请医生诊治。

鼻部护理

在正常情况下，新生儿鼻孔会进行“自我清洁”。如果空气很干燥，鼻孔里可能结有鼻屎，造成新生儿不舒服——因为他（她）出生后头几个星期还不会用嘴呼吸。这时，妈妈可以把一小块棉球蘸湿，轻轻放入鼻孔，把鼻屎取出。这应该在哺乳前进行。

耳部护理

宝宝的耳道很小，在洗澡时若不慎进水，应把棉花捻成一小条，将新生儿的头转向一侧，对耳郭进行清洁。清洁只到耳孔为止，不宜深入，以免把耳垢推向深处而引起耳道堵塞。

口腔护理

由于口腔黏膜血管丰富柔嫩，容易受损伤，所以不能随意擦洗，以免感染。

面部和颈部护理

新生儿的面颊，用棉花蘸水来洗即可。要注意颈部皱褶和耳朵后面，这些部位容易忽视，常会有些小病变，要经常清洗并且擦干。

2 新生儿的脐带护理

- 脐带护理最重要的是保持干燥和通风，不宜用纱布覆盖或用尿布包住。
- 脐带弄湿后，一定要用酒精擦拭一次。
- 脐带护理每日3～4次，包括洗完澡的那一次。
- 在护理脐带前，妈妈要洗净双手，避免细菌感染。
- 将棉花棒沾满消毒酒精，先由上而下擦拭全部脐带，再深入肚脐底部，最后消毒肚脐周围；也可涂上碘酒，以形成一层保护膜。
- 脐带脱落后，仍要继续护理2～3天，直到肚脐眼完全收口、干燥为止。
- 9～10天后脐带未脱落者，或脐带脱落后渗血不止者，最好去医院就诊。出现上述两种情况后，通常宝宝的肚脐中央会长小肉芽，须就医将其处理掉，肚脐眼才会收口。
- 脐带脱落后，宝宝肚脐应定期以棉花棒蘸清水或宝宝油轻轻清理，以保持干净。

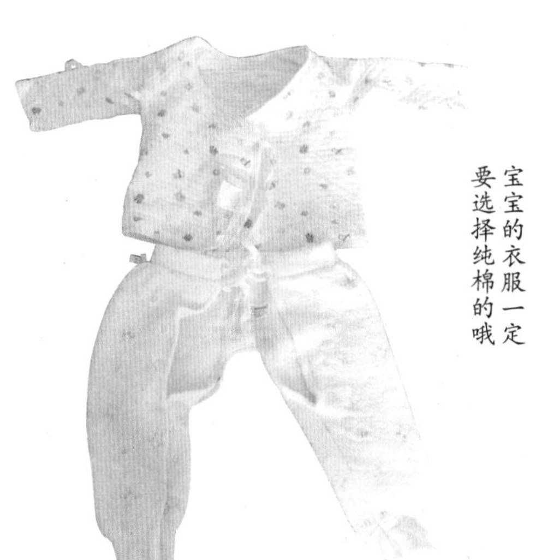

宝宝的衣服一定要选择纯棉的哦

3 给宝宝穿、脱衣服

新生儿身体柔软，皮肤娇嫩，小脖子也是软软的，四肢又呈弯曲状，所以给宝宝穿衣、脱衣需要一点技巧。

穿衣服

给婴儿穿衣服的顺序是先穿上衣，再穿裤子。

穿开口衫

衣服打开，平放在床上。

让宝宝平躺在衣服上，将宝宝的一只胳膊轻轻地送入袖子中，你的一只手从袖口伸进衣袖，慢慢地将宝宝的手拉出衣袖，同时你的另一只手将衣服拉住。之后，用同样的方法穿对侧衣袖。

把穿上的衣服拉平，系上系带或扣上纽扣。

穿套头衫

最好选择衣领容易伸缩的衣服。把套头衫的下摆提起，挽成环状，尽量张大领口，先套到宝宝的后脑勺上，然后再向前向下拉，在经过宝宝的前额和鼻子的时候，要用手把衣服抻平托起来。宝宝的头套进去以后，再把他（她）的胳膊伸进去。

穿裤子

你的一只手伸进裤管，拉住宝宝的小脚，你的另一只手将裤子向上提，即可将裤子穿上。

穿连身衣

将连身衣纽扣解开，平放在床上。先穿裤腿，再用穿上衣的方法穿上袖子，然后扣上所有纽扣。

脱衣服

给婴儿脱衣服的顺序和穿衣服的顺序是相反的，即要先脱裤子，再脱上衣。

脱裤子

把宝宝放在床上，一只手轻轻抬起臀部，另一只手将裤腰脱至膝盖处，放平宝宝后，用一只手抓住裤口，另一只手轻握宝宝的膝盖，将腿顺势拉出来。

脱套头衫

把衣服从腰部上卷到胸前，然后握着宝宝的肘部，把袖口卷成圆圈形，轻轻地把胳膊从中拉出来。最后，把领口张开，小心地从头上取下。

脱开口衫

解开扣子，把袖子卷成圆圈形，轻轻地把手臂从中拉出。

脱连身衣

先按脱开口衫的方法脱连身衣的上身，然后按脱裤子的方法将其脱下。

照护宝宝的睡眠

充足的睡眠对宝宝的生长发育至关重要。宝宝神经细胞的功能还不健全，容易疲劳，而睡眠是对大脑皮层的保护性抑制措施，通过睡眠使得神经细胞中的能量得到恢复和储备，让大脑得到休息。

一般新生儿一昼夜的睡眠时间为18～20小时，2～3个月为16～18小时，5～9个月为15～16小时，1岁为14～15小时，2～3岁为12～13小时，4～5岁为11～12小时，7～13岁为9～10小时。为数很少的宝宝，在最初几个月里格外容易惊醒，若精神看上去好，当父母的也不必多虑。

但如果睡眠不足，宝宝会哭闹不止，烦躁不安，食欲欠佳，体重下降。为让宝宝睡得更好，应注意以下几点：

- 衣服和被子不要太厚。
- 养成良好的睡眠习惯，要按时睡觉，不要因玩耍破坏睡眠规律。
- 睡前不要过分逗玩宝宝，不要让他（她）太兴奋而难以入睡。

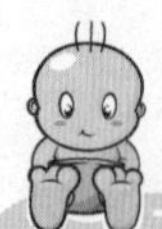

育儿提醒

新生儿最好跟妈妈一起睡

现代亲密育儿法提倡母婴同室，宝宝从一出生就要和妈妈待在一起，要充分进行肌肤接触。蒙式教育理念认为，爸爸妈妈对宝宝身体的触摸对宝宝的健康和智力发展具有重要作用，所以，一定不要吝啬你的抚摸和拥抱。

● 要培养宝宝自己在床上睡眠的习惯，不要由妈妈拍着、哼着小调入睡后再放到床上，也不要含着乳头、吸吮手指睡。

5 出黄疸是正常的

大部分新生儿在出生后1周内会出现皮肤黄染，即黄疸，这主要是由新生儿胆红素代谢的特点决定的。一般出现在面、颈部，还可能出现在躯干和四肢。如果仅仅是轻度发黄，但全身情况良好，那就属于程度较轻的生理性黄疸。生理性黄疸一般在出生后2~3天开始出现，4~6天最黄，7~10天以后逐渐消退，不需要进行任何治疗。

6 如何判断黄疸的程度

如果黄疸出现过早（如出生后24小时内出现）、过重，消退时间延迟，黄疸退后复现、日益加重等，就需要警惕是否为病理性黄疸了。

要判断黄疸的程度，可在自然光下观察新生儿的皮肤，如果仅仅是面部皮肤黄染，则为轻度黄疸；如果躯干皮肤出现黄染，则为中度黄疸；如果四肢和手足心皮肤也出现黄染，到出生后14天仍不消退，即为重度黄疸，可怀疑为病理性黄疸，应该做进一步的检查和治疗。

7 呵护好宝宝的囟门

囟门是宝宝脑颅的窗户，脑组织需要骨性的脑颅保护。脑颅是密闭的，而囟门却是其上面的一个开放空隙，很容易受到伤害。囟门的清洗可在洗澡时进行，可用宝宝专用洗发液进行清洗。清洗时将手指平放在囟门处轻轻地揉洗，忌用力搔抓。

如果囟门处“屎疙瘩”不易洗掉的话，可以先用香油或食用油蒸熟后润湿浸透2～3 小时，待这些污垢变软后再用无菌棉球按照头发的生长方向擦掉，洗净后再扑上宝宝粉就可以了。要注意避免尖锐的东西刺伤囟门，抱宝宝外出时要戴好帽子。

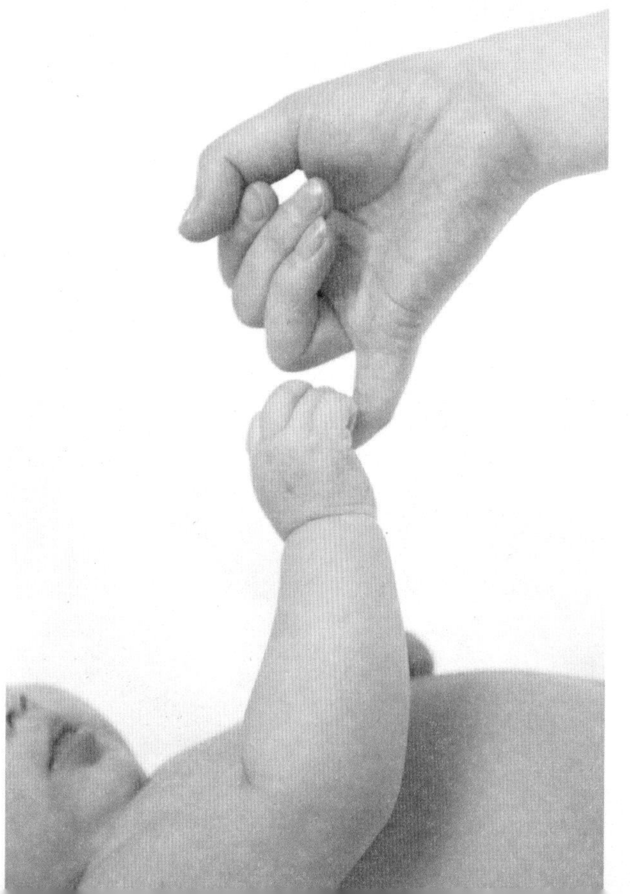

明亮的自然光更有利于观察新生儿皮肤的黄疸程度。妈妈还要留心观察宝宝的手心和足心

8 保护宝宝的耳朵

保护宝宝的耳朵，护理宝宝耳朵时要注意：不要用手替宝宝挖耳垢，妈妈的指甲划破外耳道上皮易引起外耳道炎。给宝宝洗澡时要注意不要让水浸入外耳道，以免引起中耳炎。

9 保护宝宝的眼睛

从宝宝出生的那一刻起，妈妈就要时时刻刻注意保护宝宝的眼睛。随着月龄的增加，宝宝的活动也随之增多，要谨防眼外伤、扎伤、烧伤和异物损伤。宝宝的眼睛还处于发育之中，要避免长时间、近距离地用眼。在给宝宝进行眼睛护理时要特别小心，避免病菌污染引起结膜炎。另外，宝宝还喜欢乱抓异物，容易伤及眼睛。

10 宝宝老是“睡倒觉”怎么办

有些2个多月的宝宝，喜欢白天睡晚上玩，所以总是白天睡得多，一到晚上就根本不想睡了，不折腾到半夜是不会睡觉的。这种情况，在低月龄的宝宝中很常见，俗称“睡倒觉”。

有些妈妈为了夜里照顾宝宝方便，总是开着一盏灯，这样做对宝宝健康成长很不利。当宝宝晚上睡觉的时候，妈妈最好熄灯。

研究表明，如果晚上睡觉时灯光很强，宝宝就没有了昼夜的刺激，进而会影响宝宝已形成的正常的生物钟，由此影响大脑分泌生长激素，影响身高和体重的增长。

最好的办法是让家里白天的光线明亮一些，早晨或下午尽量让宝宝醒着，让他（她）多玩一会儿，特别是下午五六点后不要让他（她）睡觉。晚上八点左右，可先给宝宝洗个热水澡，然后关上大灯，打开台灯，使房间笼罩着一种使人昏昏欲睡的气氛，让宝宝感到疲倦，这样很快就能睡着了。

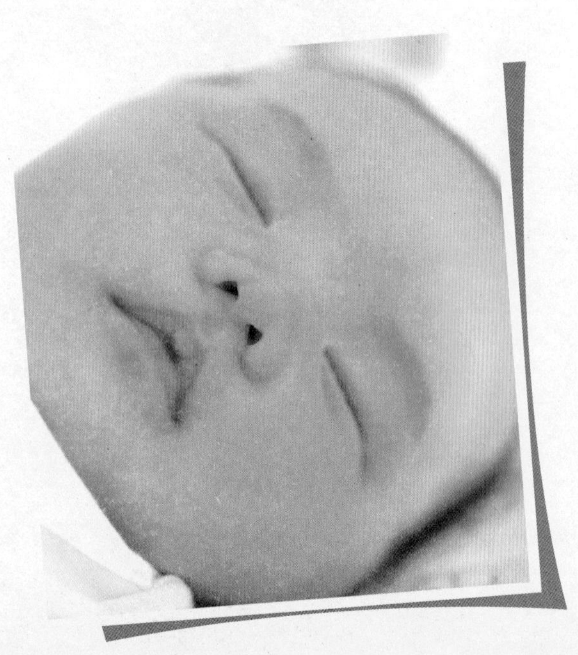

宝宝养成良好的睡眠习惯，有利于健康成长

11 宝宝需要户外锻炼

宝宝出生后1个月就可以在日光下和新鲜的空气中活动，这对提高宝宝身体对外界环境突然变化的抵抗力、增强体质，和对各个脏器的生理功能都有着重要的意义。

户外锻炼的意义

太阳光照射在人身上，刺激肾上腺的分泌增加；日光中紫外线具有强力的杀菌特性，可提高机体的免疫力。

促进身体吸收食物中的钙和磷，使身体产生维生素D，促进骨骼的发育，有预防和治疗佝偻病的作用。

紫外线还可以加快血液循环，刺激骨髓制造红细胞，防止宝宝贫血。

户外锻炼应注意什么

晒太阳可以选择避风的地方，头上要戴帽子，以免阳光直接照射头部。

开始时每次5~10分钟，随着宝宝的长大而延长照射时间。

不要隔着玻璃，因为紫外线会被玻璃吸收而没有效果。

宝宝晒太阳后，如果出汗多，一定要用干软的毛巾将汗擦干，还要给宝宝补充些水分，如母乳、温水等。

如果宝宝身体不适或有病，可暂停户外锻炼。

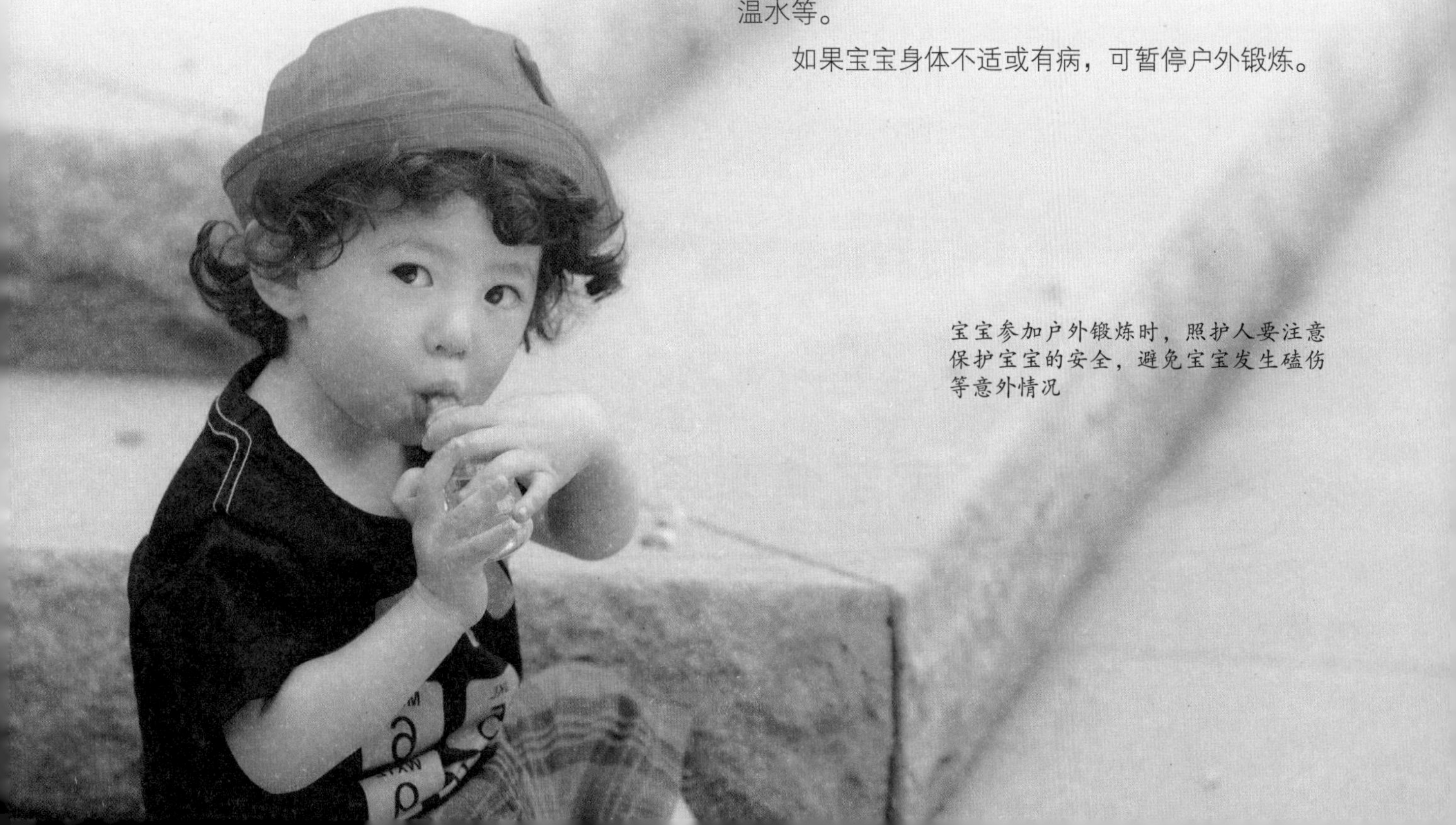

宝宝参加户外锻炼时，照护人要注意保护宝宝的安全，避免宝宝发生磕伤等意外情况

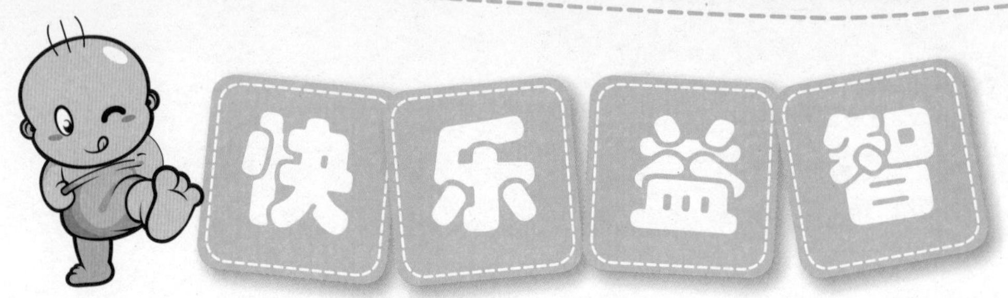

左脑——知性脑

左脑与右半身的神经系统相连，掌管其运动、直觉等功能，因此，右耳、右视野的主宰是左脑。左脑最大的特征在于具有语言中枢，掌管说话和领会文字、数字、作文、逻辑、判断、分析……因此被称为“知性脑”。它能够把复杂的事物分析为单纯的要素，比较偏向理性思考。

左脑管逻辑

1 右半身运动知觉，如右眼、右手、右脚。
2 掌管语言文字、逻辑分析、推理判断。
3 形状辨识：强调细节。
4 又被称作“知性脑”。
5 情绪体察：比较偏向理性思考。
6 能将复杂问题进行分析，化繁为简。
7 探究事情原因，进行思考，逐一解决。

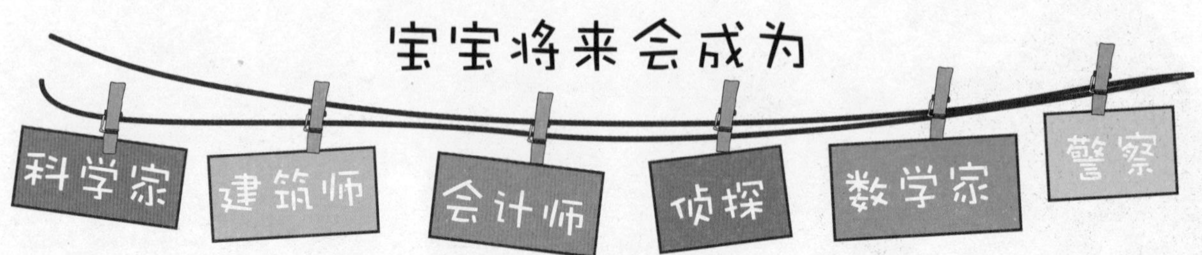

左脑开发方案

对于新生儿来说，有些左脑训练方案还没法进行。在这个时期，适合宝宝的最佳训练方案就是父母与宝宝多交流，促进宝宝语言能力的发展。此外，还可以适当地刺激宝宝的听觉，使其听觉能力得到提升。

摇摇小铃铛

听觉能力 记忆能力 触觉能力

益智目标

让宝宝经常接触声音、习惯声音，从而提高宝宝的听觉记忆能力。

亲子互动

1. 准备大小合适的铃铛。将铃铛系在宝宝的手上或脚上。
2. 宝宝自己动手或动脚使铃铛响起，或者妈妈一边轻轻摇动宝宝的手和腿，使铃铛轻响，一边说："宝宝听，什么响？"

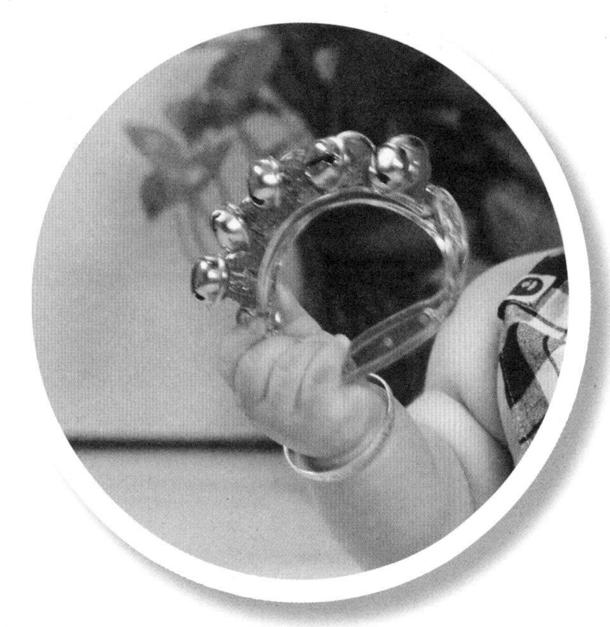

温馨提示

铃铛不能太响，以免刺激宝宝的耳膜。不要让宝宝听得时间太长，以免引起听力疲劳。另外，在摇动宝宝手脚时动作要轻柔。

拉长发音

语言能力 听觉能力 反应能力

益智目标

有助于宝宝语音的形成，延长发音可以强化宝宝正在形成的语音功能，有助于做脑语言能力的提高。

亲子互动

1. 让宝宝仰卧在妈妈的怀里或躺在床上，妈妈做出各种表情，并发出简单欢快的声音，引起宝宝的反应。
2. 当宝宝喃喃自语，发出“O（喔）—O（喔）—O（喔）”这样的音节时，妈妈可以重复并拉长其发音“O（喔）—O（喔）—O（喔）”。

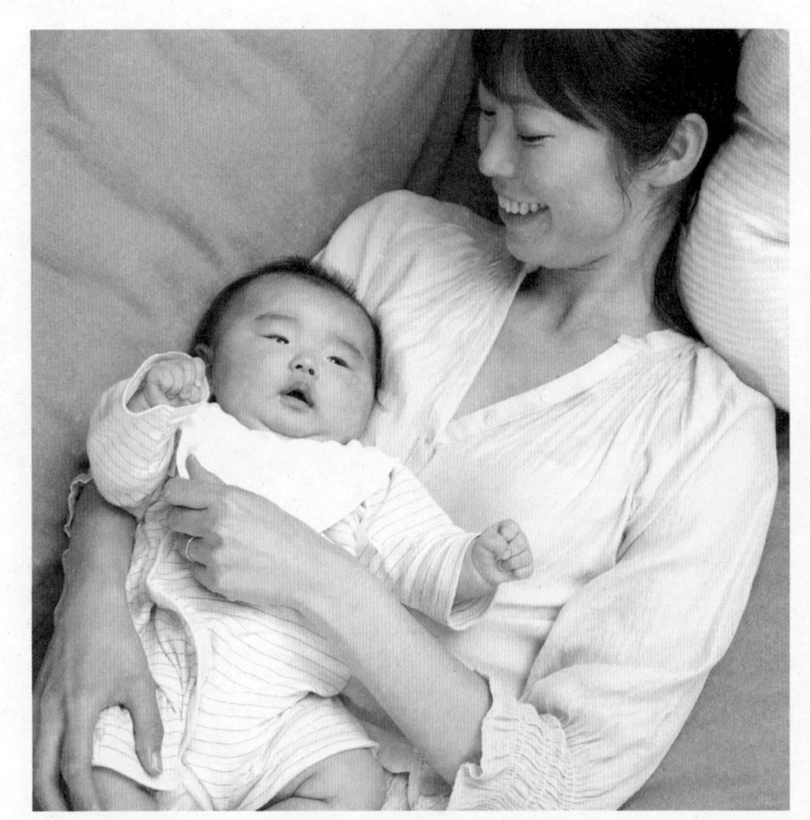

温馨提示

妈妈发出的声音不要太大，以免宝宝受到惊吓，也不要急于求成而发出太过复杂的音。

右脑——艺术脑

右脑与左半身的神经系统相连，掌管其运动、知觉等功能，因此，左耳、左视野的主宰是右脑。右脑掌管图像、感觉，具有鉴赏会话、音乐等能力，被称为“艺术脑”。它掌管韵律、想象、颜色、大小、形态、空间、创造力……负担较多情绪处理，比较偏向直觉思考。

右脑管创意

1 左半身运动知觉，如左眼、左手、左脑。

2 掌管想象直觉、韵律空间等感性思维。

3 形状辨识：着重全貌，具空间感。

4 又被称作“艺术脑”。

5 情绪体察：较偏向情绪性或直觉式思考。

6 需要负担较多的正反情绪感受与处理。

7 处理事情：思考，纵观全面，立即解决。

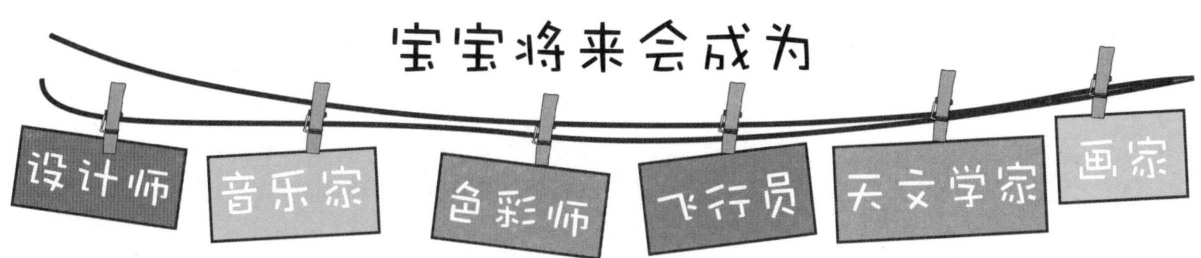

右脑开发方案

右脑的发育要早于左脑，因此在头3个月里，对宝宝的右脑开发训练更是不可忽视。适合新生儿右脑开发的方案并不是很多，可参考如下方案：

小手摇摆

协调能力　认知能力　触觉能力

益智目标

帮助宝宝感受肢体运动的速度和节奏。

亲子互动

1. 让宝宝躺在舒适的小床上，妈妈举起宝宝的一只小手，在宝宝的视野前方晃动几下，引起宝宝对手的注意。
2. 妈妈一边念儿歌“小手小手摆一摆，小手小手跑得快”，一边轻轻晃动宝宝的小手，让宝宝的视线追随着手的运动。在念“跑得快”时，以稍微快些的速度将宝宝的小手平放到身体两侧。

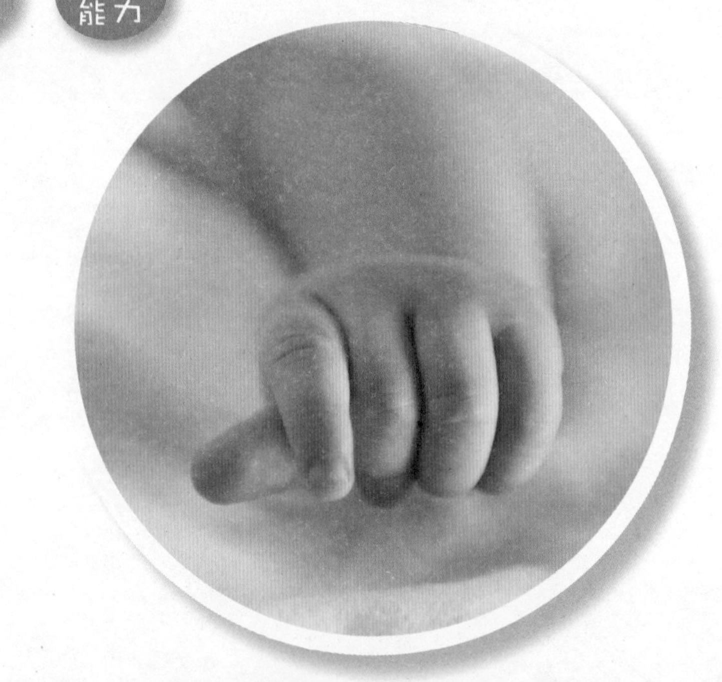

温馨提示

TIPS

1个月内的宝宝还不能认识到手是自己身体的一部分，通过这样的游戏，宝宝能一边看到手的运动，一边感受自己身体的运动变化，帮助宝宝认识到手与自己的关系，同时帮助宝宝感受到肢体运动的速度和节奏，锻炼其肢体协调能力。

爸爸也要多抱宝宝

交往能力 适应能力 触觉能力

益智目标

锻炼宝宝与不同的人相处的适应能力。

亲子互动

爸爸也要参与到对宝宝的照顾中，经常抱起宝宝，替他（她）洗澡、换尿布、穿衣服，逗引宝宝笑等。宝宝很快会发现爸爸的抱法与妈妈有所不同、爸爸的动作快捷有力、爸爸的脸不如妈妈的光滑。宝宝在这种不同的照顾方式中，会逐渐提高适应能力。

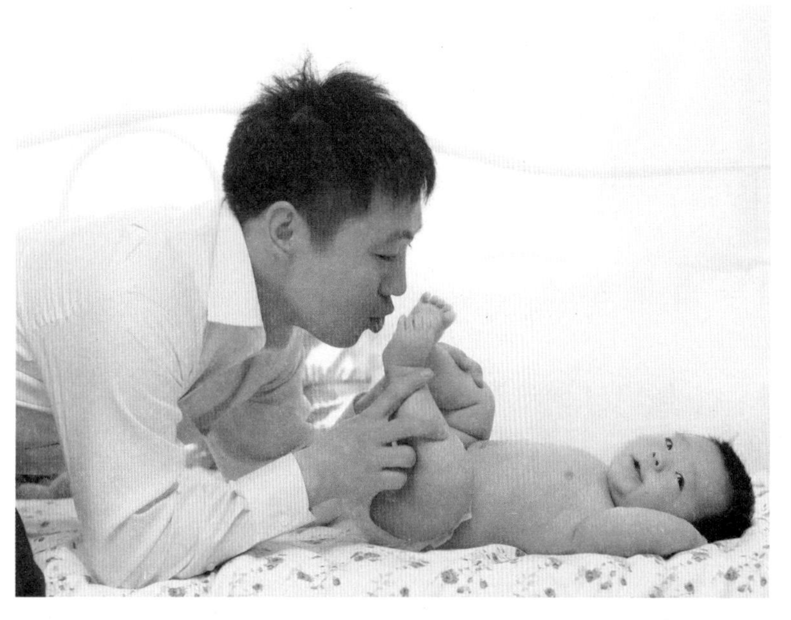

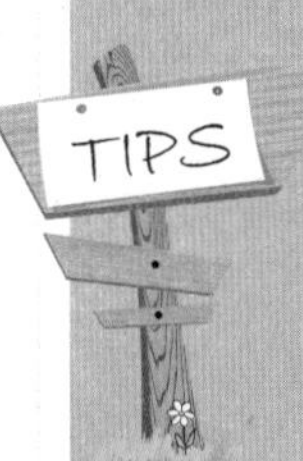

温馨提示

由于宝宝小，暂时只能适应2~3个人照顾，如果经常换人照顾宝宝，会让宝宝产生不安全感。

宝宝需要适应不同的人不同的照顾方式，从小得到爸爸照顾的宝宝，适应能力也会提高，而且能与爸爸用互动的方式交流，容易产生感情。从小照顾宝宝的爸爸等到宝宝长大后，能与宝宝感情融洽，而那些从小就害怕爸爸的宝宝，难以与爸爸相处。

育儿微课堂

Q 新生儿睡觉需要枕枕头吗?

A 新生儿是不需要枕头的，因为他（她）的脊柱是直的，在平躺时后背与后脑自然处于同一平面上，垫上枕头反而容易使脖颈弯曲，影响呼吸。所以你不必担心新生儿没有枕头会不舒服，或者会因颈部肌肉紧绷而引起落枕。

Q 用母乳喂养的宝宝，一天里的大便次数多达10多次，这是为什么?

A 用母乳喂养的宝宝，经常会发生大便的次数几乎与哺乳的次数相等的现象。大便是指吃的食物在经过肠道的过程中，各种养分被吸收后留下的渣滓。一般人在渣滓积存到一定程度后，以大便的形式排出体外。而新生儿身体机能尚未成熟，哺乳后，胃会扩张，造成肠道出现反射性蠕动，将大便排出体外。因此，这个时期里大便的次数有所增加。哺乳后，宝宝没有出现异常，只是大便次数多一些，没有必要担心。

Q 为什么宝宝经常长眼眵，引起眼角发红?

A 宝宝的眼睛里经常会因结膜炎或鼻泪管堵塞等发生长眼眵的情况。结膜炎的症状是出生后2～5天内眼眵数量多、眼球充血等。大部分情况是因为在分娩的过程中感染细菌而造成的，只要根据病因使用抗生素，就会有所好转。鼻泪管堵塞是指泪水的通道还没完全打通，从而造成泪水的通道存在眼睛里，所以经常会长眼眵。按压眼鼻之间的泪囊，情况会有所好转。

Q 为什么宝宝会经常受惊？这时候需要给宝宝服顺气丸吗？

A 宝宝出生时，有一种本能反射。突然发出很大的声响，或者用冰凉的东西触动宝宝的手，宝宝会像受惊似的两手左右分开，做出挣扎的样子。到了出生后5个月左右，这样的行为会慢慢消失。不过，服用顺气丸是不妥当的。顺气丸是一种镇静药，有安眠效果，服用后暂时会让宝宝安定下来，但是药物的效能尚未通过科学鉴定，不要随便给宝宝服用。

Q 宝宝衣服是否可以跟大人的衣服一起洗涤？

A 不建议宝宝衣服与大人衣服同洗。宝宝肌肤较娇嫩，大人衣服一般是用洗衣粉或肥皂洗涤，碱性洗涤用品比较刺激宝宝皮肤。所以，建议宝宝衣物与大人分开洗涤，使用专用的宝宝衣物洗涤液。

Q 宝宝以前每天都大便，而现在已经有3天没有大便了，是不是便秘了？

A 便秘是指长期不能大便或大便太硬的情况。不过，随着年龄的增长，宝宝肠道的消化吸收功能越发完善，使得形成大便的渣滓减少，导致大便的次数相应减少。如果大便时并不是太吃力，超过3天没有大便也是正常的。

Q 抱着睡得挺香，一放下就立刻啼哭，怎么办？

A 妈妈抱着宝宝睡觉时，宝宝的心理上处于最安定的状态，将宝宝放到床上，心里会感到不安。如果妈妈焦急地想尽快让宝宝睡觉，宝宝反而会意识到这种情绪而放声啼哭。因此，妈妈应耐心用手拍打宝宝的后背或前胸，等睡熟后再轻轻放下。如果是经常容易惊醒的宝宝，最好不要让其仰卧，可以采取俯卧的姿势睡觉。

本章小结

记录宝宝的成长点滴

分类	游戏	方法	第一次出现的时间	最令你难忘的记忆
认知	看脸谱	将脸谱或其他图片放在宝宝正面20厘米处，能注视7秒以上	第__月 第__天	
	视听定向	在距宝宝头部10厘米处发声引逗宝宝，他（她）可以调头寻找声源	第__月 第__天	
	追视	宝宝头躺正，仰卧位，大人拿红色塑料玩具或毛绒球在他（她）眼前30厘米左右处晃动，完全可以追视并转头	第__月 第__天	
	认识妈妈	宝宝看到妈妈时，表情、动作完全不一样，很兴奋	第__月 第__天	
动作	抬头	俯卧抬头并可以左右转动	第__月 第__天	
		俯卧在床上，用声音或玩具吸引，可以抬头45°		
		仰卧抬头达90°		
	扶坐	妈妈双手扶宝宝上臂外侧，头能竖直2秒以上	第__月 第__天	
	手部动作	抓握，宝宝可以握住大人的手指或笔杆10秒以上	第__月 第__天	
		看手，仰卧位时宝宝能看自己的小手5秒以上（不能穿太厚）		
		手握手，宝宝仰卧位，上肢能自由活动，两手在胸前互握		
	翻身	宝宝仰卧于平板床上，用玩具车在一侧逗引，宝宝可以从仰卧位翻至侧卧位	第__月 第__天	

续表

分类	游戏	方法	第一次出现的时间	最令你难忘的记忆
语言	喉音	可以发出细小的喉音	第__月 第__天	
	发音	高兴时逗他（她）能发“啊”“喔”“呜”3个元音	第__月 第__天	
	“交谈”	宝宝高兴时逗引，能四肢弹动，做出不同回应，并且可以“大声”叫喊	第__月 第__天	
情绪与社交	笑	宝宝第一次冲你微笑	第__月 第__天	
	逗笑	高兴时挠挠痒痒肌，可以发出“咯咯”的笑声	第__月 第__天	
	照镜子	俯卧抬头时，将镜子放到面前，会对着镜子注视、笑、发声	第__月 第__天	
自理	吞咽	用勺给宝宝喂水，会吸吮吞咽	第__月 第__天	

身体发育参照指标

项目	男宝宝（均值）	女宝宝（均值）
体重（千克）	7.0	6.4
身高（厘米）	62.0	61.6
头围（厘米）	41.0	40.1
胸围（厘米）	41.4	40.2
坐高（厘米）	41.9	40.5

专题 我要洗澡，皮肤好好
——给宝宝洗澡的学问

对新妈妈来说，给宝宝洗澡是每天都必不可少的大行动。如何使宝宝既能干干净净，又能开心愉快呢？下面就来了解一下吧。

最好每天洗澡

新生儿会产生大量的分泌物，因此最好能每天给宝宝洗澡。洗澡可以促进宝宝的血液循环，解除宝宝的疲劳，增进宝宝的食欲，保证宝宝的睡眠质量。另外，还可以让宝宝感到像在妈妈的肚子里一样。

水温应在37℃左右，室温应在26℃~28℃

洗澡的水温应为37℃左右，室温应为26℃~28℃。查看水温是否合适，可以使用温度计准确测量，也可以爸爸妈妈用身体感受，一般是用肘弯试水，感到不冷不热即可。

在洗澡的过程中应特别注意，水温不能太高，以免烫伤宝宝；水温也不能太低，以免宝宝受凉。

不要给刚吃完奶或睡眠中的宝宝洗澡

最佳的洗澡时间是上午10点到下午2点之间。不要给刚刚吃完奶或睡眠中的宝宝洗澡。最好在吃奶前1个小时到半个小时，宝宝处于清醒状态时洗澡。

每次洗澡的时间不超过10分钟

洗澡的时间太长，宝宝会感到疲乏，因此最好控制在5~10分钟。

洗澡时要避免肚脐进水

假如宝宝脐带还没脱落或脱落后还没有长好，就不要把宝宝放到水中洗澡，只能擦洗，以免肚脐进水，引起感染。如果肚脐进水了，要用碘酒、酒精擦洗。

洗澡前的准备工作

洗澡前要先准备好洗澡用具，如浴盆、浴巾、宝宝用浴皂等。不要选择太深和底面太滑的浴盆。必须事先准备好干净的衣服、尿布或尿裤、奶粉、爽身粉等，以便一洗完澡，就能让宝宝穿上松软的衣服，吃饱喝足，好好休息。还要事先准备好棉花棒，以便洗澡后擦干鼻子和耳朵里的水。

给宝宝洗澡的步骤

准备洗澡水

在浴盆里放1/2左右的水，先放冷水，再放热水，水温在37℃左右。

洗脸洗头

将宝宝放入浴盆之前要先洗脸洗头。洗脸时，用一只手托抱宝宝，另一只手将小毛巾或纱布沾水稍拧干后，先擦洗眼睛，再擦洗额头、脸及耳背后，最后清洗鼻孔及耳朵。洗头时，用一只手垫住宝宝的颈部，然后稍稍抬起宝宝的头部，用托住宝宝颈部的手的大拇指和无名指捂住宝宝的耳朵，以防水流进去。然后用另一只手洗头。在洗脸洗头时要看着宝宝的眼睛，这样能稳定宝宝的情绪。

泡水

用婴儿服或毛巾包裹宝宝的身体，然后从臀部开始轻轻接触温水，等宝宝适应水温后，再慢慢地放入水中，避免宝宝受到惊吓。

除去衣服

首先用温水弄湿宝宝的前胸，然后把全身都泡在水中，最后把裹在宝宝身上的衣服或毛巾除去。

洗前胸和后背

先洗宝宝的颈部和前胸，然后将宝宝翻转过来，用一只手托住宝宝的颈部和胸脯，洗后背和臀部。

洗手臂、腿部和手脚

先洗手臂和腿部，再仔细地清洗宝宝握紧的小拳头和脚。

洗隐私部位

男孩洗睾丸周围，女孩洗阴唇周围。

冲洗

洗完所有部位后，在温水里将全身轻轻冲洗一下。

抱出浴盆

把宝宝抱出浴盆后，不要急着给宝宝穿衣服，先用浴巾裹着，迅速把头擦干，等全身彻底干了，再穿衣服，这样就不易受凉感冒了。

洗澡后每天坚持给宝宝做抚触

皮肤是人体接受外界刺激的最大感觉器官，是神经系统的外在感受器。每天洗澡后要坚持给宝宝做抚触，能刺激宝宝的脑细胞和神经系统，促进脑发育。

婴儿抚触的顺序为从上到下、从前到后。需要注意的是，妈妈在给宝宝做抚触时，一定要和宝宝有眼神和语言的交流。

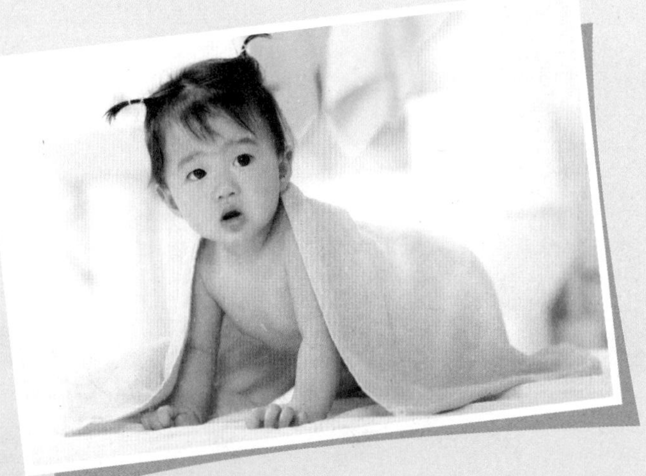

爸爸妈妈给宝宝洗澡后，要尽快给宝宝擦干身体，不要让宝宝裸身玩耍，可以避免发生宝宝的情况

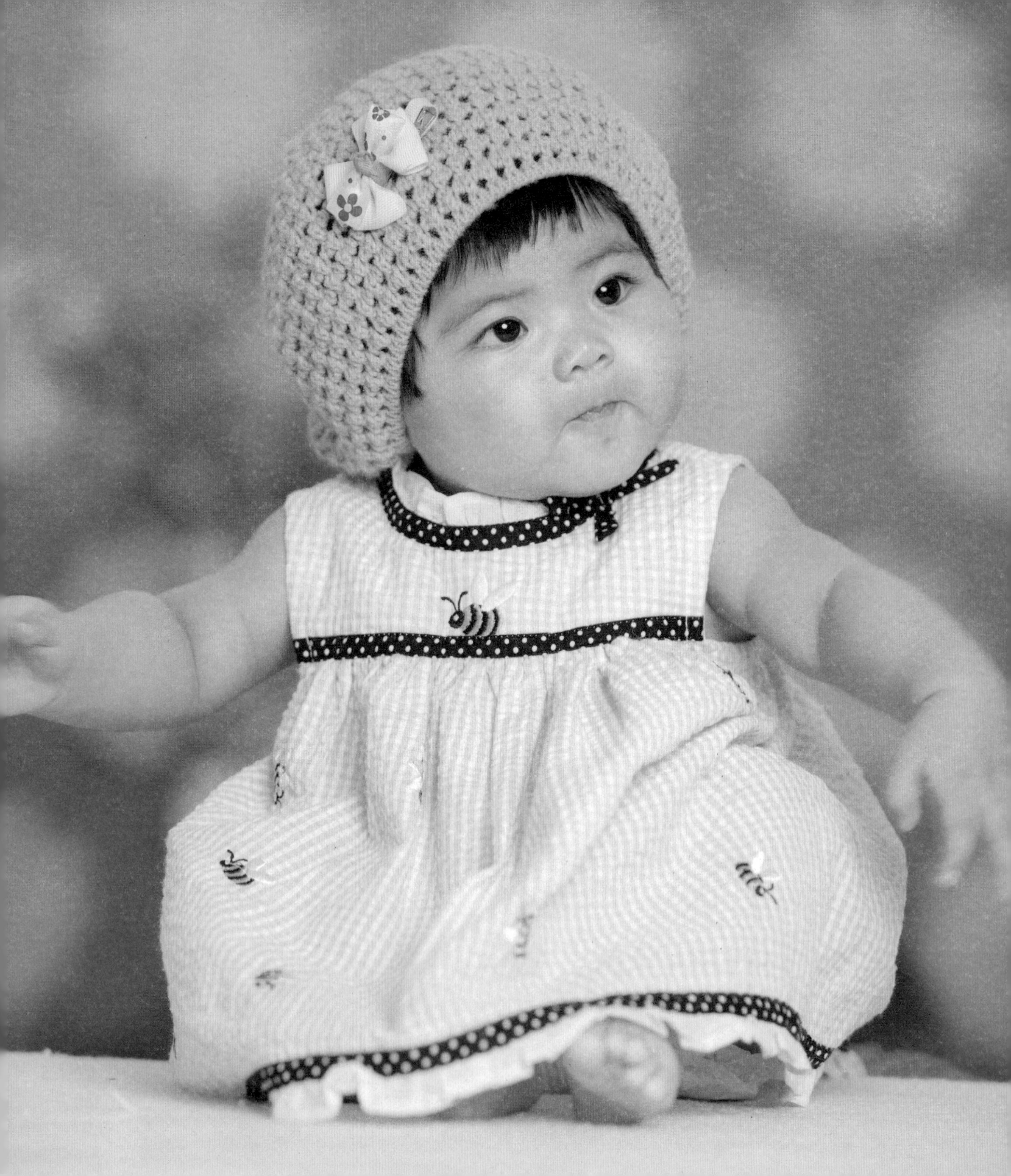

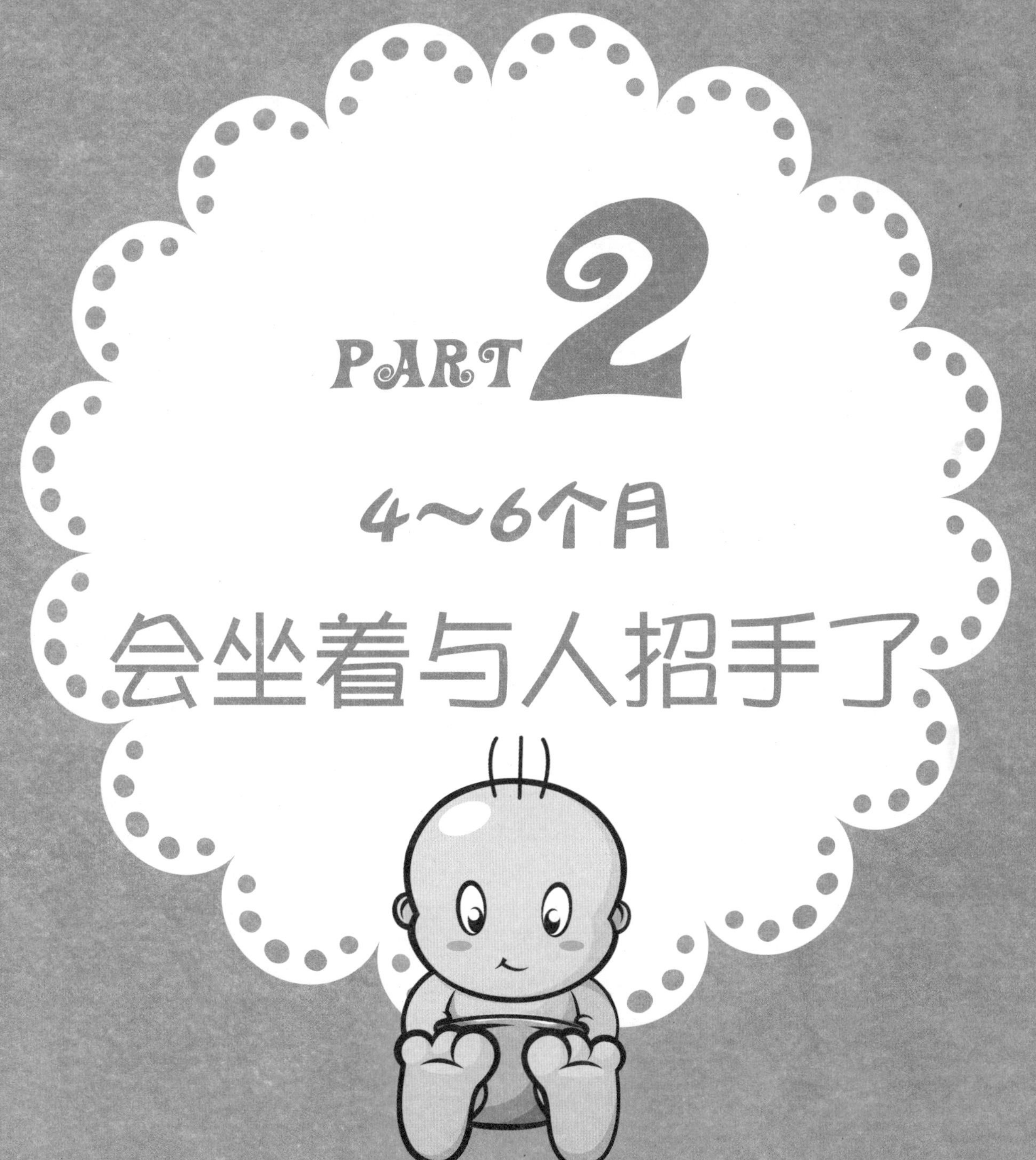

PART 2

4～6个月 会坐着与人招手了

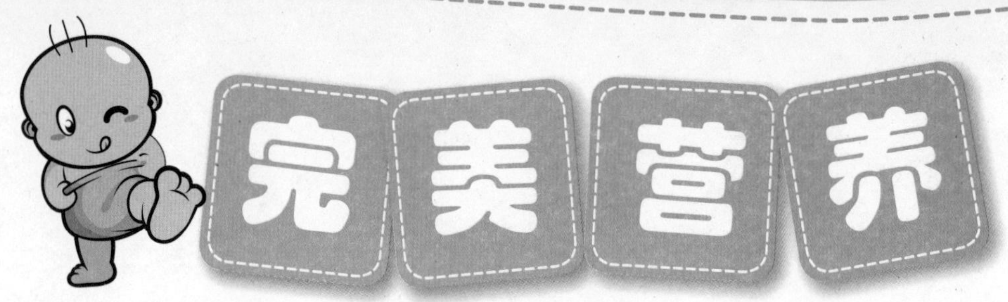

1 从母乳中获取所需营养

宝宝在这个阶段仍能从母乳中获得所需要的营养，每天所需要的热量为每千克体重400千焦左右。母乳喂养充足的宝宝不用急于添加其他辅食，仅喂些鲜果汁、米汤、菜汤就可以了。待母乳不足时，逐渐添加辅食。

这时候的宝宝对碳水化合物的消化吸收比较差，对奶的消化吸收能力强，对蛋白质、矿物质、脂肪、维生素等营养成分的需求可以从乳类中获得。

2 什么时候可以添加辅食

时期	注意事项
宝宝消化器官和肠功能成熟到一定程度	宝宝出生后的前3个月不能消化母乳及奶粉以外的食物，肠功能未成熟，其他食物容易引起过敏反应，如果出现反复的食物过敏，有可能引起消化器官和肠功能萎缩后对食物的拒绝。所以，最好在宝宝消化器官和肠功能成熟到一定程度后再开始添加辅食
开始对食物有兴趣	随着消化酶的活跃，在第4个月宝宝的消化功能逐渐发达，唾液的分泌量会不断增加。这个时期的宝宝会突然对食物感兴趣，看到大人吃东西时，自己也张嘴或朝着食物倾斜上身，这时就应准备添加辅食了
宝宝的推舌反射消失	每个新生儿都有用舌头推掉放进嘴里的除液体以外的食物的反射习惯，这是一种防止造成呼吸困难的保护性动作。推舌反射一般消失于脖子能挺起的4个月前后，把勺子放进宝宝口中，宝宝没有用舌推掉，这时就可以开始添加辅食了
宝宝能挺直头和脖子	最初的辅食一般是流质的，不能躺着喂，否则有堵住宝宝气道的危险，所以，应在宝宝可以挺起头和脖子时再开始添加

3 开始先喂流质辅食

给宝宝喂辅食，不仅是为了补充更多的营养，也是锻炼宝宝吞咽固体食物，锻炼咀嚼吞咽是唇齿之间的配合，所以，对以后的语言发展也起到至关重要的作用。所以，最好不要用奶瓶喂辅食，应试着用勺一口一口地喂。在断奶的初期，宝宝的消化功能还没有发育完全，最好给宝宝喂糊状辅食。

4 辅食添加的过程

喂水果的过程：从过滤后的鲜果汁开始，到不过滤的纯果汁，再到用勺刮的水果泥，到切的水果块，到整个水果让宝宝自己拿着吃。

喂菜的过程：从过滤后的菜汁开始，到菜泥做成的菜汤，然后到菜泥，再到碎菜。菜汤煮，菜泥炖，碎菜。

喂谷类的过程：从米汤开始，然后是米糊，再往后是稀饭、稠粥、软饭，最后到正常饭。面食是面条、面片、疙瘩汤、饼干、面包、馒头、饼。

喂肉蛋类的过程：从鸡蛋黄开始，到整个鸡蛋，再到鸡肉、猪肉、羊肉、牛肉、鱼肉。

适合这个阶段宝宝食用的食物：米粉、菜汁、果汁、胡萝卜汁、蛋黄等。

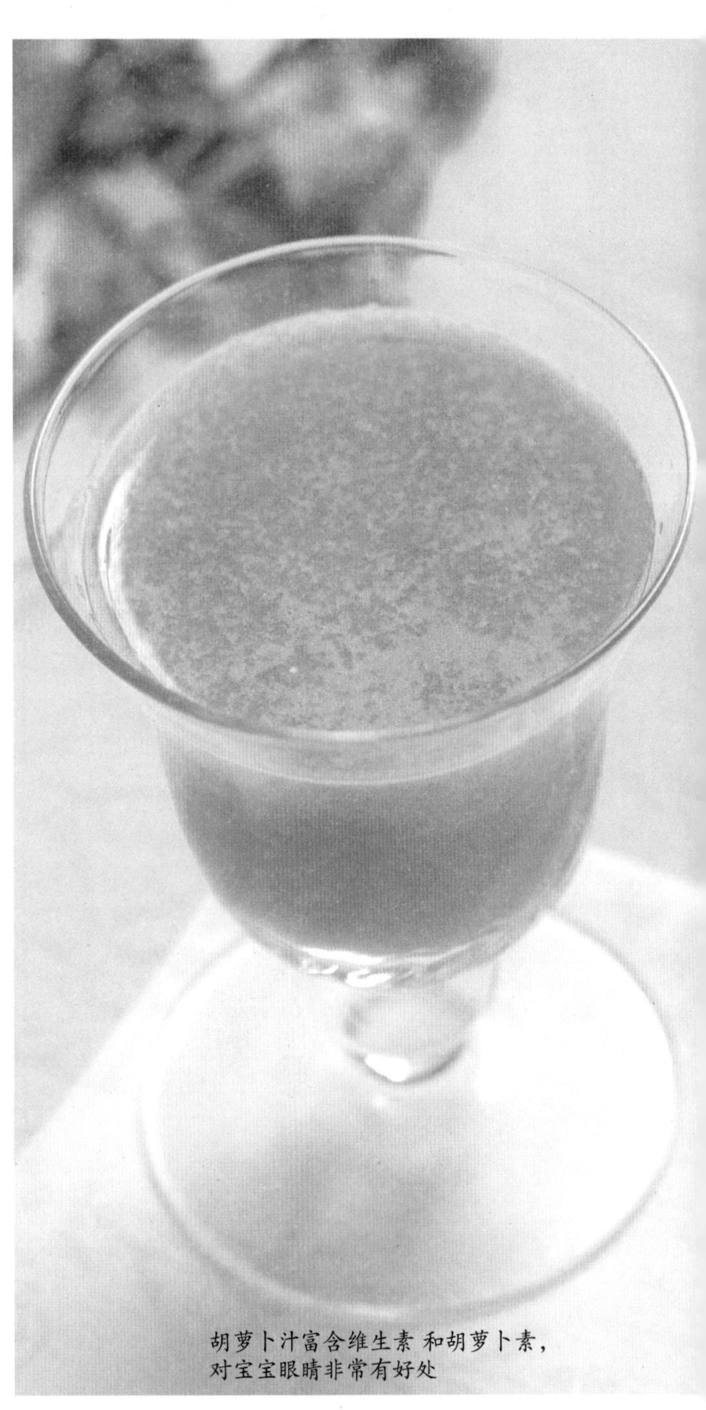
胡萝卜汁富含维生素 和胡萝卜素，对宝宝眼睛非常有好处

5 可以给宝宝添加鸡蛋黄

蛋黄的营养丰富，能为宝宝补充所需的铁质，而且较易消化吸收。因此，妈妈可以给宝宝喂食一些蛋黄。喂食的方法为：生鸡蛋洗净蛋壳，煮熟后取出，凉凉后剥去蛋壳。用干净的小勺划破蛋白，取出蛋黄，用小勺切成4份或更多份。刚开始每日喂食1/4个煮熟的蛋黄，压碎后加水调成糊状，用小勺喂食。

宝宝吃后如果没有腹泻或其他不适感，以后可逐渐增加为1/2~1个。7个月时便可以吃蒸鸡蛋羹了，可先用蛋黄蒸成蛋羹，以后逐渐增加蛋清的量。

6 如何预防食物过敏

为了预防过敏，给宝宝添加辅食时，要注意先添加单一的食品，一旦发生过敏，就能准确找到过敏的食物。

一旦出现某种食物过敏，就不要再接着喂宝宝这类食物了，过敏现象可能会自动消失，所以，隔一段时间之后再少量尝试。

此外，敏感性宝宝的过敏特性不会那么容易消失，在此期间，妈妈能做的就是继续喂宝宝母乳，添加辅食以米糊或菜水为主，并避免宝宝接触致敏食物，等宝宝慢慢长大以后，过敏特性会部分缓解。

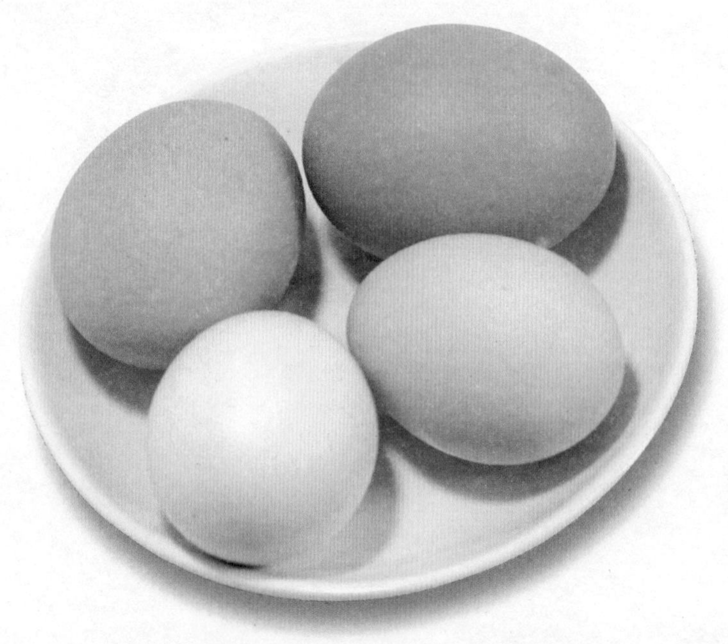

4个多月大的宝宝会对异种蛋白产生过敏反应，容易诱发湿疹或荨麻疹等疾病。所以，不到7个月的宝宝不能食用鸡蛋清

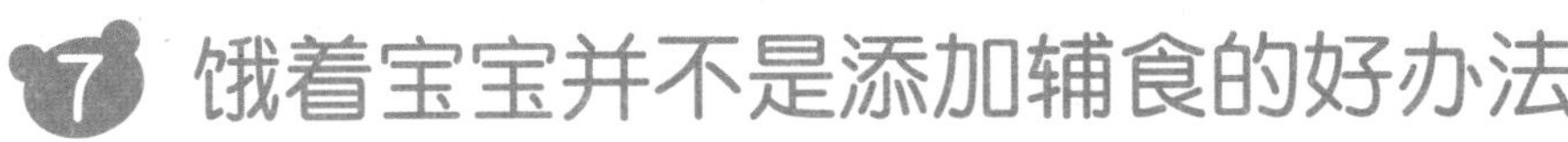

7 饿着宝宝并不是添加辅食的好办法

妈妈哺乳5个多月了，乳汁已经不能满足宝宝的需要了，宝宝应该多吃点辅食，但是有的宝宝就是不爱吃，怎么办？有的妈妈用饿着宝宝的方法来让宝宝在饥饿难耐中选择辅食。实际上，妈妈这样做是不对的，这会影响宝宝对辅食的兴趣，还会影响宝宝的生长发育，使宝宝容易变得烦躁。妈妈应该把握好给宝宝添加辅食的时间，一种一种地慢慢添加。

8 4～6个月宝宝授乳和辅食的完美结合

	4个月	5个月	6个月
授乳次数	一日4~6次	一日4~6次	一日4~6次
每次授乳量	配方奶150~200毫升，或母乳双侧奶充分喂	配方奶150~200毫升，或母乳双侧奶充分喂	配方奶150~200毫升，或母乳双侧奶充分喂
辅食程度	倾斜勺子能流淌的米粉		酸奶稠度的粥
辅食次数	1天1~2次		1天2~3次
一次喂的量	无固定量		酸奶容积的1/2盒（60克）~1盒（120克）
可以吃的食材	米粉、1~2种菜泥、蛋黄糊	4个月的食材+ 增加菜泥种类、蛋黄	5个月的食材+蛋羹、1~2种菜泥
注意事项	米糊喂3~7次再开始添加一种蔬菜，间隔3~7天添加一种新食物；混着吃时从已喂过的开始吃		基本按4~5个月的方式进行

9 注意避免宝宝进食时的呛咳

喂宝宝喝水时，速度一定要控制得恰当适宜，宁可慢一些也不要过分急躁。宝宝发生呛咳有些父母会归罪于宝宝自己吞吸得很急，但是奶瓶在父母手上，父母可通过控制奶瓶的进出及奶嘴孔的大小来控制宝宝吸奶的速度。

突然或反复吸呛时，可能会造成严重的吸入性肺炎，这也可能是由于宝宝口咽部有毛病，最好带宝宝让儿科医生好好检查一番。

宝宝哭泣、呼吸急促或气喘时，吃东西也容易被吸呛，所以要避免让宝宝边哭边吃。

10 宝宝不爱吃辅食怎么办

给宝宝做示范

有的宝宝是因为不习惯咀嚼而用舌头将食物往外推。在这个时候，妈妈不要单纯以为是宝宝不爱辅食的味道，而应该给宝宝做好示范，教宝宝如何咀嚼食物和吞咽食物。

妈妈在示范时，可以放慢速度多做几次，让宝宝有学习的机会。

不要喂得太多或太快

妈妈应该按照宝宝的食量来喂食，宝宝不想吃了就不要硬塞。喂食时，速度不要太快。喂完后，给宝宝休息的时间，不要剧烈活动，也不应立即喂奶。

辅食多样化

宝宝的辅食要富于变化，这样能刺激宝宝的食欲。可以在宝宝原本喜欢吃的食物中添加新的原材料，分量由少到多，烹调方式上也应该多换换花样，这样能让宝宝更易接受。宝宝在长牙后就开始喜欢有嚼感的食物，妈妈要及时调整食物的软硬度，如可以将水果泥改成水果片。食物也要注意色彩的搭配，能激起宝宝的食欲，但要注意，口味不要太浓。

尊重宝宝的自主意识

半岁后的宝宝开始慢慢有独立性，会想自己动手吃饭，爸爸妈妈应多鼓励。让宝宝自己吃饭，不管是用手还是用匙，让宝宝有“成就感”，增加宝宝的食欲。妈妈可以给宝宝做易于手拿的食物。

为宝宝准备一套餐具

用大碗盛满食物容易使宝宝产生压迫感而影响食欲，可以单独给宝宝准备一套餐具，最好有可爱的图案和鲜艳的色泽，这样能增加宝宝的食欲。

不要在宝宝面前品评食物

宝宝模仿能力很强，爸爸妈妈不要在宝宝面前挑食及品评食物的好坏，以免宝宝养成偏食的习惯。

学会食物代换

如果宝宝讨厌吃某种食物，也许只是暂时的不喜欢，可以先停止喂食，等过段时间再给宝宝喂食。在这段时间内，可以给宝宝喂食营养成分相似的食物。

蛋黄泥

材料 生鸡蛋1个。

做法

1. 将鸡蛋放入锅中煮熟。
2. 取出鸡蛋，磕开，取蛋黄，再加适量温开水调匀即可。

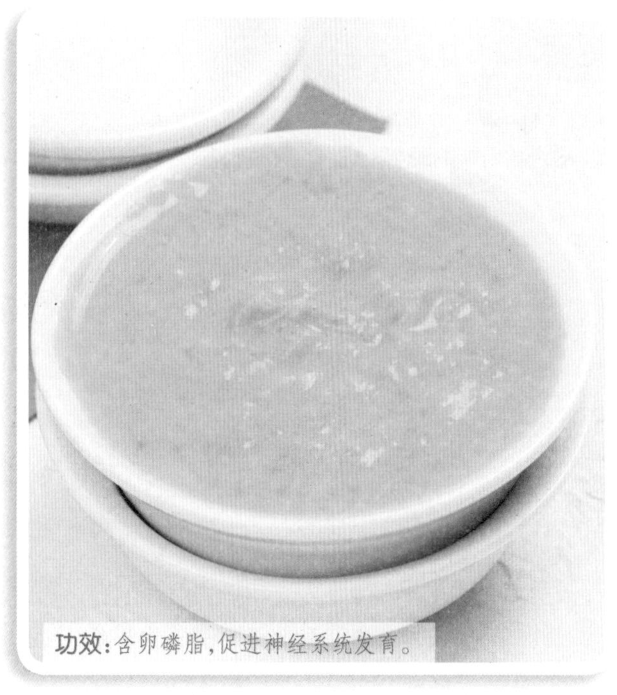

功效：含卵磷脂，促进神经系统发育。

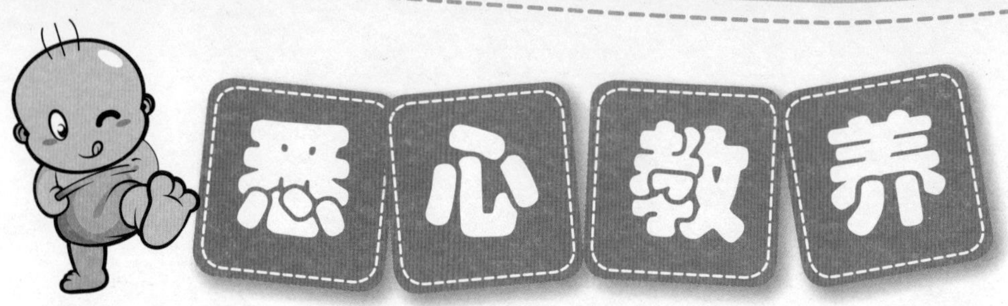

1 各月龄段意外事故及预防

月龄	多发事故	预防措施
新生儿	窒息	不要喂着奶陪睡；睡着时新生儿头部需侧向一边；冬季勿盖过于厚重的被子
	低温烫伤	不要用电热毯或热水袋
	坠落伤	抱紧，爸爸妈妈要穿稳定性好、防滑的鞋
	指趾端坏死	手套、脚套、袜子内壁不要有线头
1～6个月	窒息	口袋或绳带有可能缠绕头及颈部
	烫伤	注意煤气灶、电热器和热水瓶
	坠落伤、撞伤	床的护栏至少高于宝宝胸部，不要有可以踩的横档
	误服、中毒	宝宝旁边不放危险物或小东西
	宠物咬伤	家中养宠物要减少接触
7～12个月	跌落伤	
	烫伤	注意热锅、电热器和热水瓶，洗澡先放冷水再放热水
	误服、中毒、小物件	危险物应放在宝宝够不到的地方

2 别让宝宝睡偏了头

宝宝的骨质很软，受到外力时容易变形。如果长时间朝同一个方向睡，其头部重量势必会对接触床面的那部分头骨产生持久的压力，致使那部分头骨逐渐下陷，最后导致头形不正。头形不正影响美观。另外，孩子睡觉时容易习惯于偏向妈妈，在喂奶时也把头转向母亲一侧。为了不影响宝宝颅骨发育，妈妈应该经常和宝宝调换睡眠位置。

避免这种后果的方法比较简单，即在出生后的头几个月，让宝宝经常改变睡眠方向和姿势。具体做法就是，每隔几天，让宝宝由左侧卧改为右侧卧，然后再改为仰卧位。如果发现宝宝头部左侧扁平，应尽量使其睡眠时脸部朝向右侧；如果发现宝宝头部右侧有些扁平时，尽量让其睡眠时脸部朝向左侧，就可纠正了。

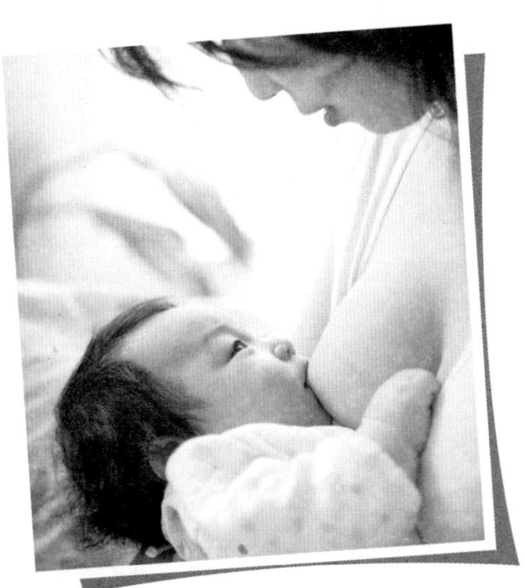

妈妈喂养宝宝的时候，要经常换一下喂养方向，可以有效地避免宝宝睡偏头

3 宝宝夜啼不止，爸爸妈妈要多长个心眼

三四个月的宝宝突然一天夜里啼哭不止，爸爸妈妈摸不着头脑，急忙跑去找医生，可是也查不出明显的病理性的症状和体征。这是怎么回事呢？

导致宝宝夜啼的原因很多，爸爸妈妈要想到多种可能：

- 没吃饱因饥饿而哭。此时给宝宝哺乳，吃饱了自然就不哭了。
- 佝偻病，因缺钙而夜惊、烦躁。
- 白天未做户外活动，宝宝摄入的能量无法通过运动消耗掉。这样的宝宝要增加户外运动，白天少睡点觉，夜间睡眠改善之后夜啼自然就减少了。
- 宝宝生病了，真的肚子痛。这时如果敲敲宝宝的肚子，像敲鼓一样砰砰作响；趴在宝宝肚子上听，可听到咕噜咕噜的肠鸣音；如果排便可见大便性状的改变，就基本上可肯定是肚子痛了。这时最好找医生处理。
- 宝宝患其他系统疾病也会啼哭。此时要测体温，看嗓子，查耳道有无流脓等。
- 睡眠环境不舒适宝宝也会哭。注意室温、湿度、室内空气流通、光线明暗、环境噪音大小等，给宝宝提供良好的环境有利于睡眠，可减少夜啼。
- 妈妈在带宝宝时应减少焦虑，否则你的不良情绪会使宝宝不安，也会导致哭泣。

4 半乳糖血症的饮食治疗

半乳糖血症是一种常见的常染色体隐性遗传的糖代谢障碍病。出生时正常，生后哺乳不久就出现特异症状：呕吐、腹泻、脱水、体重不增、病理性黄疸；可伴有低血糖惊厥；1个月后出现白内障；1岁后出现智力低下。生长发育落后。新生儿期筛查，尿糖阳性者，选用纸色谱法鉴定糖，如为半乳糖即可确诊。

半乳糖血症的治疗宜采用饮食控制疗法。立即停止喂乳汁和乳类制品，用豆类、谷类（大米粥等）、水果、蛋类、肉类等喂养，可酌加维生素、矿物质。饮食疗法开始越早，治疗效果越好。饮食控制至少需要3 年。年龄较大时，对半乳糖的耐量可逐渐增加，给予一般饮食，包括少量奶类，可不出现症状。

5 宝宝的纸尿裤别包裹得太紧

不少父母为图省事，给宝宝使用纸尿垫、纸尿片、纸尿裤时不注意更换，如果裹得太紧、更换得不勤，宝宝很容易被尿和粪便沤着引起肛腺炎，并导致急性化脓性感染。如果任病情发展，还将引起败血症而危及生命。给宝宝裹尿垫时要选择透气性强的产品，随时留意宝宝的反应，及时为宝宝更换尿垫。

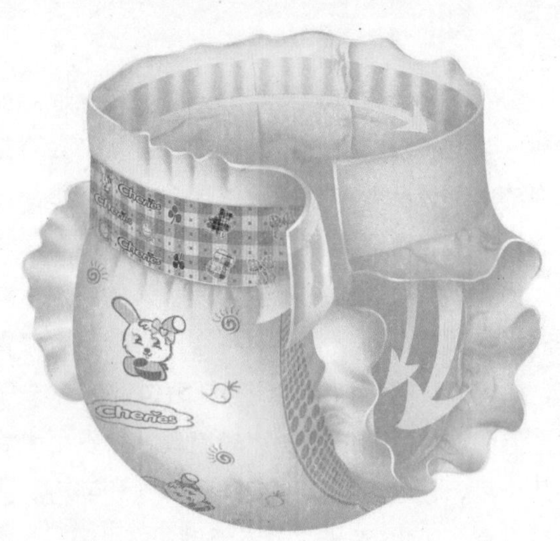

妈妈给宝宝选择纸尿裤要选择正规、知名品牌的，有利于宝宝的健康

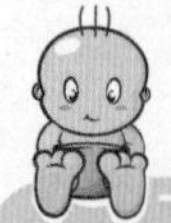

育儿提醒

宝宝最好还是使用天然棉织的尿布，不光吸水性和透气性好，还不会刺激婴儿的肌肤。但在使用棉质尿布时也应注意，使用前必须清洗干净，在太阳光下晒干，或采用其他方法进行消毒。

6 从小保护宝宝的眼睛

许多宝宝在婴幼儿时期就患有弱视、斜视及其他眼病。保护宝宝的眼睛，必须从婴幼儿时期做起。由于父母从小没有及时发现治疗，到了上学年龄，眼病相继发作，这是造成视力低下的主要原因。

- 从出生那天起，就应给宝宝备有专用的毛巾和手帕，防止生红眼、沙眼。
- 宝宝看东西时要经常调换方向，不能斜视。
- 夏天在烈日下应戴太阳帽以保护眼睛。
- 家中照明以柔和的日光灯为宜，不要让宝宝在黑暗处看书写字。

宝宝小时候，更多的应是活动，家长不该催宝宝看这看那。小孩子整天在家里，没有可玩的就看电视，这样最容易坏眼睛。

7 常用婴儿车带宝宝玩耍

6个月的宝宝会坐了，可以经常坐在婴儿车里出去玩。带宝宝出去散步，妈妈要尽量走平坦的路，不要太颠簸。在购儿童车时，要买车轮大些、座位高些的车。有的车座位太低，宝宝离地面太近，很不卫生。

8 这些情况下不要亲吻宝宝

亲吻宝宝有助于宝宝的生理和心理健康，成年人忆起妈妈的吻，也难以抹去对母爱的感激。亲吻宝宝是将口唇同宝宝脸蛋或口唇的亲密接触。宝宝免疫力和抗病力低下，如果大人患病，亲吻宝宝时，可能将正患的传染病传播给宝宝。一般来说，有下列情况时不要亲吻宝宝：

感冒：不论是哪种类型的感冒，病人鼻咽部都寄生有细菌或病毒，可通过亲吻传染。

流行性腮腺炎：病人唾液中存在腮腺炎病毒，可通过唾液传给宝宝。

扁桃体炎：病人的咽喉中平时寄生有多种细菌，当咽喉遭遇葡萄球菌、链球菌等病菌的感染时，亲吻宝宝可致其发病。

病毒性肝炎或乙型肝炎患者表面抗原阳性：患者的唾液或汗液等会存有病毒，亲吻宝宝可使其受感染。

流行性结膜炎：病人的眼分泌物或泪液等均存有病毒或病菌，可传染宝宝。

口腔疾病：牙龈炎、牙髓炎、龋齿等均为常见口腔病，大都因口腔不洁病原微生物在口腔中繁殖，亲吻可传染给宝宝。

9 办“百日宴”注意事项

不少家庭在这一天要隆重地庆贺，办“百日宴”，接受亲朋好友的祝福。

“百日宴”的主角是宝宝，可是妈妈不能光高兴，而忽视了宝宝的真正需求。尽量不要打乱宝宝的生活规律，热闹的宴席往往会对妈妈和宝宝造成以下困扰：

- 人多不好喂哺。
- 宴席间无法安排宝宝睡觉。
- 大家争相抱宝宝，使宝宝惊恐不安。

因此，妈妈爸爸要事先安排好，在照顾好亲朋好友的同时照顾好宝宝。保证宝宝能按照平时的规律生活，饿了有吃的，困了能睡觉，而且要有妈妈的陪伴。

亲友过多注意防感染

- 爸爸妈妈要提前与亲友沟通，了解他们的身体状况。如果亲友有任何不适，都要婉言谢绝。
- 请亲友在抱宝宝前用消毒皂洗手。

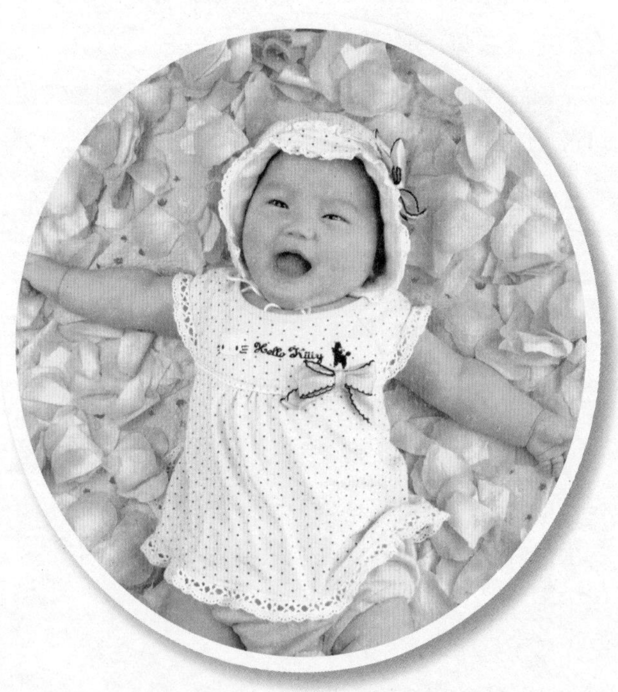

妈妈尽量给宝宝穿连体衣服，避免穿松紧带裤，有利于宝宝的发育

10 自费疫苗需仔细斟酌

自费疫苗主要有预防水痘、肺炎、流感、狂犬病等疾病的疫苗。这些疫苗是卫生防疫机构根据疾病发生和流行的特点及规律，向公众推荐的，由家长为宝宝选择是否接种，费用一般由家长自行承担。

斟酌是否接种需要考虑以下因素：

- 当地是否出现某种传染病流行。
- 以前是否接种过，除了流感疫苗保护期只有一年，其他大多数疫苗都有比较长的保护期，不必重复接种。
- 是否属于重点保护人群。如流感疫苗和肺炎疫苗的重点保护人群是65岁以上的老人、7岁以下的幼童和体弱多病的人。
- 有无接种禁忌证。每种疫苗的使用说明上都列有禁忌证，即什么情况下不能接种。

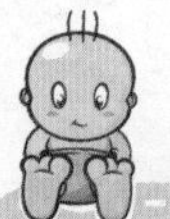

育儿提醒

我国计划免疫并免费的疫苗有12种。常规的9种，包括卡介苗、脊灰疫苗、无细胞百白破疫苗、麻疹疫苗、麻风腮疫苗、乙脑减毒疫苗、乙肝疫苗、流脑疫苗、甲肝疫苗；根据疾病的流行情况，还有3种在部分地区接种，包括流行性出血热疫苗、炭疽疫苗、钩端螺旋体疫苗。需要注意的是，个别地区会有些差别，应酌情对待。

11 保护宝宝灵敏的小耳朵

给宝宝一个自然的有声世界

生活中，充满着各种各样的声音，人说话的声音、汽车驶过的声音、开门关门的声音、电视的声音、风声、水声……要让宝宝有机会常常听到这些声音，学习适应外界的环境。因此，除了如工程施工、装修等过于嘈杂的声音以外，不需要刻意隔离宝宝。

创造丰富的声音环境

听觉是宝宝的重要能力。为了促进宝宝的听觉发展，除了生活中自然发出的声音外，爸爸妈妈还可以为宝宝打造一个充满动人声音的环境。

让柔和曼妙的音乐自然地流淌在空气中，这能刺激宝宝的听觉，还有利于宝宝保持良好的情绪。

和宝宝玩会发出声音的玩具，像音乐盒、铃鼓、捏一下就会叫的小球或橡胶娃娃等，吸引宝宝转头注视，甚至想伸手去抓，这对宝宝的听觉、视觉和动作的发展都大有裨益。

爸爸妈妈要多对宝宝说话，给他（她）唱歌，对他（她）笑，陪他（她）玩，这些不仅能促进听觉，对宝宝将来的语言学习有帮助，还有助于建立牢固的亲子感情。

12 小围嘴大用处

宝宝的口水流个不停，常常弄湿衣领和胸前，这时候就要靠小围嘴来帮忙了。宝宝围上围嘴，既能避免口水弄湿衣服，还能使宝宝更卫生、更漂亮。

选款式

市场上，有不少种类的围嘴，有背心式的，也有罩衫式的。有些围嘴在颈部后面系带，能调节大小，更适合跨月龄长期使用。妈妈可以给宝宝买一个既方便穿脱又大小合适的。而且，围嘴不要太重，四周也不需要过多装饰，大方实用就行。

挑面料

纯棉的围嘴吸水性更强，且柔软透气，如果底层有不透水的塑料贴面就更好了，宝宝喝水、吃饭、流口水时都不会弄湿衣服。妈妈要注意的是，不要给宝宝用纯橡胶、塑料或油布做成的围嘴，不仅不舒服，还容易引起过敏。

使用要点

围嘴不要系得过紧，尤其是领后系带式的围嘴。在宝宝独自玩耍时，最好将围嘴摘下来，以免拉扯过紧造成窒息。不要拿围嘴当手帕使用。擦口水、眼泪、饭菜残渣还是用纸巾或者手帕比较好。

围嘴应经常换洗，保持清洁和干燥，这样宝宝更舒适。

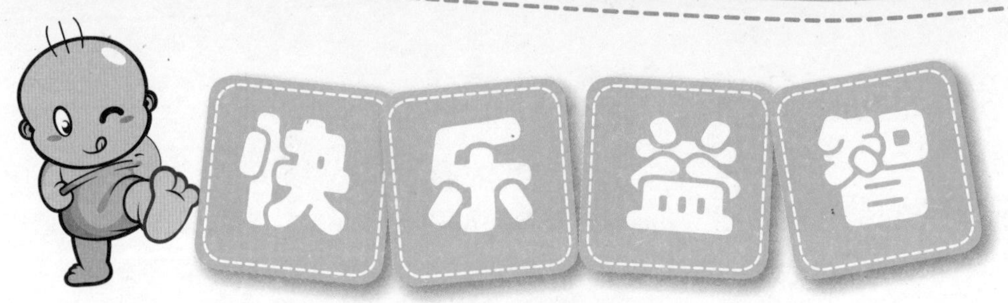

左脑开发方案

事实上，不管多小的宝宝都具有学习能力。但在具体训练过程中，要根据宝宝的实际情况加以引导，发展宝宝多方面的能力。在这个阶段里，对宝宝进行动作、语言、社交等方面的能力训练是很有必要的，也是进行早期智力开发的重要手段。

逗引发音

语言能力 理解能力

益智目标

诱导宝宝发出不同的声音，来表达不同的要求，从而初步培养宝宝的语言能力。

亲子互动

1. 用亲切温柔的声音，面对着宝宝，使他（她）能看得见口型。
2. 试着对他（她）发个韵母 a（啊）、o（喔）、u（呜）、e（鹅）的音，逗着宝宝笑一笑，玩一会儿，来刺激他（她）发出声音。

画

唐・王维

远看山有色，近听水无声。
春去花还在，人来鸟不惊。

一去二三里

宋・邵康节

一去二三里，烟村四五家。
亭台六七座，八九十枝花。

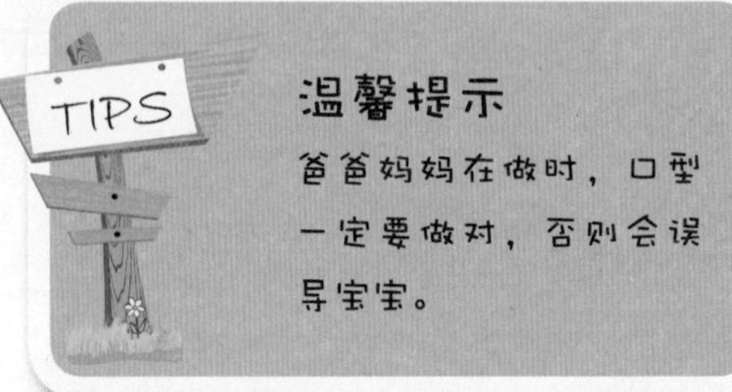

温馨提示

爸爸妈妈在做时，口型一定要做对，否则会误导宝宝。

听懂第一种物品的名称

知觉能力　记忆能力

益智目标

让宝宝听懂第一种物品的名称，并能将声音与物体相联系，这是他（她）日后学习语言的基础。

亲子互动

1. 从宝宝130天起开始训练，妈妈抱着宝宝坐在桌子旁，用手拧开台灯。
2. 妈妈可不停开关台灯，让它一会儿亮，一会儿灭，来吸引宝宝的视线。
3. 等宝宝的目光注视台灯时，妈妈要说“台灯”，并拿着宝宝的手摸摸灯罩，即使宝宝没有反应，妈妈也要不停地重复。
4. 让灯亮着，妈妈抱着宝宝离开桌旁，当宝宝的视线离开灯时，妈妈再说“台灯”，看宝宝是否回头看灯。如果成功，要再练习几次，并让宝宝在房间的不同角度用视线找到灯。
5. 如果当天没有成功，第二天可以再试试，多数宝宝在145天会学会。

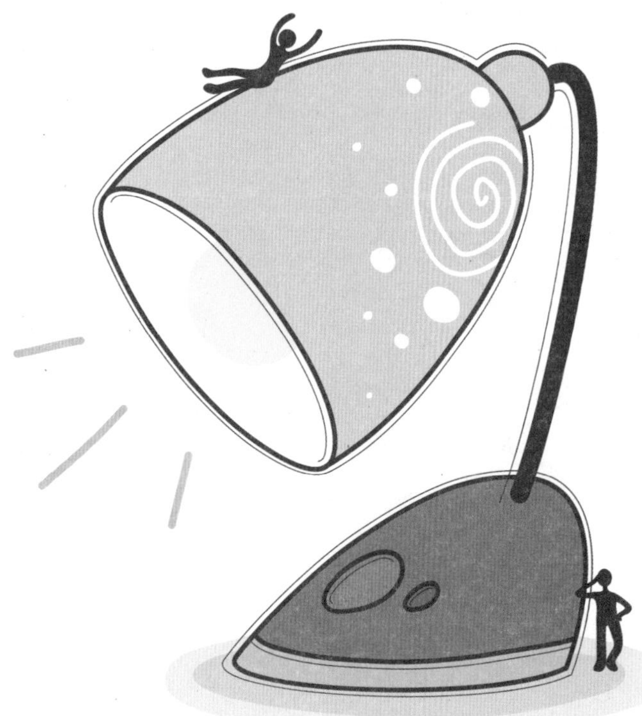

TIPS

温馨提示

有的宝宝喜欢看会走的汽车或者猫猫，妈妈应该注意到宝宝这方面的兴趣，从而用他（她）喜欢的物品作为其听懂的第一种东西，让宝宝学会认识它。

小老鼠上灯台

语言能力　模仿能力　反应能力

益智目标

感受儿歌的节奏，增加对语意的理解。

亲子互动

1. 给宝宝看小老鼠的卡片，或者拿小老鼠玩具和宝宝一起玩。并告诉宝宝："这是小老鼠，小老鼠最喜欢偷油吃了，小老鼠最怕大花猫。"
2. 给宝宝绘声绘色地表演儿歌，念到"叽里咕噜"滚下来时，可以让小老鼠玩具做滚动的动作，帮助宝宝理解语言的意思。

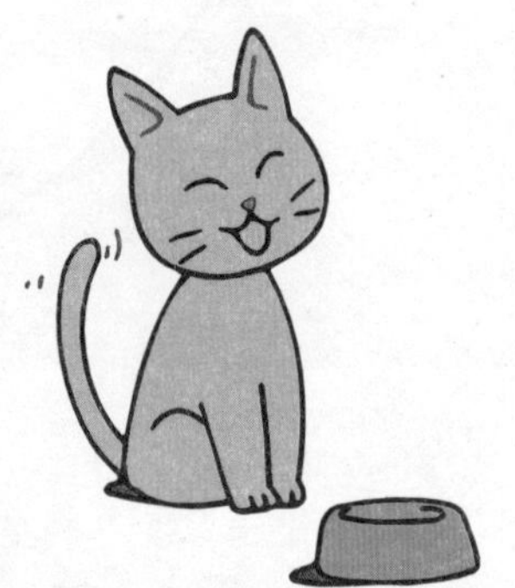

小老鼠，上灯台，
偷油吃，下不来，
喵喵喵，猫来了，
叽里咕噜滚下来。

温馨提示

3岁之前的宝宝对韵律节奏有着天然的感悟力，但语言能力相对弱一些。对宝宝来说，儿歌是比较容易接受的语言形式，能锻炼宝宝的语言能力。所以，妈妈要多给宝宝念儿歌。

右脑开发方案

到了这个阶段，宝宝会急切地渴望见到一些新画面，爸爸妈妈可根据这些特点来培养宝宝。但在训练中绝不能强迫宝宝。而且不论进行怎样的训练，爸爸妈妈都要记住及时表扬、鼓励宝宝，以增加他（她）学习的兴趣。

追视惯性车

语言能力　理解能力

益智目标

让宝宝学会远距离追视，为以后追着玩和爬行做准备。

亲子互动

1. 抱宝宝坐在有大镜子的梳妆桌旁，妈妈在桌上推动一个惯性车。
2. 等从镜子上看到宝宝用眼睛甚至动手去追惯性车时，让宝宝俯卧在地垫上，趁他（她）用手支撑上身时，在地垫上推动惯性车，让宝宝做远距离的注视。

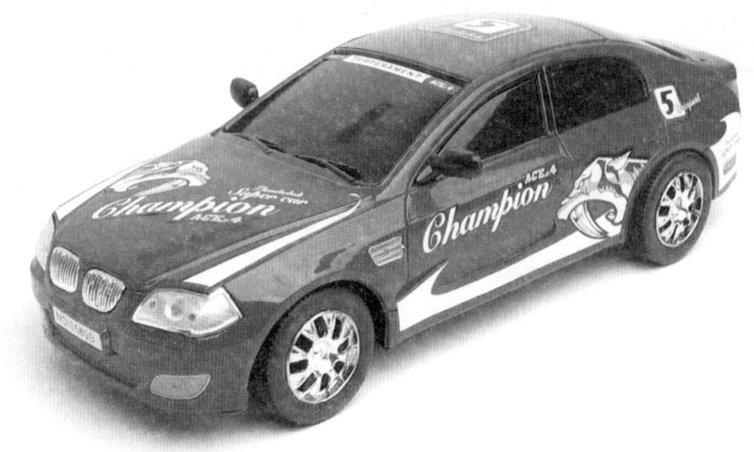

温馨提示

妈妈移动惯性车时，要让惯性车始终保持在宝宝的视线内，退后至1.5米处停止，让宝宝远距离注视一会儿，再往宝宝眼前移动。

藏猫猫

社交能力 反应能力 记忆能力

益智目标

让宝宝练习主动控制游戏，从而启发其内心的主动性。

亲子互动

1. 拿一条手帕或一件干净的衣服，妈妈先给自己盖脸，让宝宝掀开。
2. 妈妈替宝宝盖脸，让宝宝自己拉开。
3. 让宝宝自己藏进手帕或衣服里，由妈妈将覆盖物拉开。
4. 让宝宝主动盖住自己，等大人来时，自己拉开逗人笑，让他（她）自己操作全过程。

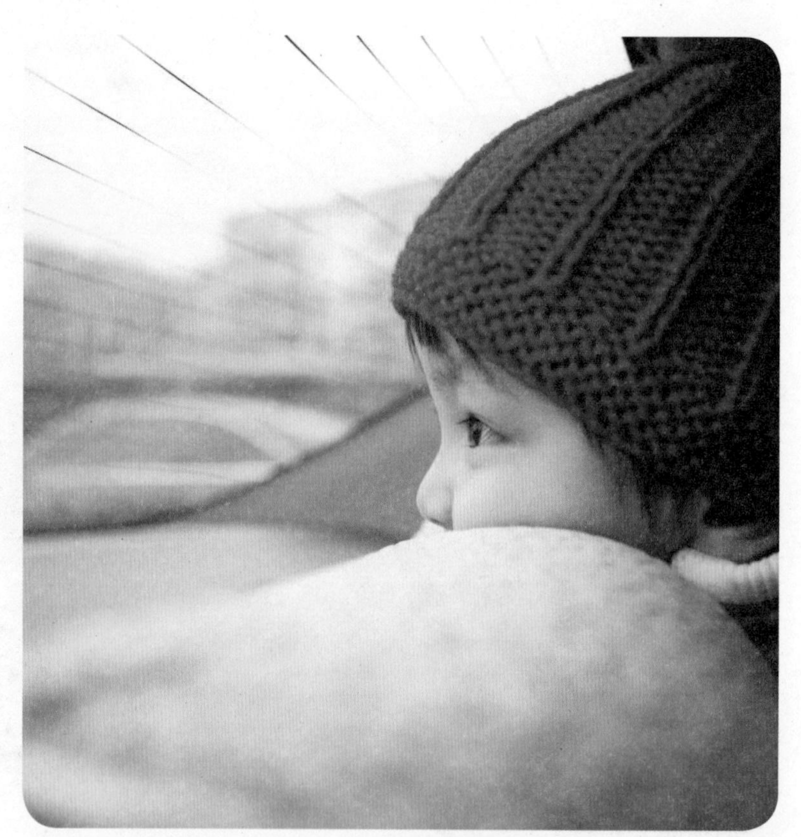

TIPS

温馨提示

5个多月的宝宝大多数能做到第2步，即让妈妈盖住自己，然后自己拉开同大人玩，只有个别宝宝能自己藏起来让大人寻找。

宝宝去做客

社交能力 反应能力 记忆能力

益智目标

提高宝宝的交往热情，锻炼宝宝的交往能力。

亲子互动

1. 准备一个大熊的玩具，放在床上。打扮好宝宝，告诉他（她）："宝宝，咱们去做客了，去看熊宝宝。看宝宝打扮得多漂亮啊，咱们出发吧！"
2. 妈妈抱着宝宝去床边，跟宝宝说："宝宝，咱们到了，进去跟熊宝宝问好。"走到床边，妈妈将宝宝放在大熊旁边，拉着宝宝的手和大熊的手，教宝宝说："熊宝宝好，我们来看你了。"
3. 让宝宝跟熊宝宝玩一会儿，跟宝宝说："宝宝，咱们该回家了，跟熊宝宝再见！"

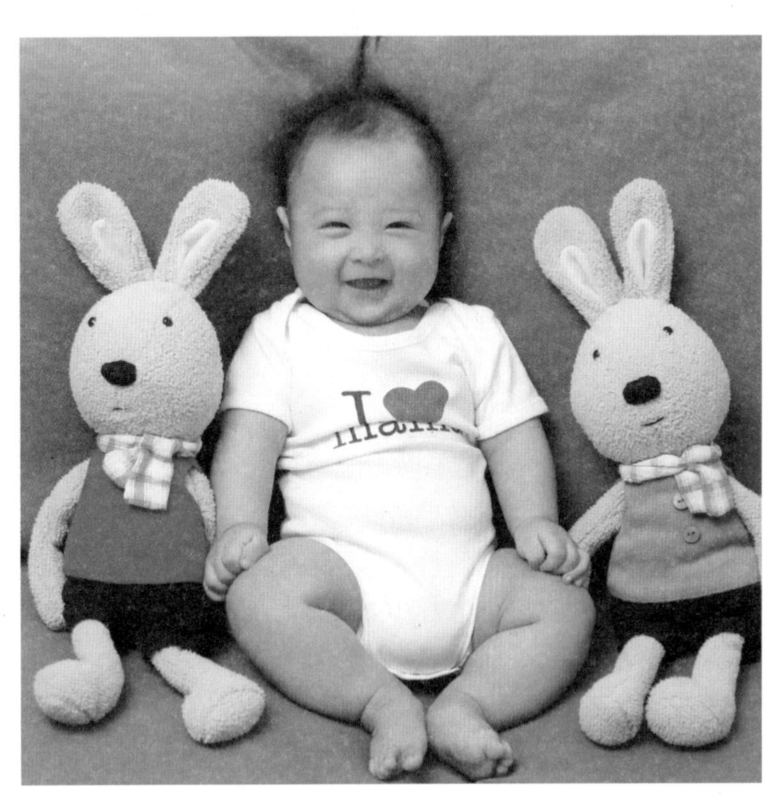

TIPS

温馨提示

在做客期间，可以即兴增加一些内容，如扮演大熊跟宝宝对话等，让宝宝充分理解做客的快乐。

育儿微课堂

Q 宝宝以前每次吃奶量为180毫升左右，最近突然减少到80毫升左右，或者不吃，怎么办?

A 从出生2～3个月以后起，宝宝会自行调整食欲和吃东西的数量，主要表现为突然减少食量或不愿吃东西。只要宝宝的身体和情绪没什么太大的变化，就没必要过于担心。强行或经常让宝宝吃东西的话，反而会使宝宝没有饥饿感，更不想吃任何东西。最好是间隔3～4小时，不限制数量，让宝宝愿吃多少就吃多少。不过，如果体重增加不理想的话，就应去医院检查一下。

Q 宝宝还不能支撑脖子，外出时该怎么办?

A 要在宝宝能够自行支撑脖子以后，再将宝宝背在后背上。在这之前，可以利用能够托住宝宝头部、脖子和后背的襁褓或婴儿背带。在挑选婴儿背带时，要根据妈妈的实际情况，如本身有腰痛现象的话，可以选择X型的；有肩痛现象的话，可以选择V型的。

Q 4个月的宝宝能让他（她）坐起来吗?宝宝自己坐起来会使脊柱弯曲吗?

A 出生4个月就让宝宝独自坐起来，的确太早了，一般应该在出生6个月以后才能让宝宝独自坐起来。不过，“太早坐起会使脊柱弯曲”是没有根据的，关键看宝宝是否愿意。宝宝不愿意的话，就不应让宝宝强行坐起来；要是宝宝愿意坐的话，也没什么关系。

Q 宝宝4个月了，还是不能支撑脖子，怎么办？

A 一般出生3个月左右，宝宝就能支撑脖子。过了4个月，还不能支撑脖子，很可能是病态性的。经常抱着养大的宝宝比经常独自活动长大的宝宝，在身体发育上可能会稍缓一些，但这不是绝对的。除了脖子是否能支撑，还应仔细观察宝宝其他的发育情况，如身长、体重增加的情况。同时，可以主动寻求儿科专业医生检查。

Q 怎样判断母乳不足？

A 如果宝宝的每日体重增加低于15克或一周体重增加低于120克，就表明母乳不足了。如果宝宝开始出现闹夜，体重低于正常同龄儿，就应该及时添加配方奶。

Q 母乳不足，可以用奶粉来补充。可是，宝宝不大喜欢奶粉，每次只喝50～60毫升，是不是应该强行喂奶粉呢？

A 出生4～5个月后，宝宝已经能分清哪个是妈妈的乳头，哪个是奶瓶的奶嘴。一直用母乳喂养的宝宝，大部分不是不喜欢奶粉，而是不喜欢奶瓶的奶嘴，才不愿意喝奶粉。此外，如果用手挤压，可能挤不出多少乳汁，但是宝宝吸吮的话，乳汁的分泌量会有所增加。如果不影响体重增加，就没必要强行喂奶。只要在出生5个月左右开始在辅食上多下功夫就行了。

Q 米糊和市场上买来的辅食哪个好？可以喂市售果汁吗？

A 断奶初期喂米糊，可以让宝宝进行吞咽的练习，更重要的是让他（她）尝到除了母乳或奶粉外的其他饮食。市场上出售的辅食，一般都是用各种谷物混合制成的，一旦引起过敏症，无法知道是哪种谷物出了问题。市售的果汁经常会含有防腐剂和色素等人工添加物，需要特别注意。

本章小结

记录宝宝的成长点滴

分类	游戏	方法	第一次出现的时间	最令你难忘的记忆
认知	认生	家里出现生人或到新环境，宝宝会拒食、不笑或拒绝被生人抱	第__月　第__天	
	寻找失落的玩具	把带响的玩具在宝宝眼前落地，发出声音，宝宝会伸头转身寻找	第__月　第__天	
	发觉玩具被拿走	宝宝在聚精会神地玩心爱的玩具时，你突然拿走他（她）的玩具，他（她）会用自己的方式表示反抗	第__月　第__天	
动作	伸手拍	竖抱宝宝脸朝前，他（她）会伸手击打悬吊的带响玩具	第__月　第__天	
		仰卧抬头达90°		
	扶蹦	妈妈双手扶持宝宝腋下，使其站在平板床或父母腿上蹦跳，持续2秒以上	第__月　第__天	
	手部动作	妈妈将积木放在宝宝面前，先从一侧递一个，再从另一侧递一个，宝宝可以两手各拿一个	第__月　第__天	
语言	发辅音	挠痒痒使宝宝高兴，会无意识发辅音（ba、ma、bu、ge、gu）	第__月　第__天	
	听名回头	父母在宝宝背部或侧面呼唤宝宝名字，宝宝会转头注视并笑	第__月　第__天	
	模仿发辅音	宝宝高兴时，父母与他（她）面对面发辅音，如baba、mama、nana等	第__月　第__天	
	听声看物	抱起宝宝，问他：“灯在哪儿？”宝宝会看或指着灯	第__月　第__天	

续表

分类	游戏	方法	第一次出现的时间	最令你难忘的记忆
情绪与社交	藏猫猫	可以先把脸蒙上，逗他（她）说：“妈妈在哪儿？”宝宝笑着动手拉布	第__月 第__天	
	望镜中人	将宝宝抱在镜子前，逗引宝宝看镜中的妈妈和自己，会对着镜子中的小人笑	第__月 第__天	
	区别严厉与亲切	宝宝会对亲切表示愉快，对严厉表现不安或哭泣	第__月 第__天	
自理	张口舔	用勺为宝宝米粥或米粉，可以张口舔食	第__月 第__天	
	自喂饼干	给宝宝一块磨牙饼干，能自己放到口中吃	第__月 第__天	
	大小便前有表示	宝宝大便和小便前，会发出声或用动作表示	第__月 第__天	

身体发育参照指标

项目	男宝宝（均值）	女宝宝（均值）
体重（千克）	8.6	8.0
身高（厘米）	69.2	67.6
头围（厘米）	43.0	42.1
胸围（厘米）	43.7	42.7
坐高（厘米）	44.1	43.0
出牙情况	牙数0~2颗	

专题 新手爸妈婴语四六级——解读宝宝的哭

类型	含义	表现	对策
健康性啼哭	妈妈，我很健康	健康的哭声抑扬顿挫，不刺耳，声音响亮，节奏感强，没有眼泪流出。每日累计啼哭时间可达2个小时，一般每天4~5次，均无伴随症状。不影响饮食、睡眠及玩耍，每次哭的时间较短	如果你轻轻地抚摸他（她），或朝他（她）微笑，或者把他（她）的两只小手放在腹部轻轻摇两下，宝宝就会停止啼哭
饥饿性啼哭	妈妈，我饿了，要吃奶	这样的哭声带有乞求，由小变大，很有节奏，不急不缓。当妈妈用手指触碰宝宝面颊时，宝宝会立即转过头来，并有吸吮动作，若把手拿开，不喂哺，宝宝会哭得更厉害	一旦喂奶，哭声就戛然而止。宝宝吃饱后不再哭，还会露出笑容
过饱性啼哭	哎呀，肚子好撑	多发生在喂哺后，哭声尖锐，两腿屈曲乱蹬，向外溢奶或吐奶。若把宝宝腹部贴着妈妈胸部抱起来，哭声会加剧，甚至呕吐	过饱性啼哭不必哄，哭可加快消化，但要注意溢奶
口渴性啼哭	妈妈，我口渴了，给我点水喝	表情不耐烦，嘴唇干燥，时常伸出舌头舔嘴唇	给宝宝喂水，啼哭即会停止
意向性啼哭	妈妈，抱抱我吧	啼哭时，宝宝头部左右不停地扭动，左顾右盼，带有颤音。妈妈来到宝宝跟前，哭声就会停止，宝宝盯着妈妈，很着急的样子，有哼哼的声音，小嘴唇翘起	抱抱他（她），但是也不必一哭就抱起来，否则久而久之会养成依赖的习惯
尿湿性啼哭	尿湿了，不舒服	强度较轻，无泪，大多在睡醒或吃奶后啼哭。哭的同时两脚乱蹬	给宝宝换上干净的尿布宝宝就不哭了

续表

类型	含义	表现	对策
寒冷性啼哭	衣被太薄，我好冷啊	哭声低沉，有节奏，哭时肢体稍动，小手发凉，嘴唇发紫	为宝宝加衣被，或把宝宝放到暖和的地方
燥热性啼哭	盖太多了，好热	大声啼哭，不安，四肢舞动，颈部多汗	为宝宝减少衣被，移至凉爽的地方
困倦性啼哭	好困，但又睡不着	啼哭呈阵发性，一声声不耐烦地号叫，这就是我们常称的“闹觉”	宝宝闹觉，常因室内人太多，声音嘈杂，空气污浊，过热。让宝宝在安静的房间躺下来，他（她）很快就会停止啼哭，安然入睡
疼痛性啼哭	扎到我了，好痛啊	哭声比较尖利	妈妈要及时检查宝宝的被褥、衣服中有无异物，皮肤有无蚊虫咬伤
害怕性啼哭	好孤独啊，我有点害怕	哭声突然发作，刺耳，伴有间断性号叫	害怕性啼哭多由于恐惧黑暗、独处、小动物、打针吃药或突如其来的声音等。细心体贴地照顾宝宝，消除宝宝的恐惧心理
便前啼哭	我要拉便便了	宝宝感觉腹部不适，哭声低，两腿乱蹬	及时为宝宝把便便
伤感性啼哭	我感到不舒服	哭声持续不断，有眼泪，比如没有及时给宝宝洗澡、换衣服，被褥不平整或尿布不柔软时，宝宝就会伤感地啼哭	常给宝宝洗澡，勤换衣被，保证宝宝处于舒适的环境中
吸吮性啼哭	吃着不舒服，好着急	多发生在喂水或喂奶3~5分钟后，哭声突然，阵发	往往是因为奶、水过凉或过热，奶嘴孔太小而吸不出奶、水，或奶嘴孔太大致使奶、水太冲而呛着等。检查原因，解决宝宝吃奶的障碍

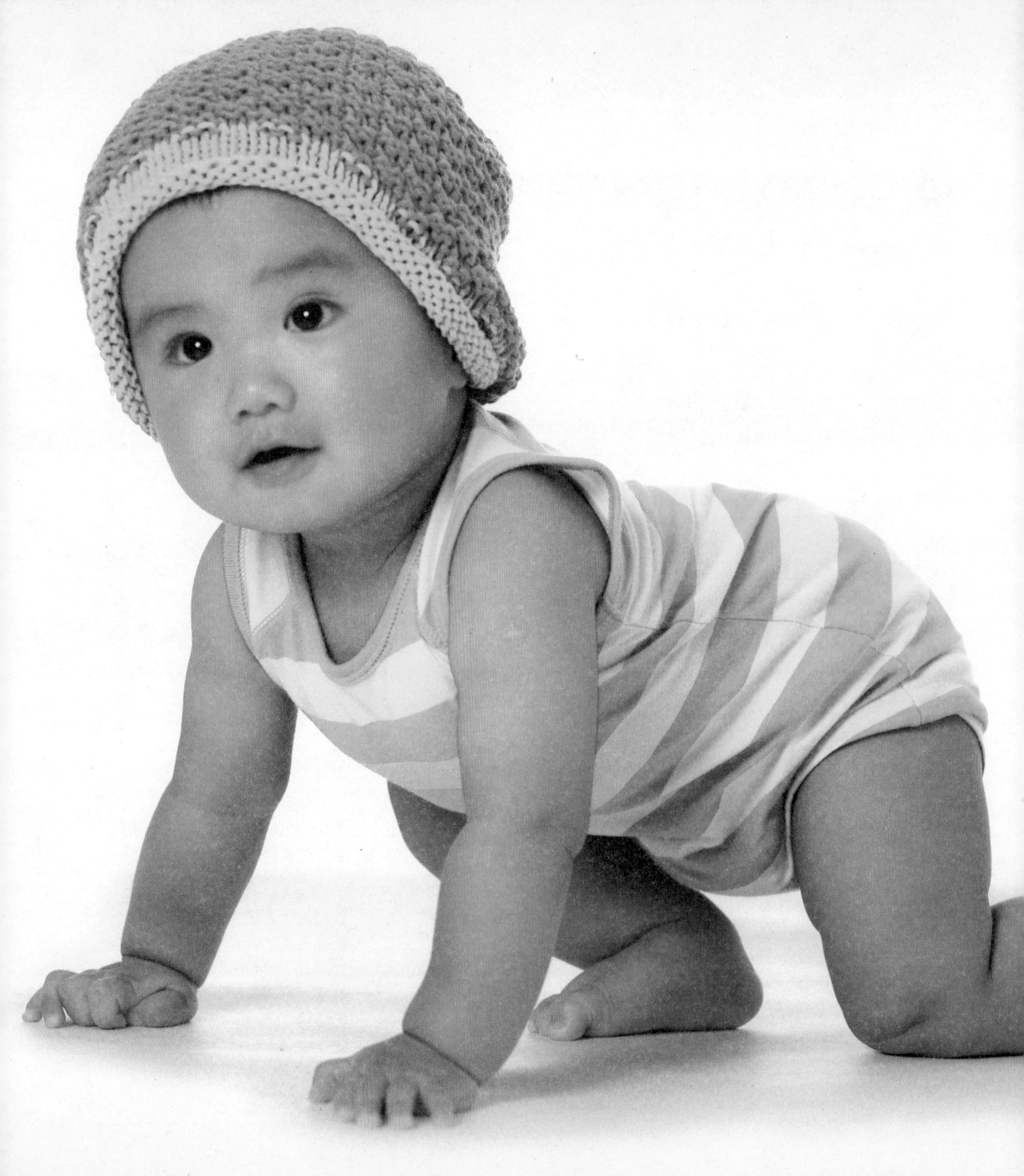

PART 3

7～9个月

爬爬更聪明

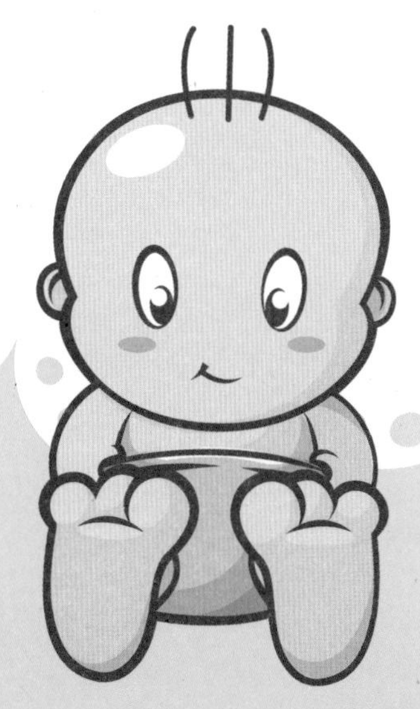

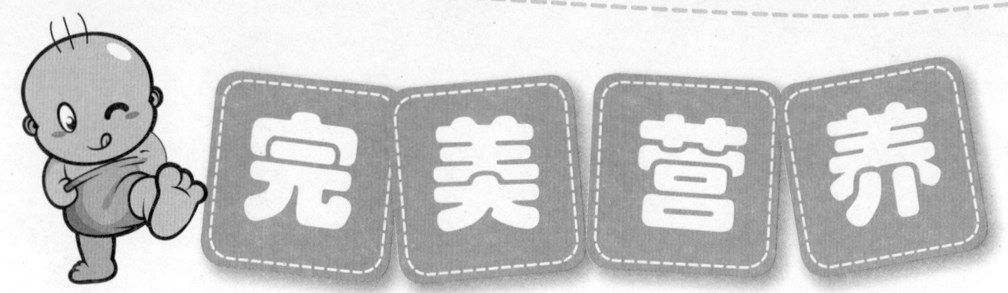

1 不要浪费母乳

到了宝宝第7个月时，妈妈的母乳如果分泌得仍然很好，还不时感到奶胀，甚至向外喷奶的话，就没有必要减少母乳的次数。只要宝宝想吃，就给宝宝吃，不要为了给宝宝添加辅食而把母乳浪费掉。

如果宝宝在晚上起来仍然要奶吃，妈妈不要因为已经开始添加辅食了，开始进入半断奶期了，就有意减少母乳。妈妈还是要喂奶，否则宝宝容易成为“夜哭郎”。

2 配方奶仍然重要

人工喂养的宝宝可能比母乳喂养的宝宝喜欢吃辅食。这时候，妈妈应该掌握辅食的量，即使是配方奶，对这个月的宝宝来说，营养价值也是超过米面食品的。因此，配方奶仍然是这个阶段的人工喂养宝宝的主要营养来源，不能完全用辅食来代替。

3 喂半固体食物，为断奶做准备

宝宝一定要添加辅食，使其慢慢适应吃半固体食物，逐渐适应断奶。宝宝第7个月每天的奶量仍不变，分4次喂食。辅食在喂奶前给宝宝喂食，如米糊、烂面条或稠粥等，量不要太多，不足的部分用母乳或配方奶补充，等宝宝习惯辅食的味道后，可逐渐用一餐辅食完全代替一餐母乳或配方奶。辅食以谷类食物为主，同时加入蔬菜、水果、蛋黄、鱼泥、肉泥，并且添加一些豆制品。肝泥可在这个月添加，每周1~2次。这个月的宝宝部分已长出门牙，辅食中需加固体食物，有助于锻炼宝宝的咀嚼能力，以利于牙齿及牙槽的发育。还可以让宝宝吃有咸味的食物，在辅食制作时加少量的盐以满足宝宝的需求。

4 把握好辅食的品种和数量

这个时期是为断奶做准备的时期，需要添加的辅食是以蛋白质、维生素、矿物质为主要营养素的食物，包括蛋、肉、蔬菜、水果，其次是含碳水化合物的食物。此外，妈妈不能单单把喂了多少粥、面条、米粉作为添加辅食的标准。奶和米、面相比，营养成分要高得多。因此，如果由于吃了小半碗粥，而让宝宝少吃一瓶奶是不对的。

5 辅食的摄入量因人而异

宝宝开始每天有规律地吃辅食，每次的量应因人而异，食欲好的宝宝应稍微吃得多一点。因此，不用太依赖规定的量，应调节在每次60~90克，不宜喂过多或过少。

在比较难把握辅食的量时，可以用原味酸奶杯来计量。一般来说，原味酸奶杯的容量为100克，因此要选80克的量时，只取原味酸奶杯的2/3左右即可。

6 增强免疫力的明星食材

食材	营养素	功效
菌菇类	银耳含有17种氨基酸以及钙、维生素等，香菇、蘑菇富含多糖类化合物	含有可能增强免疫力的多糖类物质
五谷类	含有蛋白质、钙、磷、铁、B族维生素等	促进宝宝发育，增强体质
黄绿色蔬菜	富含维生素、矿物质、膳食纤维，还含有抗氧化物	可以维护肠道健康，保证宝宝良好的营养吸收能力，增强抵抗力
大豆及其制品	含有丰富的蛋白质、铁、胡萝卜素、维生素、锌、硒等	适合于易感冒、营养欠佳的宝宝食用
乳制品	富含蛋白质、钙、益生菌	促进宝宝身体成长及大脑发育

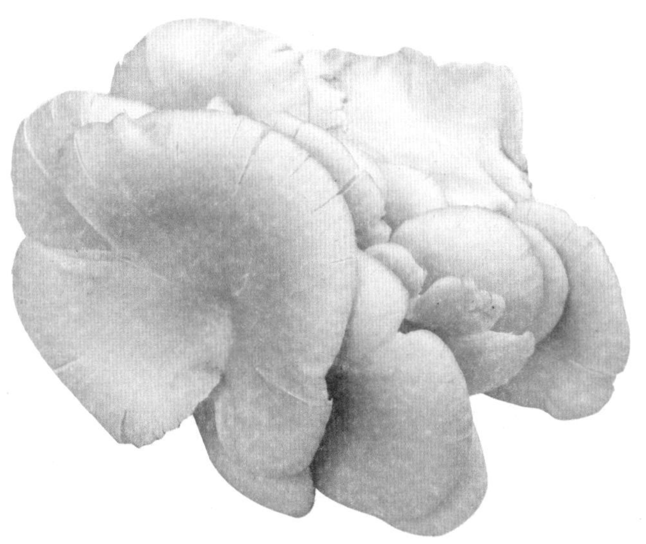

蘑菇含有多糖类化合物，能增强宝宝身体的免疫力

7 谨防喂出胖宝宝

一般来说，宝宝的发育有个基本的水平，如果体重比同年龄、同性别、同身高的宝宝均值超出20%，就应该属于肥胖了。

宝宝正常体重计算公式

1~12个月宝宝正常体重 = 出生体重 + 月龄 ×0.7

在饮食方面，爸爸妈妈不要以填鸭的方式不停地让宝宝吃东西。一般来说，3个月以前每天每千克体重约需120~150毫升的奶量，4~6个月除了维持原来的奶量标准外，还可以给宝宝增加米糊、麦糊或果汁等辅食，每天的量大约为半小碗。在宝宝进食的过程中，爸爸妈妈要多观察，感觉宝宝吃饱了，就不要再给宝宝喂食了。

喂养要点

给宝宝吃安全的食物

给宝宝制作辅食时，一定要选择新鲜的水果、蔬菜，能保证含有充足的营养成分。尽量给宝宝选用带皮的水果，吃时去掉果皮。如橘子、苹果、香蕉、西瓜等，这些水果的果肉部分受农药污染和病源感染的机会比较少，相对来说比较安全。

8 要减少宝宝对乳头的依恋

从9个月开始，妈妈要注意减少宝宝对乳头的依恋。如果乳汁不是很多，应该在早上起来、晚上睡前、半夜醒来时喂母乳。吃完辅食后，宝宝是不会饿的，即使有吃奶的要求，妈妈也不要让宝宝吸吮乳头。如果妈妈已经没有奶水了，就不要让宝宝继续吸着乳头玩。

宝宝没有对妈妈乳头的依恋，到了断奶期，就会很顺利地断奶，不需要强制断奶。如果这个月还没有面临断奶的问题，这样做也可以为以后顺利断奶做好准备。

9 提高宝宝食欲的方法

吃饭定时

培养宝宝在固定的位置上吃饭的习惯，进餐的时间不要拖得太久，最好能控制在15~30分钟。

保持安静

可以将分散注意力的玩具收起来，电视也要关上，让宝宝专心地吃饭。

氛围愉快

在宝宝吃饭时，不管吃了什么，吃了多少，爸爸妈妈都要保持微笑，最好不要把喜怒哀乐表现在脸上，更不要在饭桌上训斥宝宝。

变换做法或掺入其他食物

在宝宝对某种食物特别排斥时，妈妈可以用其熬粥或者将其掺入其他食物中，或暂停几天再给宝宝喂食，不要强迫宝宝进食或放弃给宝宝喂食。

10 如何给宝宝加零食

零食是宝宝正餐的营养补充。吃零食可以增加生活的乐趣，多种多样的零食不但可以丰富宝宝的感知，还可以调节孩子的胖瘦。

关键的问题是安排好吃零食的时间，选择适宜做零食的食品，把握好零食的量。零食的选择要根据宝宝的营养状况而定。如对一个较胖的宝宝每日的奶量、正餐量进行计算后，新摄入量一定会比原来的摄入量少一些，那么在两次正餐之间的零食就是必不可少的。否则，宝宝可能会有饥饿感，还会因此而哭闹并影响情绪，不能不给他（她）吃，又不能让他（她）摄入过多的热量。

显然，奶油蛋糕、巧克力、面包不是恰当的选择，而选择水果、酸奶就较为合适了。而对一个食量小、体重增长不良的宝宝，用零食作为正餐的营养补充就格外重要。对这种宝宝一日零食提供的热量应占到总热量的10％～15％。

11 用食物自制磨牙棒

很多妈妈去商场买现成的磨牙棒帮助宝宝缓解出牙引起的牙龈不适，其实，心灵手巧的妈妈完全可以在家用食物自制磨牙棒，这样不仅节省费用，而且材料新鲜，还有营养。

新鲜果蔬磨牙棒

将硬的蔬菜（如胡萝卜、黄瓜等）去皮，切成小条或各种各样的形状，让宝宝去啃去咬。妈妈可以拿它教宝宝认物、认颜色。

红薯干磨牙棒

将新鲜的红薯洗净，去皮，切成条状，蒸熟，晒至半干。这样的红薯棒很有韧劲儿，但又不坚硬，在宝宝长时间的啃咬和口水的浸润下，其表面会逐渐成为糊状，而且甜滋滋的，很有营养，妈妈也不用担心宝宝噎着。

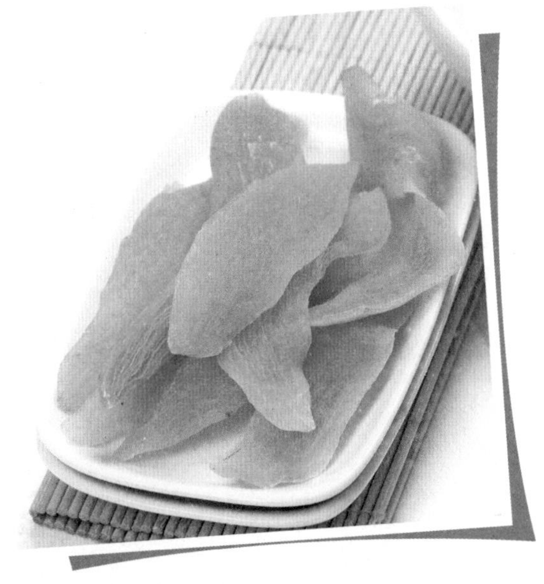

妈妈给宝宝自制的红薯磨牙棒，既能让宝宝磨牙，还干净卫生

12 7～9个月授乳和辅食的完美结合

	7个月	8个月	9个月
授乳次数	1日3~4次	一日3~4次	一日2~3次
每次授乳量	配方奶180~210毫升/次，或母乳双侧奶充分喂	配方奶180~210毫升/次，或母乳双侧奶充分喂	配方奶200~250毫升/次，或母乳双侧奶充分喂
辅食稠度	倾斜勺可以一滴一滴地滴下的程度，用手能摁碎的豆腐的软度		
辅食次数	1天2~3次	1天3次	1天3次
一次喂的量	至少2/3酸奶杯（80毫升），最多1杯（120毫升）的分量		
可以吃的材料	6个月食材+黏小米、大麦、玉米、洋葱、香瓜、猪里脊肉、牛腿肉、鸡腿肉	7个月食材+大豆、海带、原味酸牛奶（无过敏反应时）、鳕鱼、黄花鱼、刀鱼、明太鱼、莼菜	8个月食材+豆芽、绿豆芽、黑米、芝麻、哈密瓜、香油、植物油、食用油、橄榄油、葡萄籽油、婴儿用奶酪片、鲑鱼、牡蛎、葡萄干、松子、豆腐
注意事项	这时候可以将切碎的材料放进粥中，等宝宝熟悉小块食物后，再切成3毫米大小的块放在粥中食用		

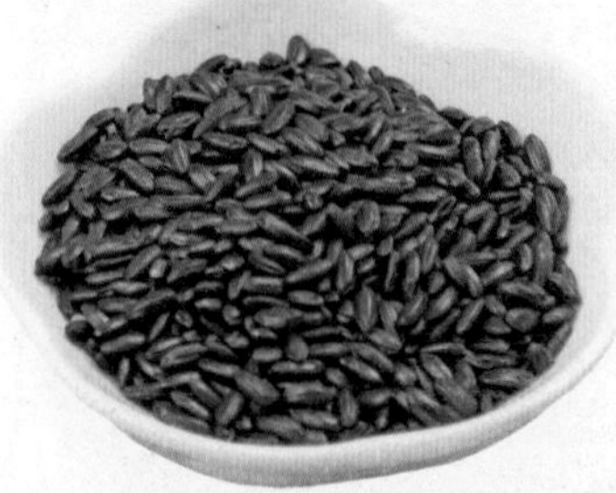
黑米，磨碎，熬煮成糊

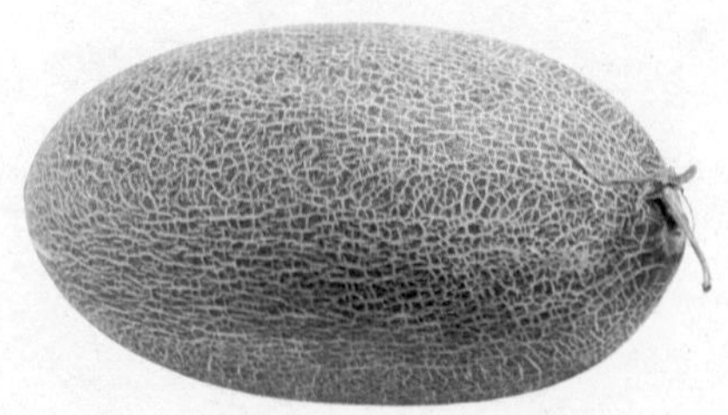
哈密瓜，榨成汁

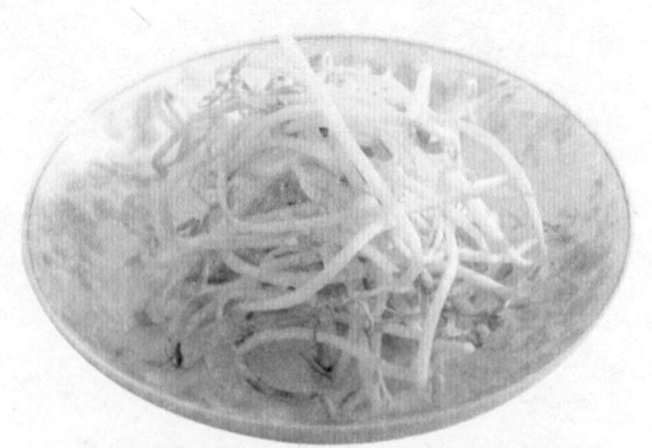
绿豆芽，加少许油、盐，清炒

13 7~9个月宝宝营养食谱推荐

红薯泥

材料 红薯30克。

做法

1. 红薯洗净，去皮。
2. 将红薯放入蒸锅中蒸熟，用汤匙压成泥即可。

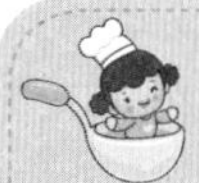

红薯富含膳食纤维和B族维生素，能帮助宝宝摄取到均衡的营养。

小贴士

土豆米糊

材料 大米20克，土豆10克。

做法

1. 大米洗净，浸泡20分钟，放入搅拌器中磨碎。
2. 充分蒸熟带皮土豆，然后去皮捣碎。
3. 把磨碎的大米和适量水倒入锅中，大火煮开后，放入土豆碎，转小火煮烂。
4. 用过滤网过滤，取汤糊即可。

土豆中含有钾，能帮助宝宝排泄过剩的水分，有利尿作用。

小贴士

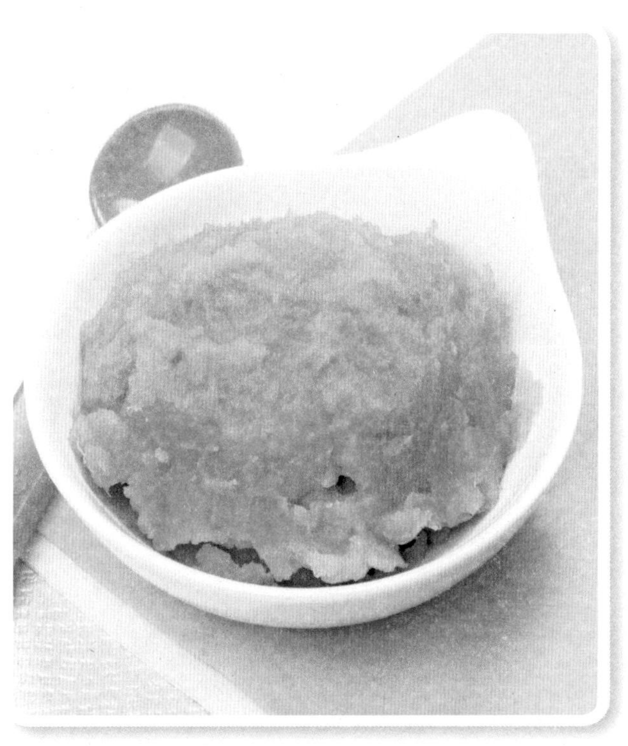

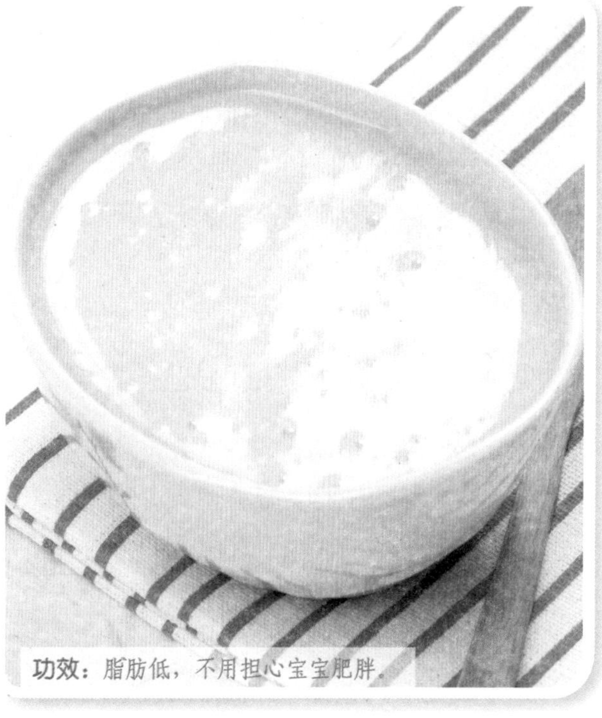

功效：脂肪低，不用担心宝宝肥胖。

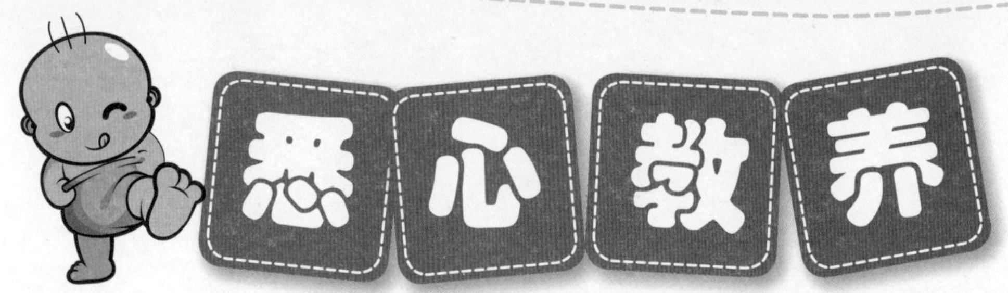

1 不要让婴儿看电视

宝宝有了听觉和视觉后，有的家长在看电视时会抱着他（她）一起看，这样对宝宝的视力不好。因为宝宝对电视，尤其是彩电发出的X 射线比成人敏感得多，经常受这种射线的影响，会引起宝宝食欲缺乏，甚至影响其智力的发育。

另外，宝宝眼睛的调节功能还很弱，与电视屏幕间隔的安全距离也与成人不一样。再说，宝宝思维单一，会凝视屏幕目不转睛，很容易造成近视、远视、视力减退和斜视。

2 别让宝宝跟狗太亲近

爸爸妈妈带着宝宝到户外活动的时候，千万别让宝宝逗狗玩，因为这也是宝宝意外受伤的常见情况，而且可能给宝宝造成难以想象的伤害。

造成狗咬伤宝宝的原因，一是狗的生性和接受训练的问题；二是宝宝的行为问题。当宝宝在户外遇到狗的时候，爸爸妈妈应该注意：

- 绝不要靠近你不熟悉的狗，哪怕它的主人就在旁边。在未得到狗主人同意的情况下，绝不要抚摸狗，更不要和狗玩耍。
- 狗到宝宝跟前的时候千万不要试图逃跑，平静地站着，可能它只是想嗅嗅宝宝的气味而已。
- 遇见一条陌生的狗，千万不要和它相互盯着眼睛看，因为对狗来说，它会认为你是在向它挑衅。
- 不要打搅正在睡觉、吃东西或正在照顾小狗的狗。

3 不要抱宝宝在路边玩

我们提倡爸爸妈妈带宝宝多到户外玩，多晒太阳，但不赞成常抱宝宝在路边玩。爸爸妈妈们认为，马路上车多人多，宝宝爱看，只要把宝宝看好，不碰着宝宝，在路边玩要很省事。其实马路两边是污染最严重的地方，对孩子对大人都极为有害。

汽车在路上跑，汽车排放的废气中含有大量一氧化碳、碳氢化合物等有害气体，马路上空气中含汽车尾气是最高的、污染是最严重的。马路上各种汽车鸣笛声、刹车声、发动机声等噪声影响宝宝的听力发育。

马路上的扬尘，含有各种有害物质和病菌、微生物，损害宝宝的健康。带孩子玩耍，最好到公园或郊外空气新鲜的地方去。

4 宝宝长牙时的表现

流口水：出牙前两个月左右，大多数宝宝就会流口水，或把小手伸到口腔内抓挠，妈妈可以看到局部牙龈发白或稍有红肿充血，触摸牙龈时有硬物。

轻微咳嗽：此时要分泌较多的唾液，可能会使宝宝出现反胃或咳嗽的现象，所以只要不是感冒或过敏，妈妈就不必担心。

牙床内出血：有些宝宝长牙会造成牙床内出血，形成一个瘀青色的肉瘤，可以用冷敷来减轻疼痛，加速内出血的吸收。

啃咬：宝宝出牙时最大的特点就是啃咬东西，咬自己的手、咬妈妈的乳头。可以说，宝宝看到什么东西，都会拿来放到嘴里啃咬一下。其目的是想借啃咬来减轻牙床的疼痛和不舒服。

拉耳朵、摩擦脸颊：出牙时，牙床的疼痛可能会沿着神经传到耳朵及颌部，所以宝宝会经常拉自己的耳朵或者摸脸颊。

5 宝宝长牙时的护理

给东西让宝宝咬一咬，如消过毒的、凸凹不平的橡皮牙环或橡皮玩具，切成条状的生胡萝卜和苹果等。

妈妈将自己的手指洗干净，帮助宝宝按摩牙床。刚开始宝宝可能会因摩擦疼痛而稍加排斥，但当发现按摩后疼痛减轻了，就会安静下来并愿意让妈妈用手指帮自己按摩牙床了。

- 补充钙质。哺乳的妈妈要多食用含钙多的牛奶、豆类等食物，宝宝可在医生的指导下补充钙剂。
- 加强宝宝的口腔卫生。在每次哺乳或喂辅食后，给宝宝喂点温开水冲冲口腔，同时每天早晚2次用宝宝专用的指套牙刷给宝宝刷洗牙龈和刚露出的小牙。

6 妈妈给的天然免疫物质要用完了

到了第6个月，宝宝从母体里带来的有用物质差不多要用尽了。不光是铁、叶酸、叶黄素等营养物质，连一些免疫物质也要耗光了。

刚出生时，宝宝的免疫系统还不完善，早期体内的免疫球蛋白主要是在胎儿期经胎盘从妈妈那里获得的，但是从妈妈那里获得的免疫物质是有限的，会随着宝宝的生长而被用完。一般经过3~4个月已消耗得较多；到第6个月，这些免疫物质就被逐渐耗尽。

但是，这时候宝宝自身的免疫系统还不成熟，无法产生足够的免疫球蛋白，免疫力处于“青黄不接”的状态，一旦接触环境中的致病菌，宝宝就难以抵抗。所以，这个月的宝宝比较容易生病。

7 如何提高宝宝的免疫力

宝宝这时不仅免疫物质要用完了，而且由于肢体活动的增加，宝宝与外界的接触更多，增加了感染病菌的可能。因此，妈妈应该采取以下措施：

- 坚持母乳喂养。母乳能给宝宝更好的免疫力，这时候的母乳虽然不像初乳有那么强的免疫作用，但同样富含活性免疫球蛋白，能很好地给宝宝补充免疫物质，而且它的成分是随着宝宝的成长不断变化的。母子间的这种直接联系能给予宝宝最有效的帮助。
- 加强宝宝的清洁卫生。
- 避免宝宝接触家庭内外患病的人。

8 光脚好处多

宝宝尚未走路前，是没有必要穿鞋的，虽然有时候他（她）的小脚丫摸起来凉凉的，但光着脚对他（她）没什么不好。

即使宝宝能站立和行走后，光着脚也是有诸多好处的。宝宝的脚底生来是平的，如果在站立和行走时能有力地使用双脚，则能使脚底逐渐略拱起来，还能促进脚部和腿部肌肉的发育。如果总把脚裹在鞋子（特别是鞋底过硬的鞋子）里，则容易使宝宝的脚底肌肉松弛，造成平足。

宝宝在室内或者在室外安全的地方（如温暖的海滨沙滩上）光着脚行走，脚底可得到充分的刺激，能促进全身的健康。

9 半软底的鞋更合适

如果室内温度低或地板特别凉，就有必要给宝宝穿鞋了。这时候，鞋子可起到保暖、保护和装饰的作用。鞋子要略大一些，使脚趾不感到挤压，但也不能大到一抬脚鞋就要掉下来的程度。

宝宝的脚长得非常快，妈妈应每隔几周就摸摸宝宝的鞋子，看看还能不能穿。判断的标准是在宝宝站起来的时候，脚跟后应该有一个手指的空隙。

注意让宝宝穿防滑鞋，方便宝宝练习站立和行走。

透气性也很重要。宝宝的新陈代谢快，脚流汗较多，鞋不透气，很容易滋生细菌。

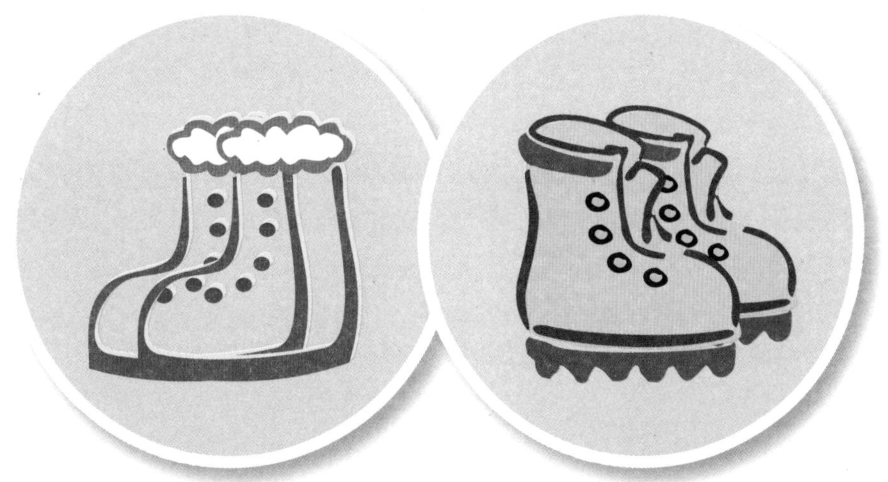

妈妈给宝宝买鞋最好选择大一点，因为宝宝脚长得很快，这样不会限制脚部的发育

10 肺炎的预防和患肺炎时的照护

肺炎是婴幼儿的常见病，也是在宝宝常见疾病中比较严重的一种，是导致婴幼儿死亡的疾病之一。宝宝容易发生肺炎主要是因为婴幼儿的免疫功能尚未充分发育，容易发生感染等疾病；另外，这个年龄阶段的宝宝肺部血管丰富，易于充血，而支气管腔狭窄，纤毛运动差，易被黏液阻塞。

爸爸妈妈的任务就是照顾好宝宝，尽量避免引发肺炎的因素。导致肺炎的微生物主要是细菌和病毒，其他还有支原体、衣原体、真菌等。如果不接触到这些病原体，宝宝就不会发生肺炎。

肺炎的预防

避免接触呼吸道感染的病人。在疾病流行的季节应少带宝宝串门，尽量不到公共场所去，家里有人患感冒则应减少与宝宝接触。

及时给宝宝增添衣服，不要让宝宝在出汗的情况下突然到冷空气中。

每天让宝宝适当进行户外活动，接受新鲜空气、阳光，居室每日定时开窗换气让宝宝到大自然中去锻炼，进行有氧运动是提高机体抵抗力的好方法。

宝宝得肺炎时的护理

如果宝宝得了肺炎，爸爸妈妈应注意首先给宝宝创造安静舒适的休息环境。

在饮食上少食多餐，吃些有营养易消化吸收的食品。呛奶的宝宝，可在奶中加婴儿米粉或糕干粉，使奶变稠，减少呛奶。每吃一会儿奶，应将奶头拔出让宝宝休息一下再喂。1岁以上的宝宝，应吃粥、面片、蛋羹等易消化、富有营养的食物。宝宝食欲不好，母奶及汤水进的就少，加之发烧和气喘，均增加身体水分的消耗，所以应当注意勤喂水，补充不足。

居室要保持空气新鲜，定时通风换气，但不要让冷空气直吹宝宝。室温最好维持在18℃~22℃，保持适当湿度，空气干燥会降低呼吸道黏膜的抵抗力。冬天可使用超声加湿器或在暖气上放水槽、湿布等，也可在火炉上放一水壶，将盖打开，让水汽蒸发；按医嘱服药；密切观察宝宝的情况，如果发现宝宝有烦躁不安、面色发灰、喘憋出汗、口周青紫、脉搏明显加快，应立即送医院就诊。

11 帮助宝宝克服怕生

让宝宝对客人熟悉后再与之接近

如果家里来了与宝宝不熟悉的客人，可把宝宝抱在怀里，大人先交谈，让宝宝有观察和熟悉的时间，慢慢甩掉恐惧心理。这样，宝宝就会高兴地和客人交往。如果宝宝出现了又哭又闹的行为，就要立即将宝宝抱到离客人远一点的地方，过一会儿再让宝宝接近客人。

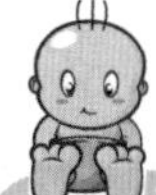

育儿提醒

妈妈应从这时就开始重视让宝宝学习与人交往，并进行耳濡目染的教育，这样才能帮助宝宝在未来的人际交往中轻松应对，表现出大方得体的素养。

给宝宝熟悉陌生环境的时间

宝宝除了惧怕生人，还会惧怕陌生的环境。这时，爸爸妈妈要注意，不要让宝宝独自一人处于陌生的环境里，要陪伴他（她），让他（她）有一个适应和习惯的过程。

多带宝宝接触外界

平时，爸爸妈妈要多带宝宝出去接触陌生人和各种各样的有趣事物，开阔宝宝的视野，还可以带宝宝去别人家做客，特别是那些有与宝宝年龄相仿的小朋友的人家，让宝宝逐渐习惯于这种交往，克服怕生。

12 警惕可能给宝宝带来危险的物品

在出生后5~8个月之间，宝宝会把所有能抓到的东西都往嘴里塞，因此有时会发生小物品堵住喉咙引起呼吸困难的事故。为了宝宝的安全，应用收藏盒收好所有小物品，放到宝宝拿不到的地方，妈妈的化妆品也要收藏在抽屉里。

快乐益智

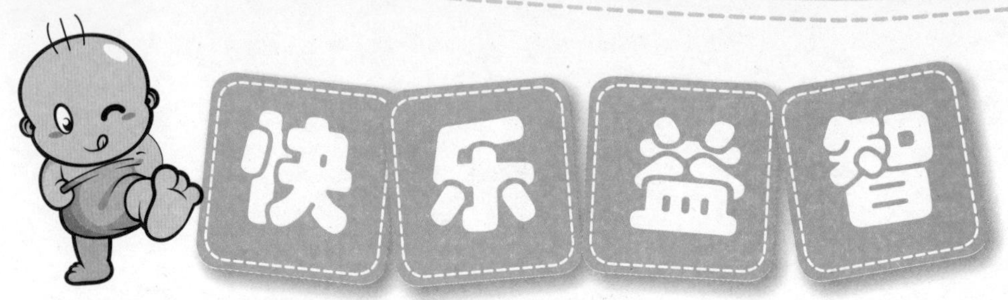

左脑开发方案

宝宝出生后的7~9个月，大脑的运作功能不强，感官接受信息后，在左脑进行初步的对照、组织、了解以及记忆的综合学习，此时是加强左脑训练的良好时机，父母要把握好。

看图说故事
语言能力
视觉能力
认知能力

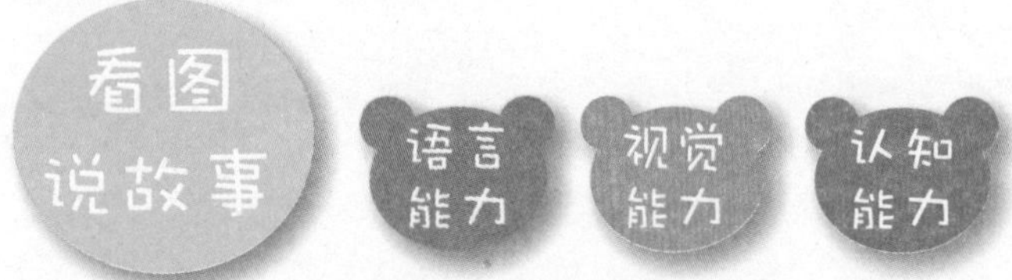

益智目标

用重复的字和鲜艳的图片刺激宝宝的语言理解能力，并培养宝宝对图书的兴趣。

亲子互动

1. 妈妈可选一些构图简单、色彩鲜艳、故事情节单一的图画书给宝宝念，当他（她）看不同的图画时，妈妈要念出物品、动物的名称，如“这是西瓜”“这是香蕉”等。
2. 如果宝宝偶尔指着书上的某一幅画，一定要告诉他（她）图画上物品的名称。

西瓜
Xigua
英 Watermelon
我能帮助宝宝清热解暑

草莓
Caomei
英 Strawberry
我体内含有较多的维生素C，能防止宝宝牙龈出血

桃子
Taozi
英 Peach
我富含的膳食纤维和有机酸能促进宝宝消化食物哦

香蕉
Xiangjiao
英 Banana
我是能让宝宝开心的软甜水果

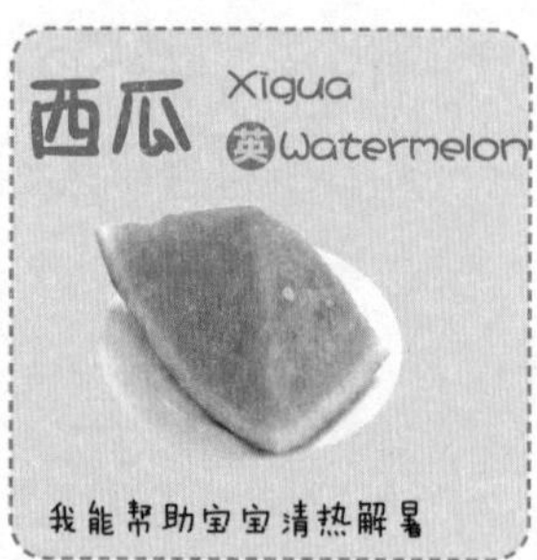

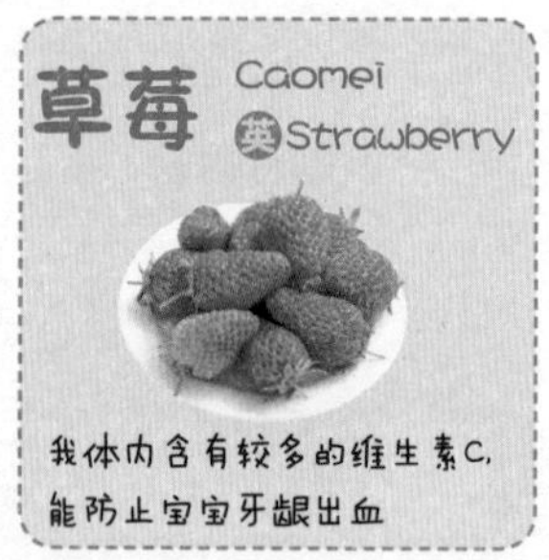

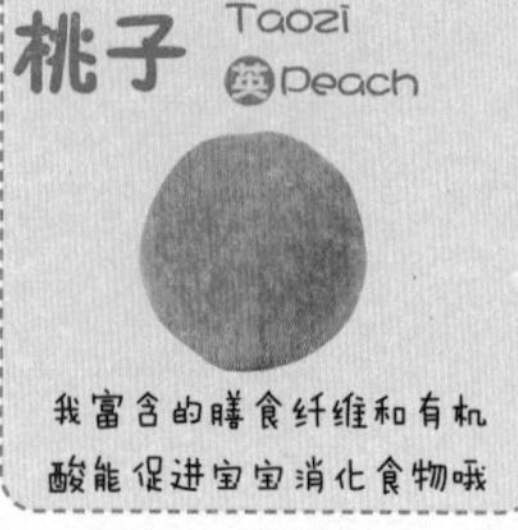

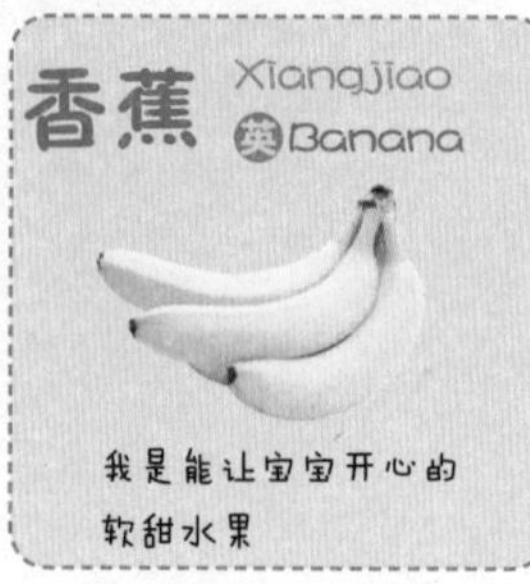

盒子里寻宝

精细动作　观察能力　视觉记忆

益智目标

帮助宝宝学习用手指捏盒子、捏玩具、握住玩具等动作。

亲子互动

1. 准备一些小玩具，放在一个抽屉样的硬纸盒里。
2. 在宝宝的注视下，妈妈打开盒子拿出一件玩具。
3. 妈妈演示几次后，将盒子给宝宝，让宝宝试着打开盒子找玩具。
4. 妈妈先在旁边指导，训练几次后就让宝宝自己打开盒子找玩具。
5. 宝宝如果一时找不到玩具，妈妈要帮助宝宝完成任务，如走到玩具旁做寻找状。

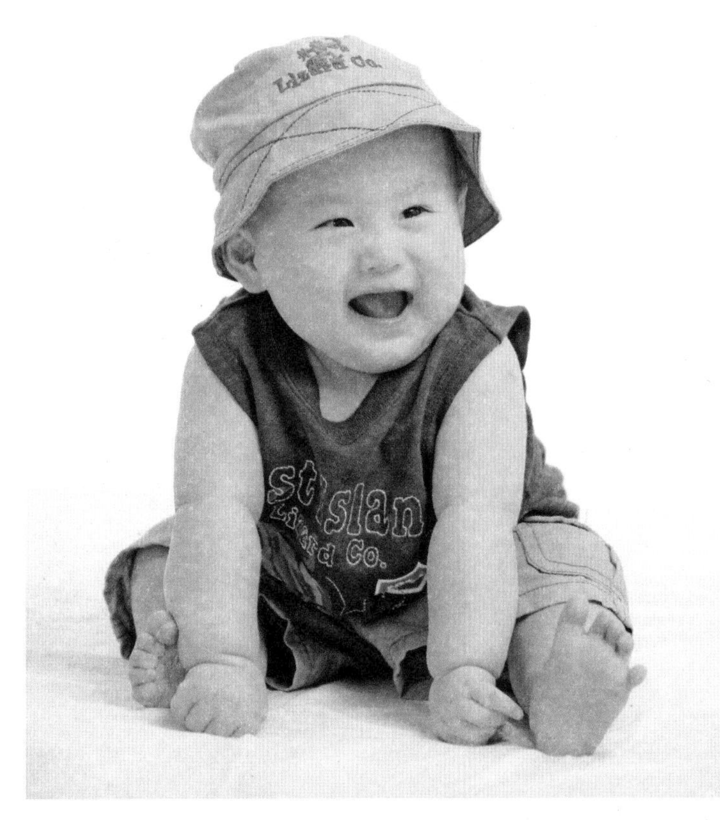

温馨提示

妈妈给宝宝的盒子不要太大，而且要容易打开。当宝宝找到玩具时，应及时鼓掌加以激励。

认识"1"

数学能力 语言记忆 观察记忆

益智目标

建立宝宝对数的概念。

亲子互动

1. 准备水果、饼干、糖果若干，字卡"1"。
2. 妈妈拿出1块饼干或糖果，竖起示指告诉宝宝："这是'1'。"
3. 让宝宝模仿这个动作，再把食物给宝宝，并再次竖起示指表示"1"。
4. 同时，出示字卡，让宝宝认识"1"。

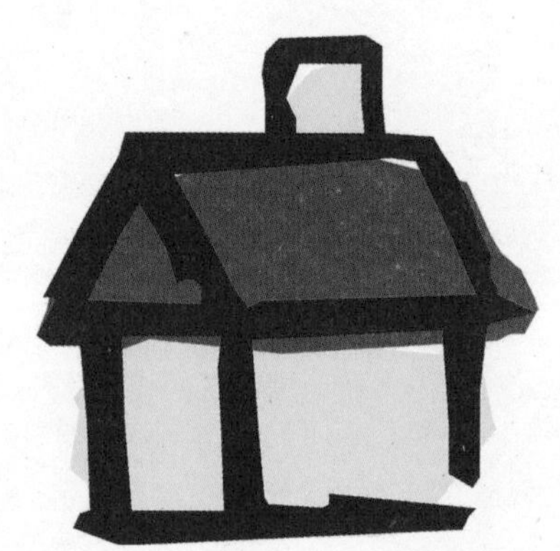

1间房子

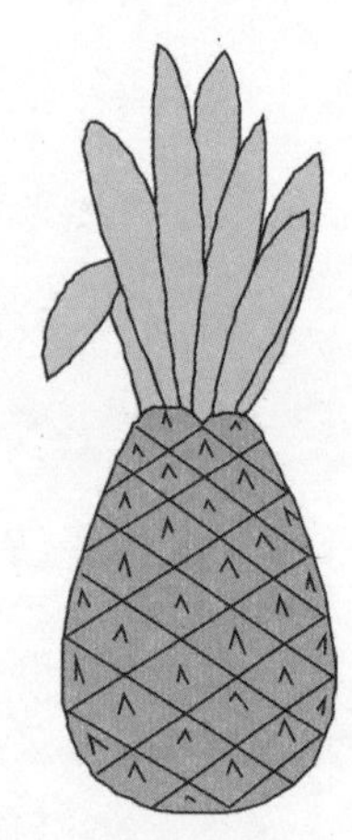

1个菠萝

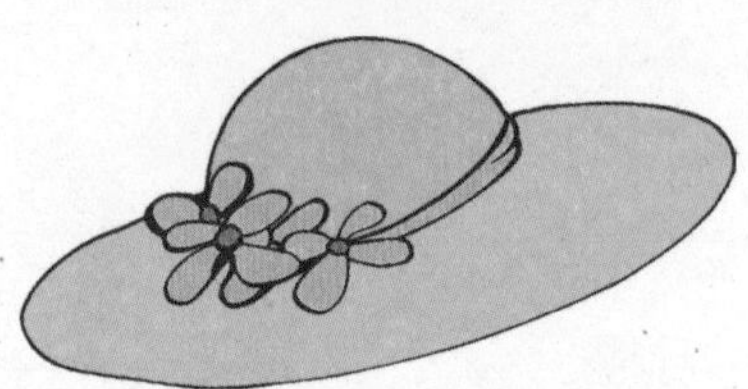

1顶帽子

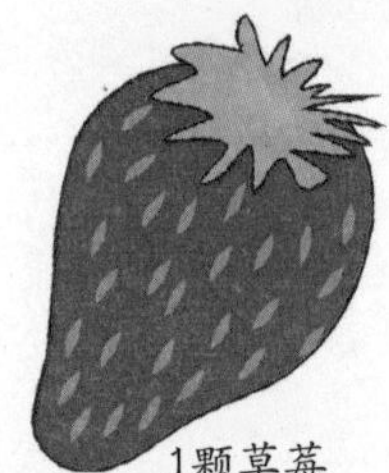

1颗草莓

温馨提示

妈妈用打电话的形式能调动宝宝对语言的兴趣，帮助宝宝认识一种与人交流的新形式，提升其人际交往的能力。

右脑开发方案

为了扩大宝宝认识世界的范围，以利于思维和空间想象能力的锻炼，要尽可能地创造出可以让宝宝自由运动的空间。这对宝宝大脑部位的发育是有好处的。

宝宝过隧道

爬行能力 运动协调 反应能力

益智目标

锻炼宝宝的爬行能力。

亲子互动

1. 在宝宝两餐中间，用枕头、毯子、被子等东西在大床上设计一个有障碍的小通道。
2. 爸爸妈妈用玩具或语言逗引宝宝爬过这个通道。这时的宝宝四肢协调性比较好，有的宝宝甚至能四肢立起来用手膝爬了，头颈抬起，胸腹部离开床面，可在床上爬来爬去，翻过枕头和被子等障碍物。

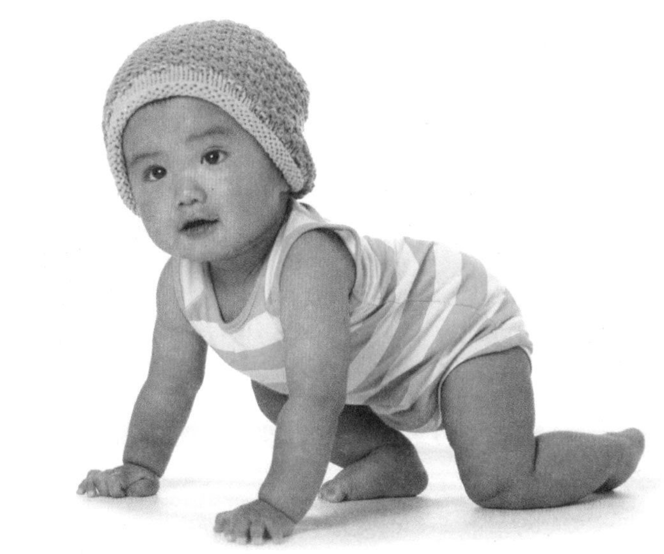

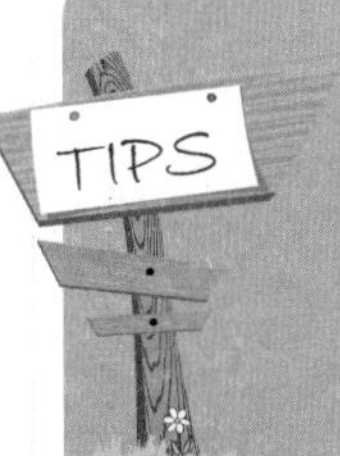

温馨提示

当宝宝爬过通道时，爸爸妈妈要用语言鼓励、指导宝宝，跟宝宝对话，如“宝宝加油，快到小山了，加油爬过去哦”“宝宝小心点，用手抓住被子”等。

小宝宝照镜子

社交能力 语言理解

益智目标

教宝宝认识身体，让宝宝和镜子里的宝宝交流，培养宝宝良好的情绪。

亲子互动

1. 给宝宝穿上色彩鲜艳的衣服，并将他（她）带到镜子前面，让他（她）触摸、拍打镜子中的自己。
2. 妈妈对着镜子做表情，让宝宝对着镜子模仿。
3. 妈妈摸一摸宝宝的头、鼻子、眼睛等，并告诉宝宝每个部位的名称。分别抬起宝宝的手和脚，让宝宝在镜子里看。
4. 妈妈还可以告诉宝宝："宝宝看，镜子里的小宝宝在看我们呢！"也可以发出新生儿的声音跟镜子中的宝宝咿呀说话，以引起宝宝的注意。

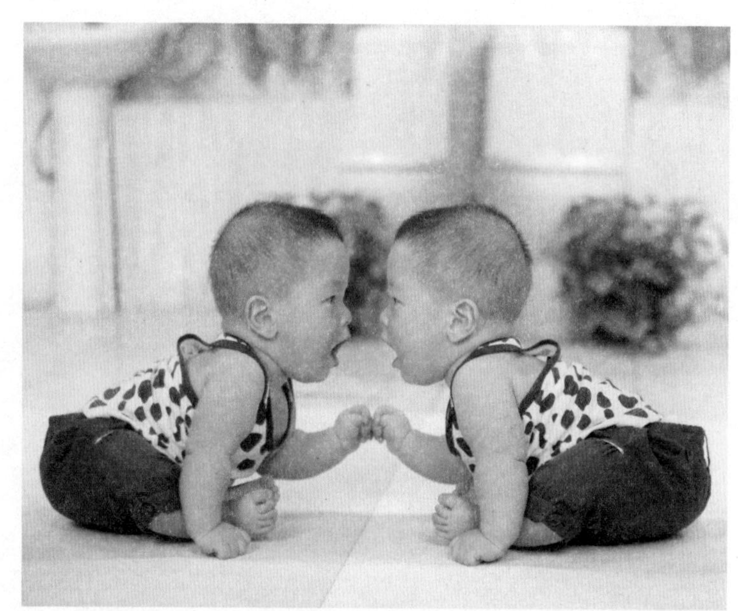

宝宝开始对镜子中的人感兴趣了。到底是谁呢？动动、挠挠看看？哎呀，鼻子碰着鼻子了。这能帮助宝宝认识自我哦！

TIPS

温馨提示

宝宝拥有一定的记忆力了，但不会持续太久。研究发现，3个月的宝宝在间隔8天后，重新学习之前的内容用的时间明显缩短，但如果间隔14天再次学习，就不会出现节省时间的现象。所以，爸爸妈妈要经常重复这个游戏，才能促进其脑部发育。

请奶奶吃水果

社交能力　学会与人分享

益智目标

培养宝宝与人的情感交流，增强社交能力。

亲子互动

1. 用叉子叉了水果后，拿给宝宝，并且跟宝宝说：“给奶奶，拿给奶奶吃。”
2. 由于宝宝是第一次做，会不知道怎么做，所以请妈妈抓着宝宝的手，将水果递给奶奶吃。
3. 家长可称赞说：“宝宝好乖，长大了！”宝宝也会因为受到称赞而满心欢喜。

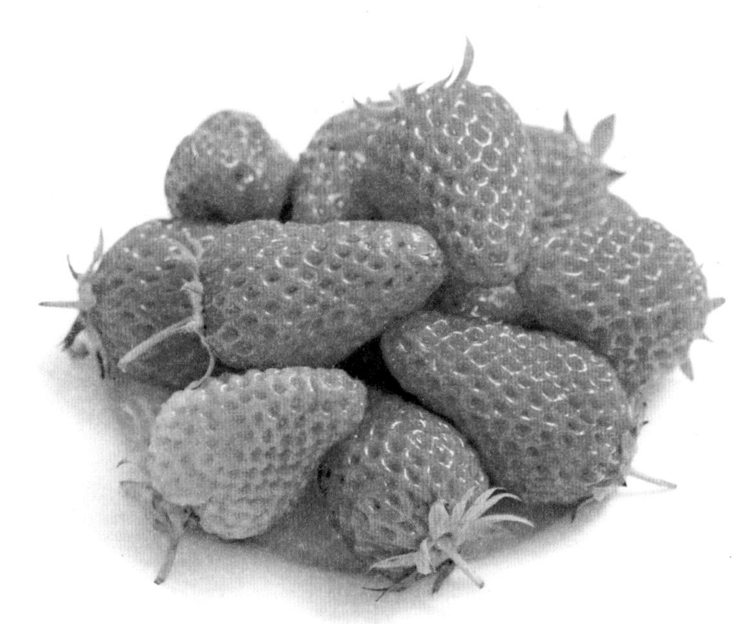

TIPS

温馨提示

生活中，家长有机会就应该注意培养宝宝，让他（她）拿东西给爸爸、妈妈以外的长辈吃，能够教导宝宝慷慨地分享自己的东西。

育儿微课堂

Q 我家是女孩儿，但最近发现宝宝的胸部隆起，抚摸时感觉有小疙瘩一样的东西，这正常吗？

A 受到妈妈雌激素的影响，女宝宝的乳房部位会出现隆起，阴道分泌物中还可能出现少量血色。出生后3～4个月内，女宝宝体内原先带有的妈妈的雌激素突然减少，以致出现上述现象。以后依然能摸到小疙瘩一样的东西，是因为受到母乳中含有的雌性激素的影响所致。到了两三岁左右，这些现象会自然消失，不用担心。

Q 邻居家宝宝只要站到妈妈的膝盖上，就会高兴得直蹬腿；而我家宝宝却不想活动。这是我家宝宝肌肉太弱吗？

A 每个宝宝的气质和性格各有不同，经常把自己的宝宝与别人家宝宝做对比，反而会给妈妈和宝宝造成不必要的精神压力。有的宝宝本身就不愿意活动腰部，这样的宝宝往往很少爬行而喜欢坐在那里移动臀部，并且抓住什么东西站起身子、学习走步等，都相对稍晚一些。这并不是肌肉太弱或是大脑迟钝造成的，所以，没有必要为此担心。

Q 宝宝便秘严重，每次大便都会哭，是吃药还是灌肠？或者听之任之？

A 这阶段，发生便秘的原因是因为吃的量太少了，或者是吃的易消化的饮食，由于量太少，形成大便的渣滓减少，而出现便秘。所以，在喂辅食时，要多喂煮熟的土豆或蔬菜等纤维质含量高的食物，还应掺杂乳酪或黄油等含有大量乳脂肪的饮食。此外，果汁也可软化大便。对于好几天积压下来的大便不能掉以轻心，情况严重的话，吃药、灌肠都是可采取的办法。不过，这一切都应该向儿科医生咨询后再定。

Q 宝宝在吃东西时，经常将碗里的食物搅拌或扔掉，怎么办？

A 这个阶段，宝宝容易产生边吃东西边玩的倾向。宝宝最喜欢用手去触摸或抓什么东西，或将抓住的东西放进嘴中，尽管有时候会弄得杂乱，但在一段时间内最好听之任之。对于把食物餐具扔掉或翻倒的行为，需要时时加以纠正。

Q 出生后7个月里，宝宝就能抓着什么东西站起来，并开始迈大步，用不了多久，好像就能独自行走，可是，过早行走的话，会不会给腰部增加负担，使腿弯曲？

A 每位宝宝骨骼钙化程度不同，过早让骨骼钙化不好的宝宝站立或行走会对腿负重过大，不利于生长发育。所以不建议让宝宝过早站立、行走。

Q 宝宝十分喜欢玩奶嘴，经常含在嘴里，这样会不会使牙齿不整齐？

A 这时候，经常含奶嘴还不会影响到牙齿的排列。不过，在3周岁以后，如果还是整天吸吮奶嘴的话，就多少会有可能影响到牙齿的排列。最好是逐渐减少宝宝吸吮奶嘴的时间，只是在哭闹的时候使用，使宝宝自然而然忘掉。

Q 如何面对耍脾气的宝宝？

A 宝宝天生比较敏感，如果妈妈性子过急，或受到周围的刺激，就可能会发脾气。再者，如果周围的大人们老是逗宝宝，或大声喧哗，都可能成为宝宝发脾气的原因，因此需要全体家庭成员的协助。妈妈应该纠正性子急、溺爱等态度，要对宝宝温柔可亲，要在每天规定的时间里带着宝宝到外面去调节生活节奏，让宝宝通过做体操等运动充分活动身体。

本章小结

记录宝宝的成长点滴

分类	游戏	方法	第一次出现的时间	最令你难忘的记忆
认知	找藏起的玩具	当着宝宝的面将玩具藏在枕头下，宝宝能找到	第__月 第__天	
	认五官	鼓励宝宝用手指出五官，如眼、耳、口、鼻，宝宝可以认出一个	第__月 第__天	
	听名称指物	让宝宝听名称指出相应的物品或自己身体的部位，会指2种或以上	第__月 第__天	
动作	独坐	将宝宝放在平板床上，给他（她）玩玩具，可以独坐玩10分钟以上	第__月 第__天	
	会坐起躺下	宝宝仰卧时能自己坐起躺下	第__月 第__天	
	爬行	宝宝俯卧于床上，用玩具在前面逗引，会手膝爬行	第__月 第__天	
	扶站	扶着宝宝手腕站立，可坚持10秒以上	第__月 第__天	
	手部动作	对击：父母一手拿一块积木对击，宝宝可以模仿着做	第__月 第__天	
		拇示指对捏：宝宝坐桌旁，将大米花放在桌上，能用拇指、示指对捏	第__月 第__天	
		按开关：可用示指按开关，如电视、灯、录音机等	第__月 第__天	
语言	挥手再见	和宝宝做游戏时，鼓励宝宝模仿父母的动作或声音，如“再见”“谢谢”等	第__月 第__天	
	拍手欢迎	客人在来访时，拍手“欢迎”，鼓励宝宝模仿	第__月 第__天	

续表

分类	游戏	方法	第一次出现的时间	最令你难忘的记忆
情绪与社交	要求抱	主动要求抱	第__月 第__天	
	懂表情	父母面对宝宝表现出高兴、悲伤、生气时，知道2~3种表情	第__月 第__天	
	模仿表演儿歌	父母用动作和表情来表演儿歌，宝宝可以模仿一部分	第__月 第__天	
自理	捧杯喝水	杯子中放少量水，宝宝可以双手捧杯喝，父母稍加协助	第__月 第__天	
	坐盆大小便	将便盆放在固定的地方，坚持训练宝宝坐盆大小便	第__月 第__天	

身体发育参照指标

项目	男宝宝（均值）	女宝宝（均值）
体重（千克）	9.4	8.8
身高（厘米）	73.0	71.0
头围（厘米）	45.4	44.4
胸围（厘米）	45.2	44.0
出牙情况	牙齿4~6颗（4颗上牙，2颗下牙）	

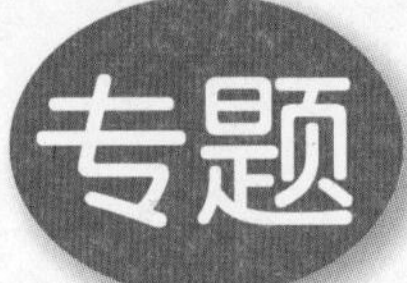

专题 肠道给妈妈的信——解读宝宝的便便&屁屁

亲爱的爸爸妈妈：

你们好！

你们知道吗？我是你们最亲亲宝宝的肠道。正常人体的肠道中有数亿个细菌，其中的99%都是对人体有益的益生菌。如果缺少了益生菌的保护，人们就容易受到另外1%致病菌的伤害。

胎宝宝在妈妈的子宫中，处于无菌的状态，生活了九个多月。出生后，宝宝的肠道也需要一个从无菌到有正常菌群的建立过程。这个过程中比较容易出现各种各样的状况，宝宝也就会随之出现各种反应。

但是，你们也别太着急，我知道你们没有透视的眼睛，看不到我。放心，我会把这些状况用一些信号告诉你们的。这些信号就包含在宝宝的便便和屁屁中，别嫌臭，他们可是能反映宝宝健康信息的哦。

此致

敬礼

宝宝的肠道

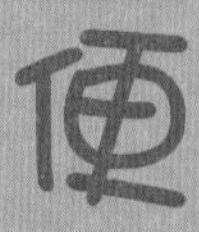

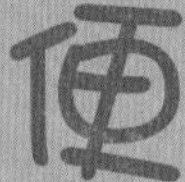

宝宝大便的次数和质地常常反映其消化功能的情况。母乳喂养的宝宝大便呈金黄色，有酸味；人工喂养的宝宝大便呈淡黄色，较臭；混合喂养的宝宝大便与人工喂养的相似，但比较黄、软。一旦大便的质地、色样和次数与平时有异样，妈妈们就要提高警惕了。

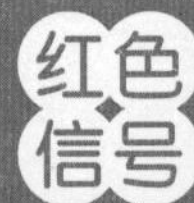

红色信号 当宝宝的大便出现以下状况时，就是肠道在报警了，快带宝宝去医院吧：

蛋花汤样大便：如果宝宝的大便像蛋花汤就麻烦了。要知道病毒性肠炎和致病性大肠杆菌性肠炎的小宝宝常常出现蛋花汤样大便。

豆腐渣大便：小心，这可能是真菌引起的肠炎。

水样大便：一旦宝宝的大便不是拉出来的而是“喷”出来的，毫无疑问，肯定是腹泻了。这种水样大便多见于食物中毒和急性肠炎。

鲜红色大便：血便说明有地方破了，也说明宝宝的肠胃疾病比较严重。不过血便也分为多种情况：如果大便像黏液一样浓稠，且含有鲜血，宝宝可能得了细菌性痢疾、空肠弯曲菌肠炎，需要去医院给宝宝开药；如果大便是像洗肉水那样并有特殊的腥臭味，很可能是急性出血性坏死性肠炎；如果血色鲜红不与粪便混合，仅黏附于粪便表面或于排便后有鲜血滴出，提示为肛门或肛管疾病，如痔疮、肛裂、肠息肉和直肠肿瘤等引起的出血。不过还有一种可能，就是宝宝之前吃了西红柿或西瓜，那妈妈就可以放心了。

黄色信号 以下信号是肠道在提醒爸爸妈妈，要注意宝宝的饮食搭配：

泡沫样大便：如果宝宝吃的淀粉或糖类食物过多，肠道中的食物过度发酵，大便就会呈深棕色带有泡沫的水状。

奇臭难闻大便：闻到臭味了吗？肯定是爸爸妈妈给宝宝吃的好东西太多啦！含蛋白质的食物摄入过多就会中和胃里的胃酸，从而降低胃液的酸度。消化吸收不充分，再加上肠腔内细菌的分解代谢，大便往往奇臭难闻。

绿色大便：若大便呈绿色，粪便量少，黏液多，说明宝宝饿了。此外，有些吃配方奶的宝宝大便都呈暗绿色，是因为配方奶中加入了一定量的铁质，这些铁质经过消化道，并与空气接触后，就呈现为暗绿色。

屁屁

听到宝宝连续不断的放屁声，有的妈妈会担心地找医生，而有的妈妈则会高兴地说："下气通是好事！"那么，宝宝放屁到底好不好？别急，实际上，具体问题要具体分析。

崩出便便的屁 6个月以前的小宝宝常拉稀便，有时放屁会带出一点便来，对此妈妈们不用过多担心，到便便成形后，这种现象会逐渐消失。

臭屁 如果宝宝吃母乳，而妈妈又吃大量的花生、豆类或者产气的蔬菜，如豆角和洋葱等，都会导致宝宝放屁多。不过，人工喂养的宝宝如果选用了不合格或超出年龄段的奶粉，也会引发消化不良，肠道内堆积未消化的食物，发酵气体就会增多，而且味臭。此外，添加辅食后，宝宝如果吃过多的淀粉类主食或过多肉类，放的屁也会很臭。

需要注意的是：如果臭屁伴随宝宝的腹泻和哭闹，很可能是腹部受凉，或是吃了不洁的食物，应及时就医。

无味的正常屁 多数6个月内的宝宝放屁间隔的时间都比较短。有时候还会放"连珠炮"，这其实很正常。在肠道菌群建立的过程中，肠道内会因为分解食物而产生气体，这种产气的细菌比较多时，宝宝的屁屁就会增多。这时候宝宝如果没有异常表现，有时候还会显得非常开心，就算屁屁比较多，妈妈也不用担心。

一放屁就哭 有的宝宝在放屁的时候总爱哭，身子扭动，表现出很不舒服的样子，而且放出来的屁有一股酸臭味儿。这可能是喂奶过多、过稠或选用不合适的奶粉造成的，应加喂温开水，并严格选用适龄奶粉和品牌可靠的奶粉。刚开始吃饭的宝宝应减少淀粉类食物，多吃蔬菜、水果，增加饮水量。妈妈给宝宝轻轻按摩腹部也有帮助。

无屁 有时，宝宝会几天不放屁，这其实也有隐患。如果不放屁也不拉便便，并尖声哭闹，往往提示宝宝可能有肠梗塞，应尽早治疗。

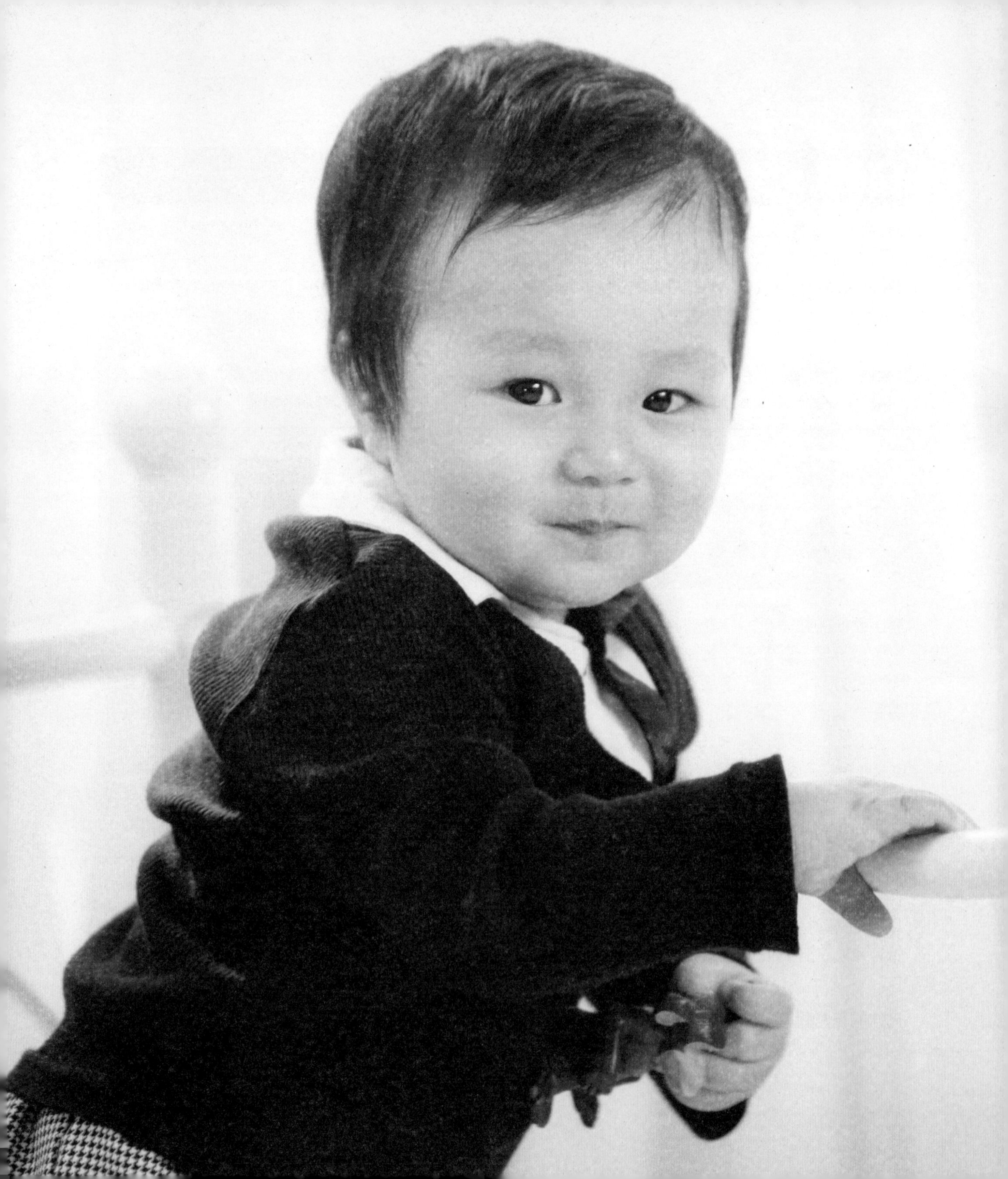

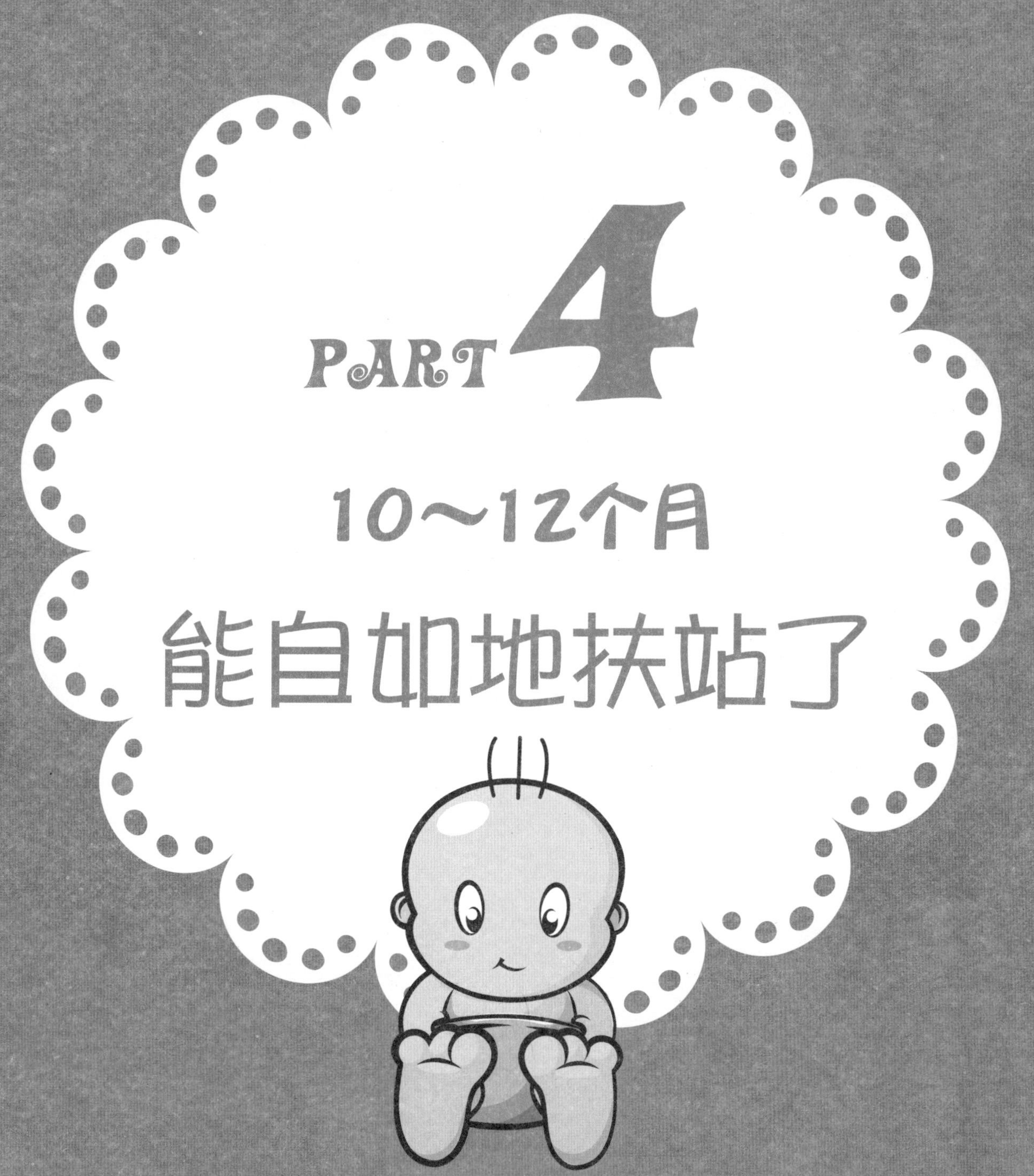

PART 4

10～12个月

能自如地扶站了

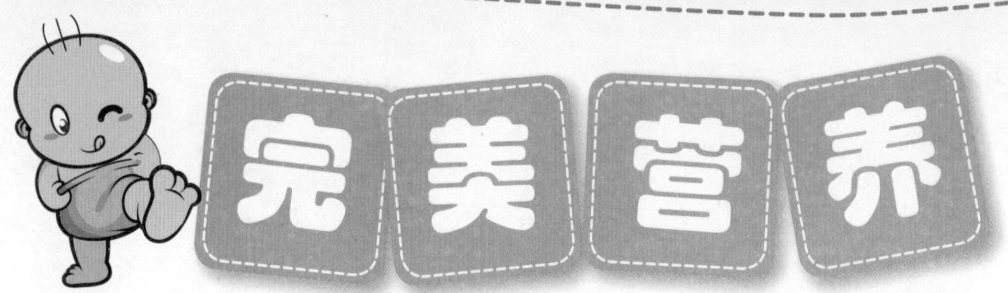

1 辅食很重要

吃母乳的宝宝，在添加辅食时，会遇到困难，宝宝总是恋着妈妈的奶。10个月的宝宝不是因为饿而要吃母乳，吃母乳对宝宝来说是和妈妈撒娇。即使母乳比较充足也不能供给宝宝每日营养所需，必须添加辅食，让辅食逐渐成为宝宝的主食。并不是说到了这个月就要断母乳了，只要掌握好母乳喂养的时间，一般是早起、临睡、半夜醒来喂母乳，这样宝宝就不会白天总是要吃母乳，也不会影响辅食的添加。

喂养要点

市售纯净水往往缺乏足够的矿物质，宝宝长期饮用会对身体造成不良的影响。最适合宝宝的饮料是凉至温热的白开水。

2 适合吃香蕉硬度的食物

这个时期宝宝虽然长出不少牙齿，但咀嚼吞食还是有点困难。这一时期的辅食硬度是用牙床咀嚼的硬度，或能用手指压碎的香蕉硬度的食物。该时期要避免坚硬的辅食和零食，宝宝不咀嚼直接吞咽有引起窒息的危险，要特别注意。

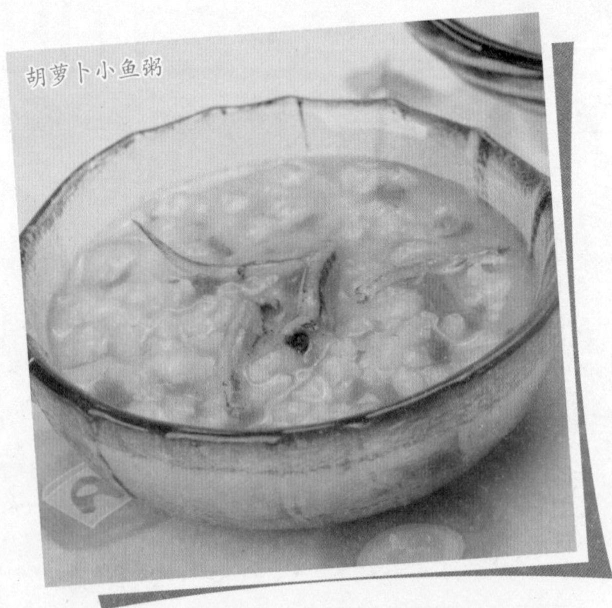

小鱼干富含钙和铁，能促进宝宝的骨骼和牙齿的健康发育，搭配上胡萝卜，更能保护宝宝的眼睛，预防近视

3 可以喂食较软的饭菜了，但不要加调料

这个时候宝宝的咀嚼功能已经比较发达了，可以吃一般的饭菜，但不能直接喂大人吃的咸、辣的菜。在妈妈做菜时，可以在加调料前先盛一部分出来，单独给宝宝食用。

4 宝宝要避免接触的食物

爸爸妈妈在为宝宝准备辅食时，一般应回避以下几种食物：

蔬菜类：牛蒡、藕等不易消化的蔬菜。

辛辣调味料：芥末、胡椒粉、姜、大蒜和咖喱粉等辛辣调味料。

某些鱼类和贝类：乌贼、章鱼、鲍鱼，以及用调料煮的鱼贝类小菜、干鱿鱼等。

其他：巧克力糖、奶油软点心、软黏糖类以及其他人工着色的食物等。

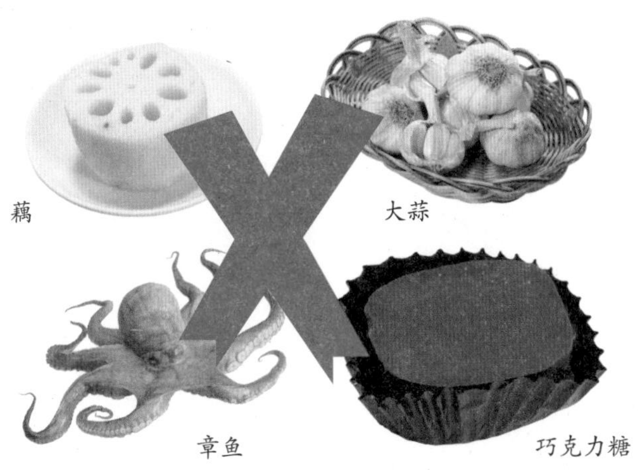

5 多食对宝宝牙齿有益的食物

富含蛋白质的食物

蛋白质对牙齿的形成、发育、钙化、萌出有着重要作用。蛋白质有动物蛋白和植物蛋白两种，肉类、鱼类、蛋类、乳类中富含的是动物蛋白，而豆类和干果类中含有的是植物蛋白。如果经常摄入这些食物，能促进牙齿正常发育。相反，如果蛋白质的摄入不足，容易造成牙齿形态异常、牙周组织变形、牙齿萌出延迟。

富含矿物质的食物

牙齿的主要成分是钙和磷，其中钙的最佳来源是乳类。此外，粗粮、海带、黑木耳等食物中也含有较多的磷、铁、锌、氟，能帮助牙齿钙化。

富含维生素的食物

充足的维生素能促进牙齿的发育。维生素A、维生素D的主要来源是乳类及动物肝脏等。如果摄入的维生素A、维生素D不足，容易造成牙齿发育不全和钙化不良。

坚硬耐磨的食物

如排骨、牛肉干、烧饼、锅巴、馒头干等，能锻炼宝宝的咀嚼能力，有效刺激宝宝下颌骨的生长发育。

6 断奶进行时

第11个月，宝宝已该开始断奶，要减少母乳哺乳的次数，或干脆断掉母乳。如果这个月不及时给宝宝断母乳，容易影响宝宝的食欲。这个月可以让宝宝和大人一样在早、中、晚按时进食，并养成在固定的时间内进食饼干、水果等的习惯。在宝宝吃完辅食之后喂些配方奶，一次应喂200毫升左右，每天的总奶量应为500~600毫升。宝宝营养的重心从奶转换为普通食物，应让宝宝品尝到各种食物的滋味，做到营养均衡，使宝宝的饮食含有足够的蛋白质、维生素C和钙等营养。此外，不能给宝宝吃不易消化、过甜、过咸或调料偏重的食物。

7 断母乳时机的选择

断母乳最好选择自然断奶法，逐步减少喂母乳的时间和量，代之以配方奶和辅食，直到完全停止母乳喂养。断奶最好选择气候适宜的春秋季节，要避免在炎热的夏季断母乳。另外，在宝宝生病时也不要立即断母乳。

8 断奶并不意味着不喝奶

断奶并不意味着不喝奶了。配方奶是宝宝补充钙质和蛋白质的重要食物，所以，配方奶要一直喝下去，即使过渡到正常饮食，这个阶段的宝宝还应该每天喝400~600毫升的配方奶。

9 宝宝的饮食呈现个性化

这个时候宝宝表现出饮食个性化的倾向。

- 有的宝宝能吃一儿童碗的饭。
- 有的宝宝只能吃半儿童碗。
- 有的宝宝就能吃几勺。
- 有的宝宝很爱吃肉。
- 有的宝宝喜欢吃水果和蔬菜。
- 有的宝宝不再爱吃半流食，只爱吃固体食物。
- 有的宝宝吃水果还是妈妈用勺刮着吃，或捣碎了吃，但水果需要挤成果汁才能吃的宝宝几乎没有了。

这些都是宝宝的正常表现，父母要尊重宝宝的个性，不能强迫宝宝进食。

10 宝宝出水痘怎么办

水痘是宝宝幼儿期常见的一种疾病，传染性非常强，是由水痘病毒引起的，会破坏宝宝体内很多营养成分。通常有2~3周的潜伏期，在晚冬和春季发病率最高。开始时会出现一两个红色米粒大的发疹，半天到第二天就遍及全身，并变成水泡的形态。一两日后变成发白、有浑浊液体的脓包，瘙痒难耐。有的宝宝会有轻度的头痛、发烧。容易引发口腔溃疡，进食时宝宝会感到疼痛。

饮食护理

宝宝如果食欲不佳的话，应该准备无刺激性、容易消化的食物。

增加柑橘类水果和果汁，并在宝宝的食物中增加麦芽和豆类制品，有助于减轻宝宝的水痘病症。

饮食禁忌

别让宝宝吃温热、辛辣、刺激性强的食物，如姜、蒜、韭菜、洋葱、芥菜、荔枝、桂圆、羊肉、海虾、海鱼、酸菜、醋等，也不要让宝宝吃过甜、过咸、油腻的食物及温热的补品。

喂养提醒

1. 从出痘到变成疮痂之前，要保持安静，注意休息。如果没有发烧，而有食欲降低的情况，应准备无刺激性、容易消化的食物。

2. 出痘会很痒，宝宝会去抓，记得将宝宝的指甲剪短，并告诉宝宝不要去抓破，如果孩子太小，可以给宝宝戴手套。

11 补铁很重要

铁是人体制造血液所必不可少的元素，缺铁会造成贫血和生理功能失调。

宝宝出生6个月后，从妈妈体内得到的铁质已经不能满足成长的需要，而母乳中的铁含量又很低，所以就要开始有意识地在辅食中合理添加含铁食物。

12 特效补铁明星食材

食材	含铁量（毫克/100克）	特点	食材	含铁量（毫克/100克）	特点
猪肝	25	猪肝是富含铁质的食物，但肝脏是解毒器官，内含不少毒素，烹调前要先清洗干净，再浸泡2小时。可以做成肝泥、碎丁给宝宝吃	大豆及其制品	11	人体吸收率约为7%，远比米、面中的铁吸收率高
瘦猪肉	3	瘦肉中铁的含量虽然不多，但利用率却和猪肝差不多。而且购买、加工容易，宝宝也喜欢吃	芝麻酱	58	含铁量高，还含有丰富的钙、磷、蛋白质和脂肪
鸡蛋黄	7	尽管人体对鸡蛋黄中铁的吸收率只有3%，但鸡蛋原料易得，食用保存方便，还富含其他营养素，所以不失为一种较好的补铁食品	黑木耳	185	含铁量高，是补血佳品
动物血	10~30	猪血、鸡血、鸭血等动物血液里铁的利用率较高，加工成血豆腐，是一种既价廉又方便的补血食品	蘑菇	32	含铁量高，新鲜幼嫩，营养丰富

13 宝宝腹泻怎么办

轻度腹泻主要表现为每日大便10次以下，每次量不多，呈稀薄带水状，有酸味，带少量黏液。重度腹泻大多是肠道内感染所致，大便每天多达10~20次或更多，呈黄绿色，水样带黏液状，伴有发烧，脱水症状明显，具体表现为精神萎靡、皮肤粗糙、尿量减少、面色发灰等。

饮食护理

腹泻宝宝需要更多的营养，妈妈应坚持按照少食多餐、由少到多、由稀到稠的原则来给宝宝安排饮食。

腹泻时最需要注意的是脱水症状，可以通过自制糖盐水、盐米汤、盐稀饭，及时地给宝宝补充水分。母乳喂养的宝宝可以酌情减少喂养量。

断奶期的宝宝辅食不想吃也可以停止，等到腹泻平息后再开始吃，而且要观察大便的状况再逐渐恢复到生病前的饮食。

乳制品、橘子汁或油分多的饼干，可以导致粪便稀软，使得宝宝腹泻不止，因此腹泻的宝宝最好不要吃这些东西。

宝宝的食物要新鲜卫生，不要贪图方便而吃隔夜食物，冰箱里拿出来的食物要热透。

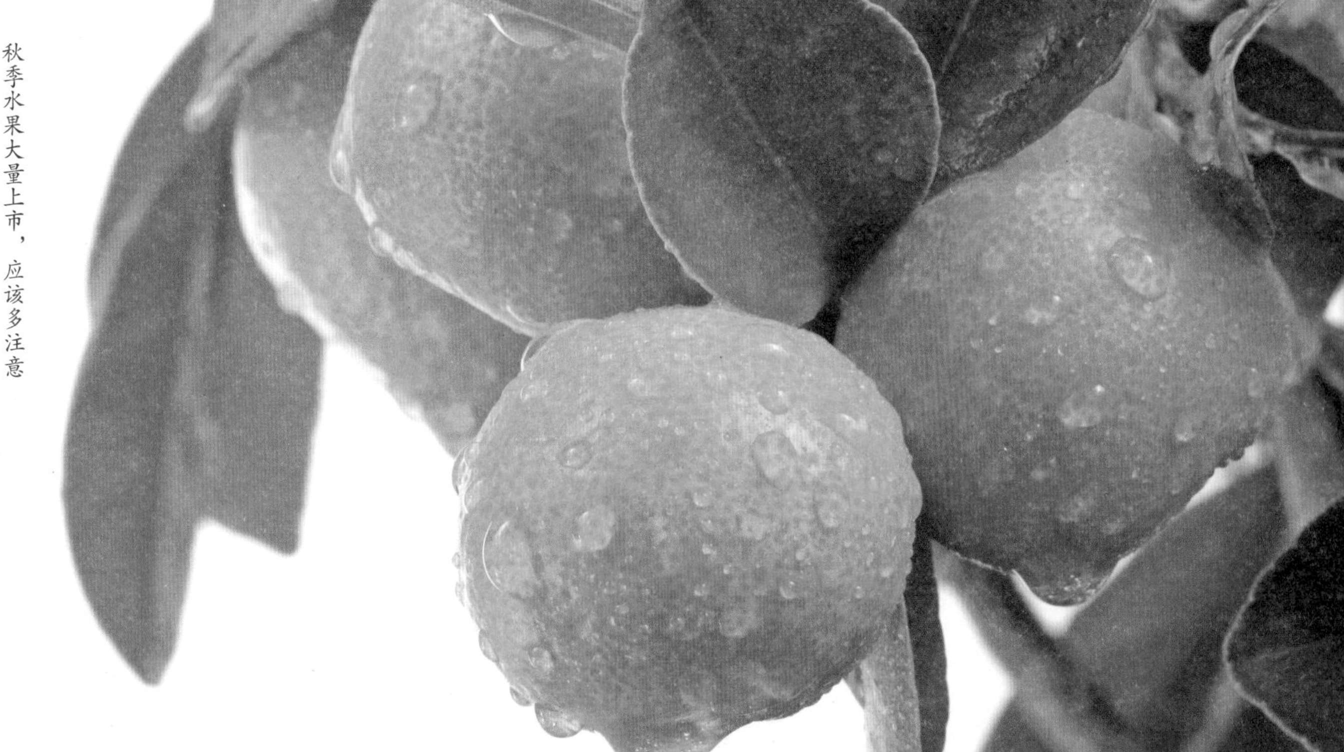

秋季水果大量上市，应该多注意宝宝所食用的瓜果的卫生

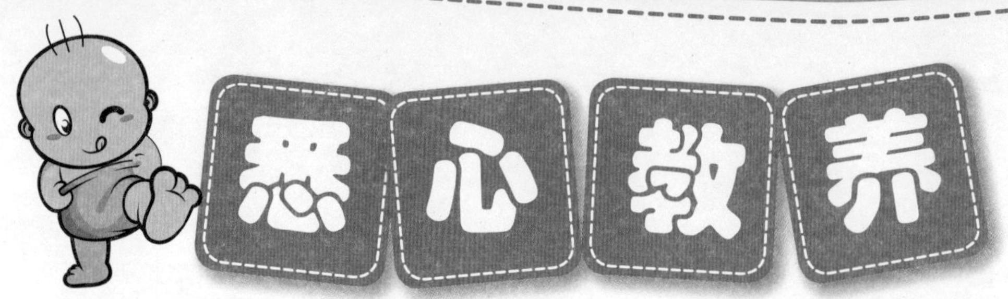

1 警惕这些现象

进食困难

宝宝厌食、挑食，“祸首”就是父母，如喂养方法不当、饮食结构不合理、进食不定时、生活无规律、经常在吃饭的同时纠正宝宝的问题或给宝宝吃过多零食等，都会影响宝宝的胃口和消化能力，久而久之造成宝宝不愿进食。

孤独和自闭倾向

交往环境单调，缺少必要的语言环境和情感沟通，容易造成宝宝的孤独和自闭倾向，主要的表现是目光呆滞、没有自发语言、活动少、听不懂简单的指令、很少笑等。

多动

与孤独倾向相反，照顾和关爱过多，容易使宝宝没有自由独处的时间，内心过多依赖外界的指令，一旦进入了不熟悉的环境，缺乏足够的照顾，宝宝就会六神无主，不能安静下来，用杂乱失控的动作满足内心应对陌生环境的需求。

2 让宝宝多亲近水

在夏天，当宝宝出现烦躁不安时，完全可以将玩水作为调节的方法。发现宝宝要闹情绪或者热得不太舒服时，可以随时在卫生间接一大盆温水，放入宝宝喜欢的玩具，然后将宝宝放进盆里玩耍。

在不适合随时下水的日子里，妈妈可以准备一大块防水地垫，在盆中放入清水和鲜艳的玩具，也可以放入几条小金鱼，再给宝宝一个捞网，宝宝自己就能兴致勃勃地玩起来。

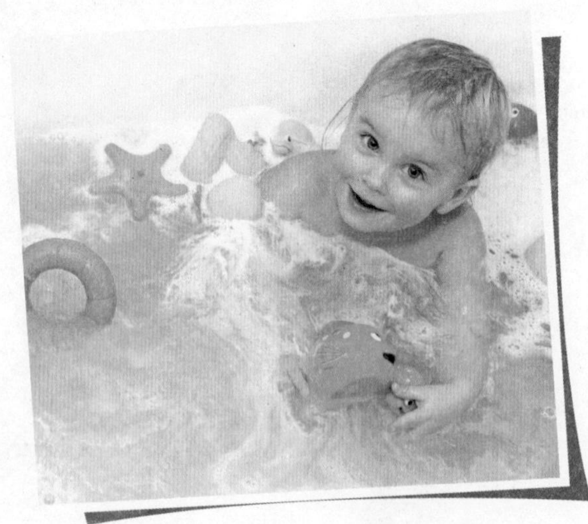

宝宝在水中玩耍时，放些八角水有利于预防蚊虫叮咬

闲暇时，带着宝宝到婴幼儿游泳馆游泳吧，这是个满足宝宝天性、维护宝宝健康的好方法。怕水的妈妈要为了宝宝克服困难，不要因为自己而让宝宝失去了尽情玩水的快乐。

3 宝宝感冒的预防和照护

宝宝感冒发病率较高，以发热、怕寒、流涕、咳嗽、打喷嚏等为主要表现。感冒的预防与护理比治疗更为重要。首先要加强宝宝自身的保健工作，保持生活起居有规律、科学饮食、随气候变化调整穿衣的多少；宝宝的足、膝、背要注意保暖，避免着凉，坚持体育锻炼。其次，注意室内空气新鲜，早晨开窗换气。在睡眠时，避免对流风直吹。在感冒流行期间，避免外出或到公共场所。

护理方法

- 宜给宝宝多饮白开水，也可适当多喝一些糖水，以补充因发烧而消耗的水分，而且可以利尿散热。忌食生冷油腻及刺激性食品。
- 宝宝会因感冒而引起全身不适，父母可以对宝宝的头面部、脖颈部、肩部、背部、臀部、腿部及脚进行按摩。但不宜施以大人的按摩手法，轻轻揉捏四肢仍可使宝宝感到放松而加速痊愈。
- 室内通风换气十分必要，不要因为怕寒冷而紧闭门窗。
- 用食醋熏蒸室内，每天一次，连续热熏三天。

4 宝宝患溃疡性口腔炎怎么办

溃疡性口腔炎俗称口疮，多见于婴儿期，以夏秋季节多见，是一种常见病。表现为：在开始时口腔黏膜上呈现米粒大小的圆形小泡，继之破溃呈黄白色溃疡，轻者数粒，多则数十粒，有的可蔓延到咽喉部。患儿往往疼痛难忍，哭闹，不思饮食，进食困难，甚至拒食，每逢进食哭闹不止，家人甚为苦恼。

对患有溃疡性口腔炎的婴儿应做如下护理：

多给婴儿饮温开水，可少量多次，吃一些无刺激性的流质或半流质食物。疡面上可涂思密达，以保护口腔黏膜及止痛，一日数次。

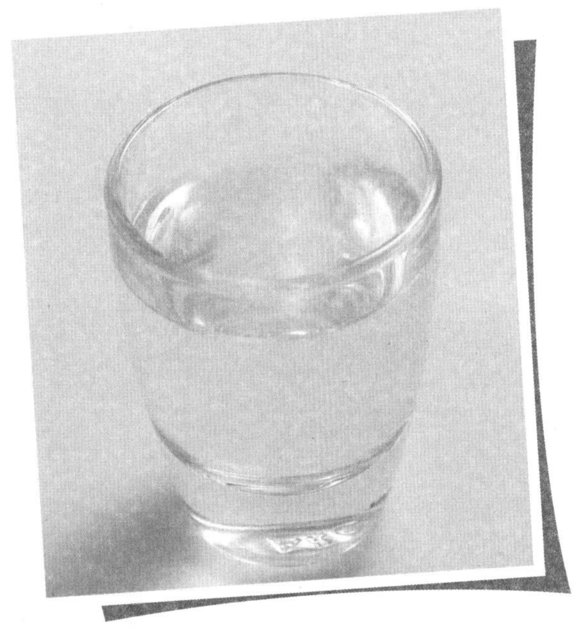

宝宝感冒了多喝白开水，可以有效补充身体出汗流失的水分

5 哪些情况可引起婴儿入睡后打鼾

婴儿入睡后偶有微弱的阵阵鼾声，这种偶然的现象并非病态。如婴儿每在入睡后鼾声较大，应引起家长的注意，及时去看医生，检查是否有腺样体肥大。增殖体是位于鼻咽部的淋巴组织，如果病理性增大，婴儿入睡后会引起鼻鼾、张口呼吸，增殖体肥大严重影响呼吸时可手术摘除。另一种情况为先天性悬雍垂过长，可以接触到舌根部，当婴儿卧位睡时，悬雍垂可倒向咽喉部，阻碍咽喉部空气流通，可发出呼噜声，亦可引起刺激发生咳嗽，可手术切除尖端过长的部分。

6 这个阶段的宝宝容易发生的意外伤害

宝宝逐渐长大了，活动范围进一步扩大，如果家长一不留心，就会发生意想不到的事故。为了避免发生不应有的惨剧，家长需要了解这个月龄段的宝宝最容易发生哪些事故，借此可以有意识地加以注意，避免类似事故的发生。

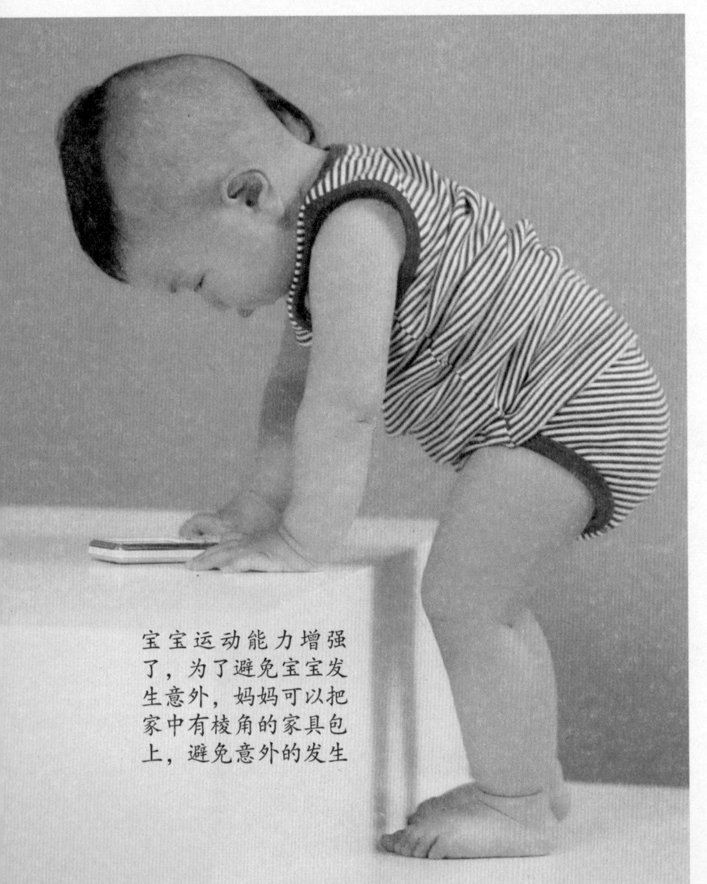

宝宝运动能力增强了，为了避免宝宝发生意外，妈妈可以把家中有棱角的家具包上，避免意外的发生

10～12个月的宝宝已经会爬、会立，有的已经开始迈步走路了，而且这个月龄段的宝宝有极强的探索欲，所以较容易发生的事故是摔伤和吞食异物。

10个月的宝宝喜欢到处爬，多数家长习惯让孩子在床上爬，认为床上干净、柔软，但是有一个潜在的危险就是宝宝容易从床上摔落下去。因为此时的宝宝爬行速度是惊人的，有时把他（她）放在地上，一转眼，他（她）已经爬到了某个角落。从床上摔下的后果可想而知。

10～12个月以后的宝宝会推着椅子或扶着墙走，但站立不稳，很容易跌倒、撞伤，而且宝宝已经能够到达屋子里任何地方，所以一切对宝宝存在危险的物品都要注意放好，比如刀子、电热器、热水器、炉子、电源插座等等。

因此，爸爸妈妈一定要注意宝宝生长发育期的各个特点，并根据其可能发生的情况进行必要的防护，采取一定的措施，保护宝宝的安全。

7 别让宝宝隔着窗子晒太阳

隔着窗子晒太阳对防治佝偻病没有丝毫的作用。在人的皮肤内有7-脱氢胆固醇，经过阳光中紫外线的照射，可以转变成维生素D_3，维生素D_3没有生物活性，需再经肝脏和肾脏的作用进一步转化成活性维生素D_3，活性VD_3具有防治佝偻病的作用。要注意，在晒太阳时一定要暴露皮肤，使阳光中的紫外线直接照射到皮肤上。如果隔着窗子晒太阳，阳光中的紫外线会被玻璃吸收或反射回去，紫外线不能或很少透过玻璃照射到宝宝的皮肤上，所以这样做根本起不到防治佝偻病的作用。

因此，晒太阳时不能隔窗，而且，即便是在室外，也应尽量多地暴露宝宝的皮肤，使阳光充分照射。当然，也要避免在阳光过于强烈时直接照射宝宝的皮肤，可选择树荫下有缝隙处进行照射。

8 宝宝开窗睡眠益处多

当你走进关门、关窗的房间时，你会闻到一种怪味，这是由于室内长时间不通风，二氧化碳增多、氧气减少所致。若在这种污浊的空气中生活和睡眠，对孩子的生长发育大有害处。开窗睡眠不仅可以交换室内外的空气、提高室内氧气的含量、调节空气温度，还可增强机体对外界环境的适应能力和抗病能力。婴儿新陈代谢和各种活动都需要充足的氧气，年龄越小，新陈代谢越旺盛，对氧气的需要量越大。因婴儿户外活动少，呼吸新鲜空气的机会少，故以开窗睡眠来弥补氧气的不足，增加氧气的吸入量，在氧气充足的环境中睡眠，入睡快、睡得沉，也有利于脑神经充分休息。

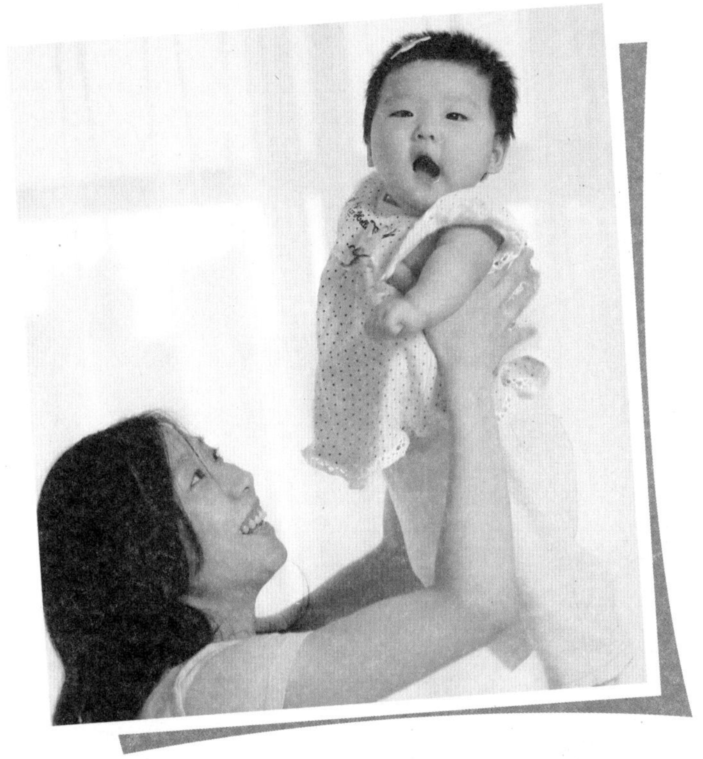

妈妈带宝宝外出晒太阳时，要错过太阳强烈的中午，可以选择上午9：00和下午16：00左右，可以有效地预防宝宝晒伤

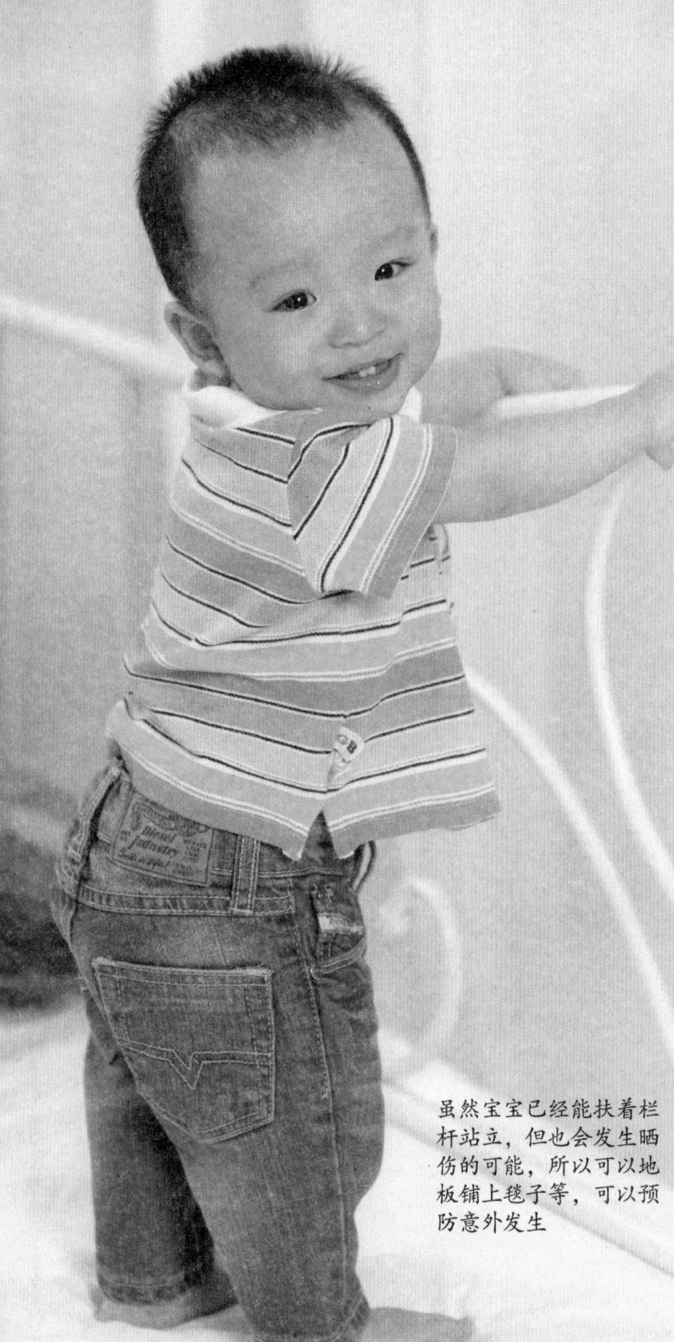

虽然宝宝已经能扶着栏杆站立，但也会发生晒伤的可能，所以可以地板铺上毯子等，可以预防意外发生

9 逐渐放手让宝宝独站

宝宝刚开始学站时，爸爸妈妈应注意给予保护，同时要注意检查床栏，防止发生摔伤、坠床等意外事故。在大人的严密保护下，可以脱手让宝宝站立1~2秒钟，慢慢地可站立稍微久一点，几乎在学习独站时，宝宝也可以学着扶东西走了。

10 初次迈步练习

在宝宝开始学习迈步时，可让他（她）先扶着推车练习。爸爸妈妈要在一旁辅助，握住车把手，慢慢向前推移，使宝宝的双脚跟着向前移动。也可以将宝宝放在活动栏内，爸爸妈妈手持鲜艳带响铃的玩具逗引宝宝，让宝宝移动几步。当宝宝具备了独站、扶走的能力后，走路就是指日可待的事情了。

11 不要让宝宝形成“八字脚”

“八字脚”是一种足部骨骼畸形，分为“内八字脚”和“外八字脚”两种。造成“八字脚”的原因是婴儿过早地独自站立和学走。因婴儿足部骨骼尚无力支撑身体的全部重量，从而导致婴儿站立时双足呈外撇或内对的不正确姿势。

为防止“八字脚”，不要让婴儿过早地学站立或走，可用学步车或由大人牵着手辅助学站、学走，每次时间不宜过长。如已形成“八字脚”，可通过做双脚内侧或双脚外侧的动作练习，进行矫正。

12 1岁还不开口说话不必惊慌

孩子开始说话的年龄差异较大，通常婴儿1岁时会发简单的音，如会叫“爸爸”“妈妈”“奶奶”“吃饭”等。但也有的孩子在这个年龄段不会说话，甚至到了1岁半仍很少说话，可是不久突然会说话了，并且一下子会说许多话，这都属于正常。孩子对词语的理解应该说在出生后的第一年就已经开始了。婴儿在5~6个月时，如唤其名字就会回头注视；7~9个月的婴儿叫其名字就会做寻找反应，大人让婴儿做各种动作（如欢迎、再见），他（她）都能听懂，并能做出相应的动作，这些都是婴儿对语言的理解和反应。婴儿语言的发展是从听懂大人的语言开始的，听懂语言是开口说话的准备。

若1岁左右的孩子能听懂大人的语言，并做出相应的反应，发出声音及简单的音，这就可以放心，他（她）能学会说话的，只是时间迟早的问题，应积极创造听说条件，促进语言的发育。

影响语言发育的因素中，除婴儿的听觉器官和语言器官是否健全外，还有外在的因素。大人要积极为婴儿的听和说创造条件，在照看孩子时多和孩子讲话、唱歌、讲故事，这都会促使婴儿对语言的理解和开口说话。

13 给宝宝过1岁的生日

宝宝1岁了，最高兴的莫过于妈妈，感触最多的也应该是妈妈。到了宝宝生日这一天，宝宝理所当然成为了全家人的中心，谈论的话题少不了宝宝的成长过程。从幼小的生命降临到生日宴会，经过了多么巨大的变化呀。如今的宝宝，会咿呀作答、会站立甚至行走；有自己的喜怒哀乐、有自己的主观意识；会欣赏、会游戏。宝宝的每一个进步，都会给妈妈带来无穷快乐，更会成为妈妈培养教育孩子的动力。

现在，宝宝1岁了，妈妈下一步应该做些什么呢？细心的妈妈应该为宝宝的进一步成长做准备，从宝宝的衣食住行方面进行细致的护理，对宝宝的智能发育和心理发育做更有益的引导。

父母是孩子的第一任老师。父母的引导和教育，对孩子的身心发育影响极其重要。父母爱护自己的孩子，也最了解自己的孩子，望子成龙、望女成凤是每个家长的希望，为了孩子的健康成长，努力为宝宝设计一个快乐的生日吧！

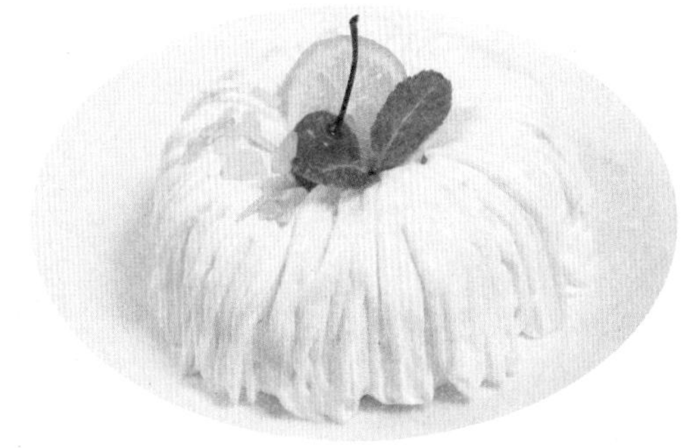

宝宝过生日了，记得吃蛋糕，但要适量哦

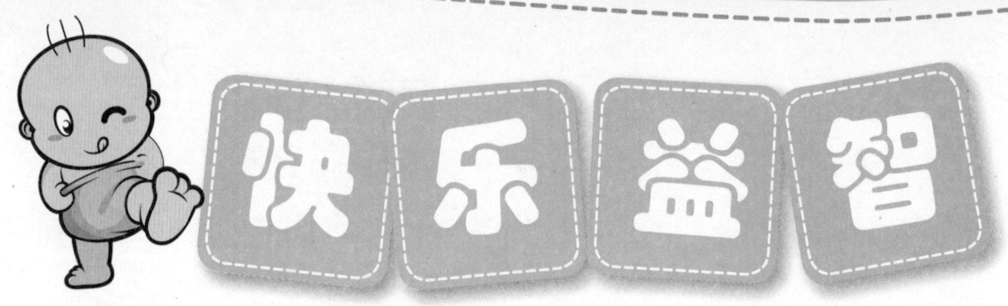

左脑开发方案

识别温度

语言能力 反应能力

温馨提示

碗的温度不要太高，宝宝的肌肤比较娇嫩，对温度的感触更加敏感，要避免宝宝烫伤。

益智目标

提升宝宝对温度的认知，促进触觉能力的发展，提高各种感觉器官的配合和应对能力。

亲子互动

1. 爸爸妈妈可以在开饭时训练，如粥或面条往往会很烫，就告诉宝宝“烫”。
2. 这时爸爸妈妈可以拿着宝宝的手，让他（她）伸出示指轻轻地摸一下碗马上拿开说“烫”，这样宝宝就知道什么是“烫”了。

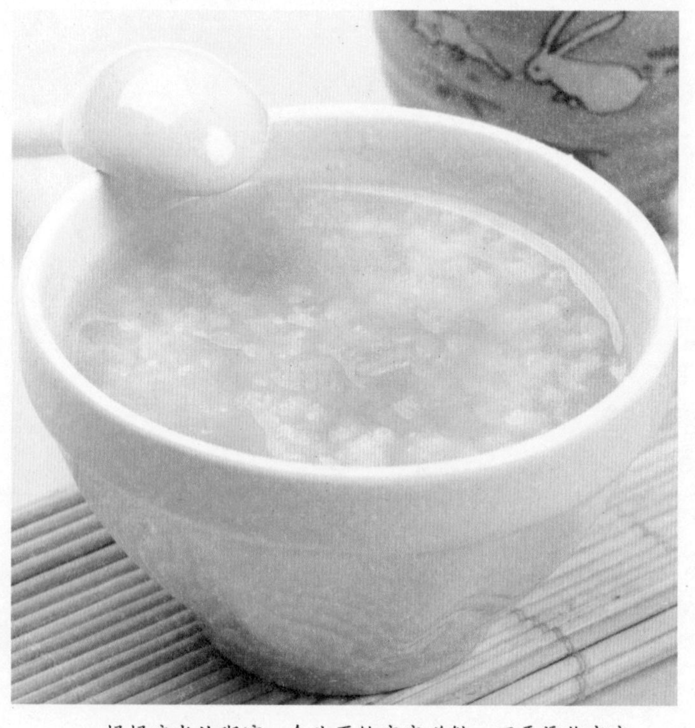

妈妈应当让粥凉一会儿再给宝宝碰触，不要烫伤宝宝

跟布娃娃说话

语言能力 沟通能力 听觉能力

益智目标

经常给宝宝提供表演的机会，让宝宝在快乐的氛围中学习语言，促进宝宝语言能力的发展。

亲子互动

1. 爸爸妈妈将纱巾挂在床中间做“帷帐”，构造成一个小戏台。
2. 爸爸和宝宝在前面看，妈妈手拿着布娃娃从帷帐后面伸出来，说“我是小小布娃娃，我快1岁了”等，并摇着布娃娃跳来跳去。
3. 爸爸指导宝宝与布娃娃对话，如“我是天天，我10个月大了，布娃娃你叫什么名字呀？”等。
4. 爸爸妈妈要及时鼓励宝宝，让他（她）随意和布娃娃对话，并根据宝宝的反应灵活变动游戏内容，让宝宝在快乐中体会到语言的乐趣。

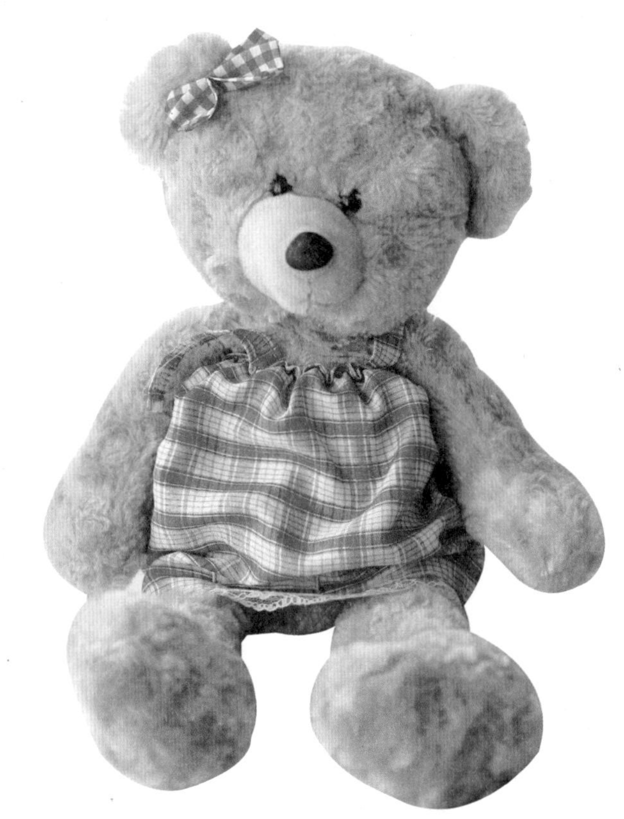

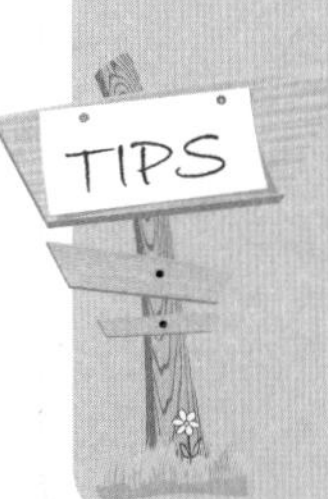

温馨提示

在做“跟布娃娃说话”的游戏时，宝宝可能只是咿咿呀呀地答应，妈妈一定要应和宝宝，不能急于求成。妈妈说台词时，一定要慢，这样有助于和宝宝互动。

快乐数数

数学能力 逻辑思维

益智目标

教宝宝区分数量。

亲子互动

1. 准备各种玩具若干、玩具筐一个。把玩具筐放在沙发上，将各种玩具放在地上。
2. 妈妈让宝宝将玩具捡起来，一个一个地放入玩具筐里。
3. 宝宝每次搬运一个玩具放到玩具筐中，妈妈就数一次玩具筐中的玩具，并把这个数字告诉宝宝。
4. 当宝宝全部搬运完毕后，妈妈要给予鼓励，并和宝宝一起将玩具筐中的玩具数一遍。

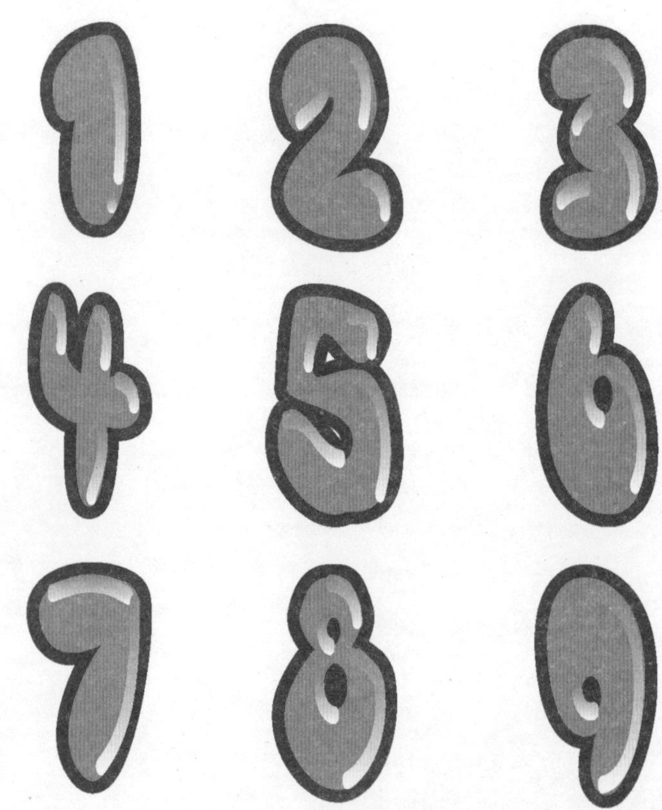

温馨提示

妈妈在生活中要有意识地培养宝宝收拾物品的习惯，有效增强其自我服务的意识和能力，塑造宝宝对自己行为负责任的良好品格。

右脑开发方案

认识花

观察能力 创新能力

益智目标

加深宝宝对颜色、形状的认识，丰富宝宝的触觉信息，提高宝宝的观察能力，促进宝宝的视觉发育。

亲子互动

1. 带着宝宝外出赏花。
2. 妈妈指着牡丹花告诉宝宝："这是牡丹花，红红的，圆圆的。"并拉着宝宝的小手摸一摸牡丹的花瓣。
3. 在金黄的菊花面前，告诉宝宝："这是菊花，金黄色的，小小的像星星一样。"并拉着宝宝摸摸小菊花细而柔的花瓣，问宝宝："菊花摸着舒服吗？"
4. 还可以向宝宝描述其他的花儿，并让宝宝摸摸花瓣，让宝宝闻闻花儿的香味。

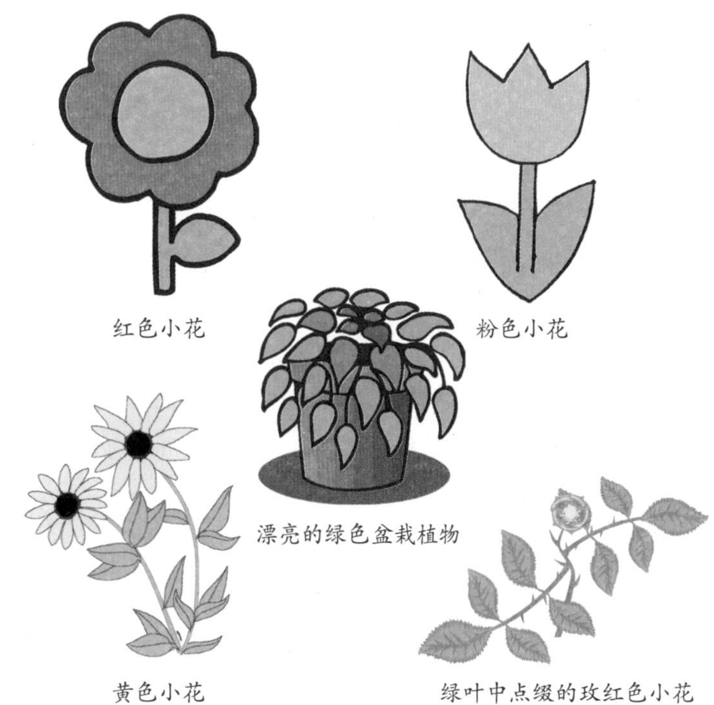

红色小花 粉色小花 漂亮的绿色盆栽植物 黄色小花 绿叶中点缀的玫红色小花

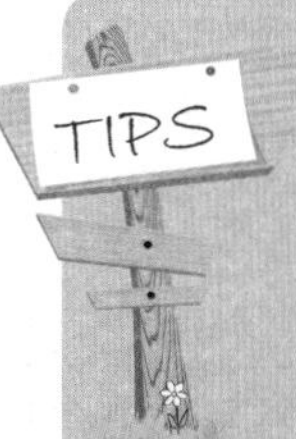

温馨提示

在赏花时，如碰到其他的小朋友，可以让宝宝多跟同龄的小朋友交谈、沟通。

玩套环

认识数字　手眼协调

益智目标

让宝宝初步认识1、2、3，并锻炼手眼协调能力。

亲子互动

1. 准备套塔类玩具。
2. 给宝宝示范从套塔上每取下一个套环就数一个数字："1、2、3……"
3. 宝宝小手精细动作较好的宝宝可以加大难度，从往下取发展成向上套，并同时一个一个数。

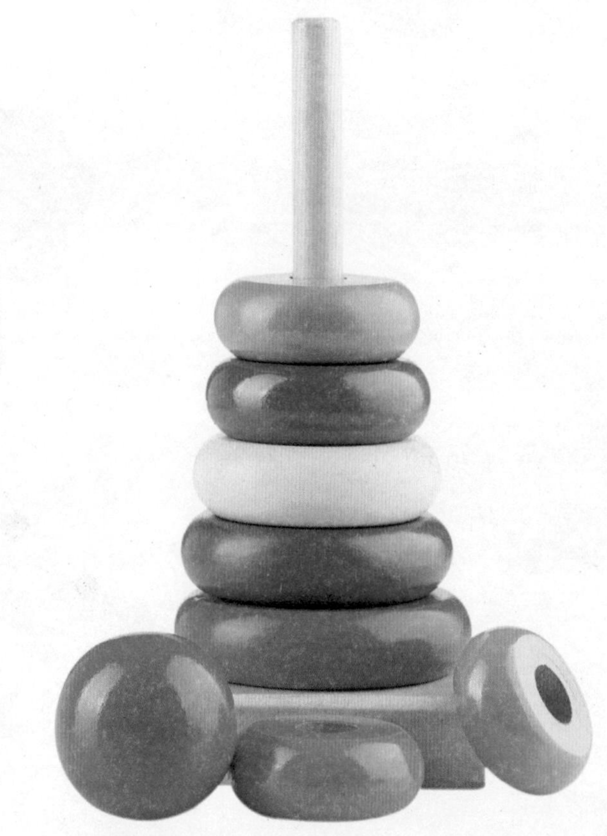

TIPS

温馨提示

当宝宝不能顺利完成这个游戏时，妈妈可以在旁边进行辅助，进而帮助宝宝顺利完成，增强宝宝的信心。

学涂涂点点

手部动作 创新能力

益智目标

训练手部的运动，不仅能锻炼宝宝手的灵巧性，还对他（她）的智力发育相当有好处。

亲子互动

1. 准备彩色蜡笔。彩色蜡笔是一种锻炼手的灵活性的好工具，用笔需要拇指、示指和其他手指的配合，需要手的力量。
2. 让宝宝用蜡笔在纸上任意涂涂点点，虽然这时候还看不出来画的是什么东西，但对他（她）学习色彩是很有帮助的。

TIPS

温馨提示

妈妈给宝宝选择的蜡笔，一定要有一支暖色调的，如大红、玫红或黄色的，因为这些颜色能让宝宝表现出活泼、热烈、天真的情趣。

育儿微课堂

Q 10个多月的宝宝还不会站立怎么办？

A 这个月不会站立的宝宝不多了，但是有的宝宝不会自己站起来，这不能说明宝宝运动能力差。如果正赶上冬季，宝宝穿得很多，运动不灵活，可能就不会自己站起来了。如果是老人或保姆帮助看护，对宝宝缺乏训练，运动能力可能会相对落后点。不过，经过训练是会慢慢赶上的，如果确实不会站，就要看医生了。

Q 宝宝已经长出4颗牙齿，经常咬住乳头不放，能不能停止哺乳？

A 当宝宝咬乳头时，可以通过轻轻拍打宝宝臀部等动作来表达不要这样做。大部分的宝宝能了解这一点，从而减少咬乳头的次数。如果妈妈觉得乳头被咬后，疼得无法哺乳的话，也可以停止哺乳。不过，此时如果完全断奶，还是稍微有点早，可以用奶粉来代替。虽然宝宝的胃在周岁前比较小，一下子吃不了太多的食物，但是，由于活动量增加，需要通过母乳或奶粉来补充热量。而且母乳或奶粉中的脂肪是宝宝大脑发育必需的营养。所以，在周岁前，不要完全断奶。

Q 无论是拍手还是逗乐，宝宝都没有跟着来的意思，怎么办？

A 无论是拍手还是逗乐，妈妈不能抱着只是单纯为了教宝宝动作的目的。这个阶段，宝宝对感兴趣的事情会做出积极的反应；相反，不感兴趣的话，就不会跟着一起做。在跟宝贝交流时，如果妈妈能经常做出有趣的动作或表情，宝宝自然会模仿。此外，在模仿时，妈妈表现得越是高兴，宝宝做得越会起劲儿。

Q 从出生后3个月至今，宝宝总是爱吸吮手指，怎样改掉这个毛病？

A 宝宝吸吮手指是自然的生理现象。即使临近周岁时，依然吸吮手指，也不算异常。如果强行制止，反而会使宝宝的需求得不到满足。不过，如果宝宝吸吮手指的情况过分严重，应该更积极地关心和观察宝宝的生活。妈妈可以经常与宝宝一起相处，或让宝宝玩那些能够引起关注的玩具，让宝宝高兴起来，就能戒掉吸吮手指的习惯。

如果吃手现象严重，可以考虑给宝宝用安抚奶嘴状态代替。因为当安抚奶嘴习惯后，要断掉时只要不给宝宝提供就可以了，但要想直接让宝宝不吃手比较困难。

Q 宝宝一见到妈妈，就非要妈妈抱，怎么办？

A 临近周岁时，宝宝经常跟妈妈撒娇，有时甚至到了耍赖的程度。这时，如果无条件答应宝宝的要求，会使宝宝养成无论什么事情只要耍赖就能达到目的的心态。因此，在宝宝近乎耍赖的时候，要以理性的、充满爱意的态度来哄劝。

Q 怎么给宝宝挑选画册？

A 图案要实物拍摄的，不要太小，要颜色分明。跟宝宝一起看画册，有助于让宝宝对事物产生好奇心，有助于宝宝的语言发育。此时，宝宝还不能理解细密的线条或奇妙的颜色。可以选择构图简单、准确，由三原色（红、黄、蓝）组成的画册让宝宝看。宝宝最喜欢在画册中看到原先就有印象的东西，用手指着画册上的小猫，跟宝宝说这是“喵喵”，会提高宝宝看画册的兴趣。

Q 我和老公平时都上班，宝宝由姥姥、姥爷带，我们只能每天下班后及周六周日陪宝宝，有什么办法能增进亲子感情呢？

A 建议上班族父母每天下班后拿出1小时左右的时间和宝宝一起玩。可做一些简单的游戏，或者讲讲故事、唱唱儿歌。周末要安排和宝宝一起到户外活动，在游玩时和宝宝交流，促进亲子感情，帮助宝宝成长。

本章小结

记录宝宝的成长点滴

分类	游戏	方法	第一次出现的时间	最令你难忘的记忆
认知	认图片卡	念物名，让宝宝拿出相同的图片卡	第__月 第__天	
	用棍够玩具	将玩具放在床上伸手够不到的地方，给宝宝1根木棒，宝宝知道利用木棒够，但不一定取到	第__月 第__天	
	认身体部位	指出身体部位，如手、脚、腿、肚子等，让宝宝回答，能认出2~3处	第__月 第__天	
	竖示指表示	问宝宝“你几岁了”，要求竖起示指回答	第__月 第__天	
动作	独站	扶着宝宝站立，后松开，宝宝可以独站1秒以上	第__月 第__天	
	扶推车走步	让宝宝扶推车或床沿，迈3步以上	第__月 第__天	
	扶站	扶宝宝双手腕站立，能坚持10秒以上	第__月 第__天	
	独自行走	可以独自行走2~3步	第__月 第__天	
	手部动作	打开杯盖：父母示范打开杯盖过程，宝宝可以模仿做	第__月 第__天	
		翻书：向宝宝示范硬皮书打开再合上，宝宝可以模仿父母的动作反复几次	第__月 第__天	
		用蜡笔戳点：会用蜡笔在纸上戳出点来	第__月 第__天	
		搭积木：宝宝会搭1~2块积木，且不倒	第__月 第__天	

续表

分类	游戏	方法	第一次出现的时间	最令你难忘的记忆
语言	叫爸爸或妈妈	有意识地第一次对着爸爸叫“爸爸”，或对着妈妈叫“妈妈”	第__月 第__天	
	伸手“要”	有意识地发出一个字音，表示特定的意思，如“要”“走”“拿”等	第__月 第__天	
	模仿动物叫	向宝宝出示不同动物的卡片，宝宝可以模仿5种动物的叫声	第__月 第__天	
情绪与社交	懂命令	主动要求抱	第__月 第__天	
	随音乐或儿歌做动作	父母面对宝宝表现出高兴、悲伤、生气时，知道2~3种表情	第__月 第__天	
	要东西知道给	向宝宝要他（她）手中的玩具，他（她）理解语言，知道给	第__月 第__天	
自理	配合穿衣	可以配合穿衣，如穿上衣伸胳膊	第__月 第__天	
	蹬掉鞋	上床前宝宝可以用脚蹬掉鞋	第__月 第__天	
	用勺吃饭	能用勺把饭送入口中	第__月 第__天	

身体发育参照指标

项目	男宝宝（均值）	女宝宝（均值）
体重（千克）	10.2	9.5
身高（厘米）	77.3	75.9
头围（厘米）	46.5	45.4
胸围（厘米）	46.3	45.2
出牙情况	牙齿4~6颗（4颗上牙，2颗下牙）	

专题 斯波克的经典育儿言论

经典育儿言论 1

世界上没有什么比看着一个孩子成长更让人着迷的了。一开始你只将这种成长看作孩子身体长大的过程；当这个小人儿开始有所行为的时候，你会认为那不过是简单的模仿罢了。实际上，孩子的成长要比这复杂得多，而且意义更加深远。

在许多方面，无论是身体的完善还是头脑的发育，每个孩子的成长都能一步一步地重现人类的整个进化过程。正像海洋里出现的初级生命一样，孩子们也是从子宫里的单个细胞演变而来的。几个星期过后，沐浴在温暖羊水里的他们，会长出像鱼一样的鳃和两栖动物一般的尾巴。在出生后第一年末，他们学着站立的时候，正像是庆祝几百万年前的那段时期——那时，我们的祖先逐渐直立起来，开始灵巧地使用手指。

经典育儿言论 2

在家里的几个星期，大多数新生儿的父母都会发现自己比平时更容易焦虑和疲劳。他们为孩子烦躁的哭叫声担心，怀疑哪里出了严重的问题。他们为孩子的每一个喷嚏、身上的每一个红点担心不已。他们甚至会踮着脚走进房间，看看孩子是否在呼吸。也许是因为父母的本能，他们在这段时期对孩子有一种过分的保护意识。我想是大自然的魔力，让世界上千万对新父母都能认真地担负起他们的新责任。即使有的父母可能还不太成熟，也不至于出现大的疏忽。对宝宝多关心一点应该是好事。好在，这种强烈的焦虑感都会渐渐地消失。

经典育儿言论 3

每天在室外活动两三个小时，对宝宝的身体很有好处（对其他任何人也一样）。在室内供暖的季节尤其需要出门活动活动。我生长在美国东北部，还在那里开业当了儿科医生。在那里，大多数尽职尽责的父母都认为，每天让孩子在外边活动两三个小时是理所当然的。孩子们喜欢在外面活动，室外活动又可以使他们脸蛋红润、胃口大开。所以，我不得不相信这种传统做法的好处。

经典育儿言论 4

你可以参照一些生长发育对照表，看看你的孩子是否在相应的时间做了他“应该”做的事情。15年来，我一直不愿意把这样的成长时间表放在这本书里。首先，每个孩子的成长模式都与别人不同。有的宝宝可能在整体力量和协调性方面发展得非常快——可以说是小宝宝中的运动健将，但是在用手指做技巧性动作或者在说话方面他可能会发展得比较慢。那些后来在学校里表现得很聪明的孩子，可能一开始学说话的时候进展得非常慢。同样的道理，能力一般的孩子在早期发育方面也可能表现突出。

我认为，过分地注重早期发展的各项指标会在什么时候完成，一味地拿自己的孩子和“平均标准”去比较，那是非常错误的。最重要的是，宝宝的发展从整体上看是一个不断进步、日趋发展的模式。另外，孩子的发展总会有飞跃和滑坡。而滑坡却往往预示又一次飞跃。所以，当孩子出现小的退步时，父母不应该过分在意，应该尽量帮助孩子提高发展的水平。虽然有的父母费尽心思地教育孩子，想让他们早早地学会走路、说话和阅读，但是没有证据表明这对孩子的发展有任何真正长远的好处。同时，这不仅会使父母感到沮丧，还可能引起一些问题。宝宝需要一个能够提供成长机会的环境，而不是强迫他那样成长的环境。

经典育儿言论 5

我记得一位陷入了困境的母亲。在孩子学会自己走路以前，总是扶着他走来走去。由于孩子特别喜欢这种“悬浮式”的行走，所以整天都让母亲这样做。毫无疑问，这位母亲早在孩子感到疲倦和厌烦之前就已经又累又烦了。

经典育儿言论 6

孩子会走路以后就不适合待在童床里，也不适合放在围栏中了，应该让他到地板上去活动。当我跟父母们说这些话的时候，他们会不情愿地看着我说：“可是我担心他会伤着自己。至少，他会把屋子弄乱。”但是，你迟早都要让孩子出来到处跑，就算10个月的时候不行，到15个月他会走路的时候也总该放他出来了。即使到了那个时候，他也不会更懂道理或者更容易管束。无论在什么年龄开始让他在房间里自由活动，你都需要做出调整。所以，还不如在孩子准备好的时候，就尽早给他自由。

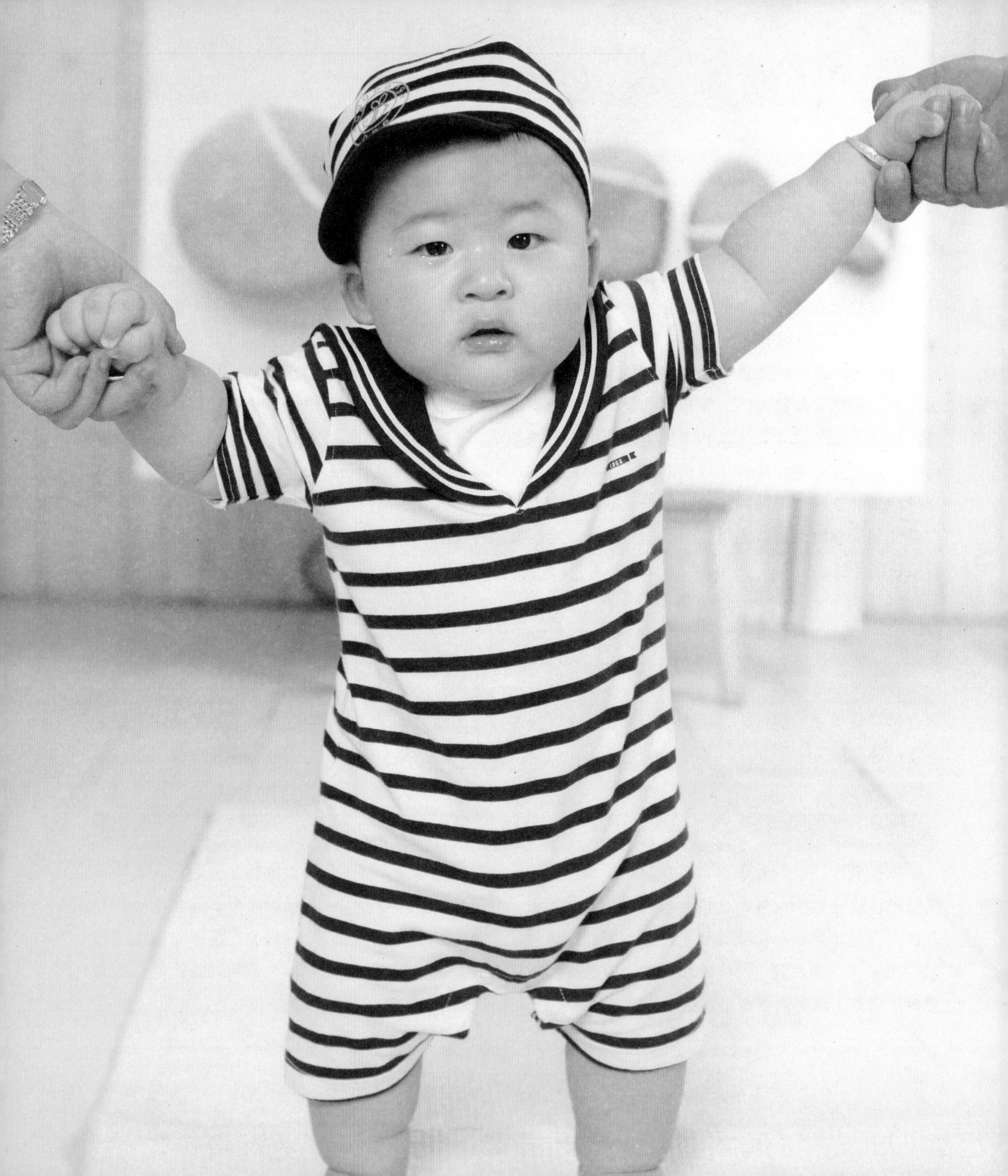

PART 5

1岁1个月～1岁3个月

迈出了人生的第一步

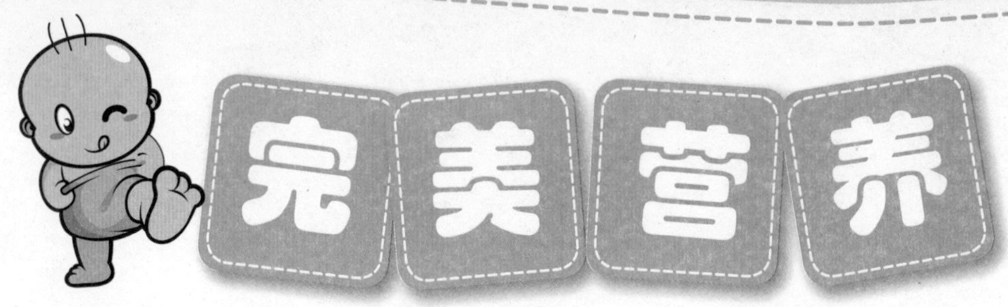

1 减少母乳的喂养量

1岁以后的宝宝也可以喂母乳，但最好在不影响辅食的基础上作为补充食物来喂。宝宝如果不愿意吃辅食，只想吃母乳，应渐渐减少母乳的量。减少白天授乳，调整授乳的时间，一天喂1~2次奶就可以了。

喂养要点

宝宝可以吃多个鸡蛋吗

鸡蛋营养丰富，但是宝宝的肠胃还不够成熟，过多地摄入鸡蛋会引起消化不良性腹泻，因此，提醒妈妈们每天或隔天让宝宝摄入一个鸡蛋就可以了。

2 宝宝吃多少就喂多少

在从辅食到幼儿饮食的过渡期中，要教宝宝用勺子吃饭的方法。在这个时期，宝宝吃饭容易分心，可以把吃饭的时间规定在30分钟以内，要是超过了时间宝宝依然因为玩儿忘了吃饭，就把饭菜撤掉。这时，宝宝可能没有太大的食欲，因而体重可能会相应减低，显得比较瘦。其实，不用为宝宝不吃东西而过分担心，宝宝吃多少就喂多少即可。如果强行给宝宝吃得太多，反而会引起宝宝厌食。另外，如果突然增加食量，也会给胃带来负担。饭菜一定要易于消化，而且最好盛在漂亮的碗中。

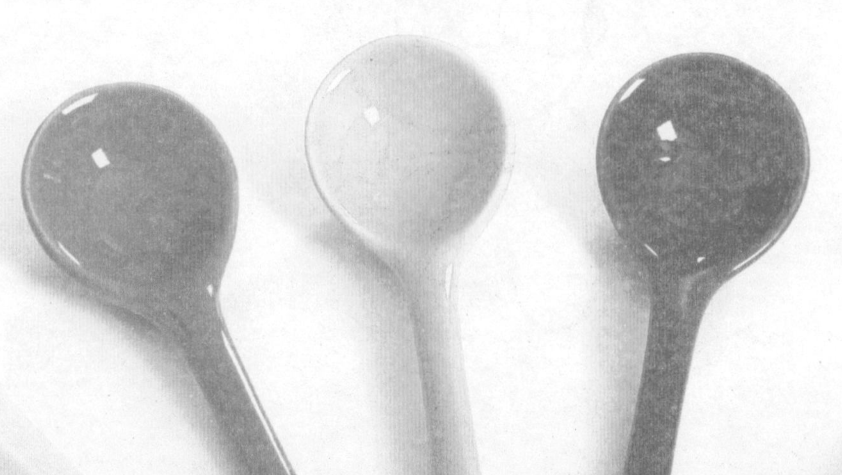

妈妈可以给宝宝准备一些漂亮的餐具，像勺子，可以增强宝宝进餐的兴趣

3 采取适当的烹调方式

宝宝的膳食最好与成人的分开烹制，并选用适合的烹调方式和加工方法。要注意去除食物的皮、骨、刺、核等；花生、大豆等坚果类食物应该磨碎，制成泥糊状；烹调方式上应采用蒸、煮、炖等烹调方式，不宜采用油炸、烤、烙等方式。

4 挑选味淡而不甜的食物给宝宝

1岁的宝宝可以吃稀饭，也可以吃大人吃的大部分食物。但是在喂的时候应选择味淡而不甜的食物，并做成宝宝容易咀嚼的软度和大小。宝宝到16个月时可以无异常地消化软饭，还可以吃米饭，而且对以饭、汤、菜组成的大人食物比较感兴趣，但还不能直接喂大人吃的食物。

5 宝宝饭菜尽量少调味

宝宝1岁后可以适量喂盐、酱油等调味的食物，但15个月之前还应尽量喂清淡的食物。食材本身已经含盐和糖的，则没必要调味。

宝宝不愿吃清淡的食物时加点调料，尽量不要使用盐，酱油也尽量不使用，使用时也要少量。给汤加调料时可以用酱油或鱼露来调味。宝宝如果习惯了甜味就很难戒掉，所以尽量不用白糖调味。

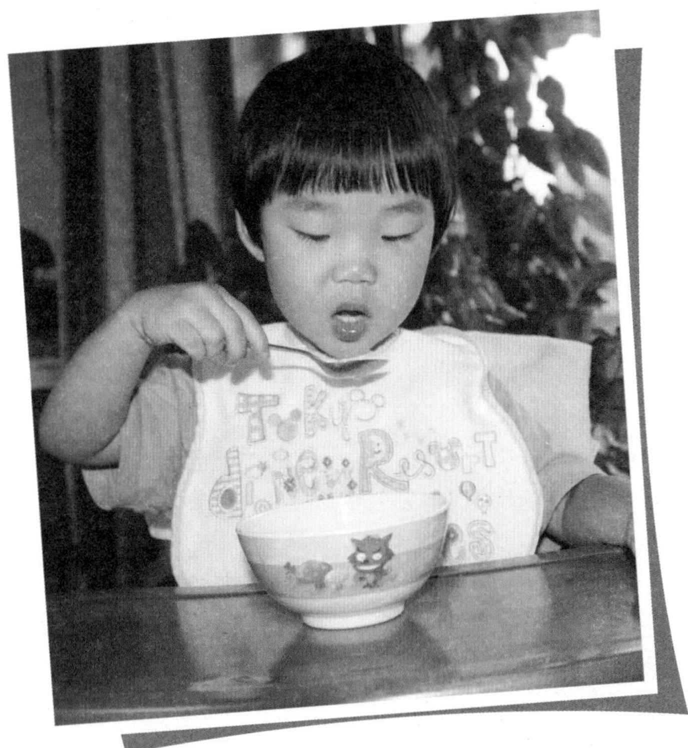

宝宝要养成独立进餐、专心吃饭的好习惯

6 直接喂大人的饭菜还过早

宝宝1岁后的食谱应由饭、汤、菜组成，但不能直接喂大人的食物。宝宝的饭应比较软，汤应比较淡，菜应不油腻、不刺激。

妈妈单独做宝宝的汤和菜会比较麻烦，可以在做大人的菜时，在调味前留出宝宝吃的量。喂时，应先捣碎再喂给宝宝，以避免宝宝卡到。

7 什么是断奶综合征

强制断奶后，如果喂养不当，宝宝身体上会产生不良反应，如体内蛋白质缺乏，兴奋性增加，容易哭闹，哭声细弱无力，有时还伴有腹泻等症状。

精神上的不安加上蛋白质摄入不足会让宝宝消瘦，抵抗力下降，容易发热、感冒。这些不良反应，医学上称为断奶综合征。

8 怎样预防断奶综合征

有一些妈妈会用一些强制性的措施进行断奶，例如在乳头上抹辣椒，涂上紫药水，贴上胶布，或者突然离开宝宝，躲到娘家或朋友家。虽然这些手段很有效果，但是这种做法会让宝宝身心俱伤，因为对宝宝来说，断母乳，不但是不让他（她）吃妈妈的奶了，而且会有和妈妈分离的感觉，很容易引起宝宝的不良反应。

有些妈妈习惯用乳头哄宝宝睡觉，这样的方式大多会导致断奶时遇到困难。因为宝宝已经习惯晚上吸着妈妈的乳头睡觉，半夜醒来，只要吸几口奶就会很快再次入睡，一旦断奶，宝宝夜间醒来就会哭闹。所以如果你刚计划断奶，可以尝试着宝宝夜里醒来时不用母乳，而是用配方奶喂宝宝，这样会为你的成功断奶打下基础。

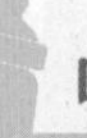

喂养要点

不要强迫宝宝进食新食物。断奶期的宝宝由于原来饿了就吃奶的饮食规律被打乱，容易陷入饮食混乱。这时需要妈妈正确给宝宝添加辅食，不要急着给宝宝添加新的辅食，千万不要强迫他（她）进食新食物。可以改变食物的做法来增进宝宝的食欲。宝宝不愿吃的时候不要强迫，但中间不要再喂其他食物；每次喂食量不要多，坚持少食多餐的原则即可。等到宝宝完全适应新的食物和饮食规律后，再增加新的食物或者减少哺乳次数。

9 断奶综合征如何护理

如果给宝宝断奶时遇到了困难，妈妈可以根据具体情况采取措施。如果你不再和宝宝一起睡，其他看护人哄一哄、拍一拍，宝宝就能再次入睡，那么这样坚持几天，断奶肯定会成功。如果宝宝醒来，你通过其他的方法也能让宝宝再次入睡，那么断奶也不成问题。

10 宝宝1岁后可以放心吃的食物

食材	喂食时间	营养及消化	喂食方法
草莓	1岁以后喂食	充足的维生素C有健脑功效，但草莓容易引起过敏，所以不宜1岁前喂给宝宝	6~7颗草莓可以补充宝宝一天所需的维生素C，不宜与白砂糖一起喂
猕猴桃	1岁以后喂食	富含维生素、叶酸、钙、钾等成分，可以补充大脑发育所需的营养，甜味浓的猕猴桃2岁前可以喂，酸味重的猕猴桃不宜在2岁前喂	常温保存，待猕猴桃比较软了再给宝宝喂食
橘子	1岁以后喂食	含有丰富的维生素C，可以提高宝宝抵抗力，预防冬季感冒，钾含量较高，可以坚固宝宝的血管，但容易过敏，1岁后再喂	橘子瓣的薄皮虽然有营养，但对于宝宝来说质感较韧，应去除后再喂
虾皮	1岁以后喂食	富含对宝宝成长发育非常重要的钙，还含有丰富的蛋白质、维生素D及多种矿物质，可以增强宝宝体质	容易过敏的宝宝不要食用，虾皮含有较多的盐分，在烹调前应先用清水浸泡去盐分

11 宝宝上火了怎么调

宝宝出现大便干燥、小便发黄、口舌生疮、睡觉不香、食欲不佳等症状，那么基本上可以判断是上火了。由于宝宝的脏腑、肌肤都比较娇嫩，一年四季之中温差变化显著的时候都容易上火，妈妈需要适时地为宝宝安排清凉降火的饮食，并辅以滋补，增强宝宝食欲，帮宝宝对抗火气。

摄入充足的膳食纤维和维生素可以促进宝宝肠胃蠕动，减轻口腔炎症，预防和缓解上火症状。

清凉降火的明星食材

适合宝宝春季吃的降火食材	大豆及其制品、鸽子、鹌鹑、鲫鱼、泥鳅、芥菜、菠菜、油菜、胡萝卜、春笋、甘蔗、橄榄
适合宝宝夏季吃的降火食材	小麦、荞麦、薏米、萝卜、莴笋、冬瓜、丝瓜、菠菜、苋菜、芹菜、甜菜、绿豆、绿豆芽、黄花菜、蘑菇、苹果、草莓
适合宝宝秋季吃的降火食材	豆腐、黑豆、梨、银耳、芝麻、百合
适合宝宝冬季吃的降火食材	萝卜、莲子、海带、紫菜、海蜇、菠菜、大白菜、玉米

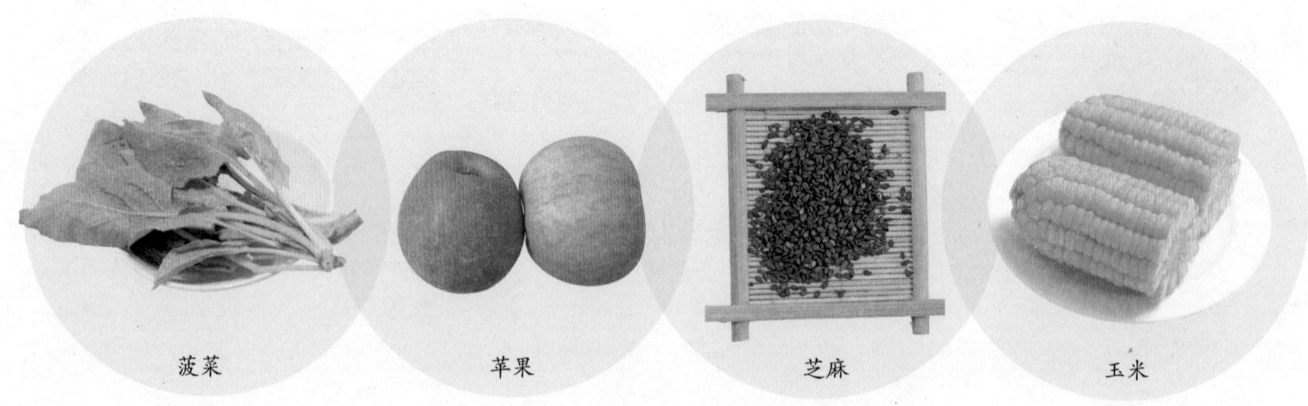
菠菜　苹果　芝麻　玉米

这些降火食材简单易得，但要根据宝宝的实际情况喂食，有利宝宝降火的同时增加营养，促进身体的快速发育

12 1岁1个月～1岁3个月宝宝每日食谱推荐

上午	8：00 10：00 12：00	母乳或配方奶250毫升，肉松粥1碗，煮鸡蛋1个 饼干3～4片，酸奶50毫升 软饭1小碗，黄瓜镶肉1小盘，油菜水半碗
下午	15：00 18：00	香蕉1根，蔬菜饼1张 肉末胡萝卜饺子1小盘
晚上	21：00	母乳或配方奶250毫升

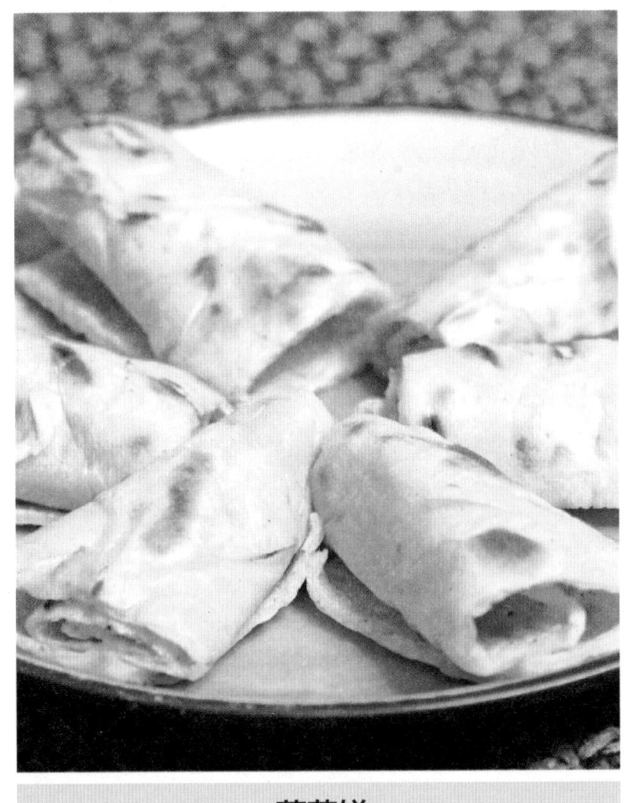
蔬菜饼

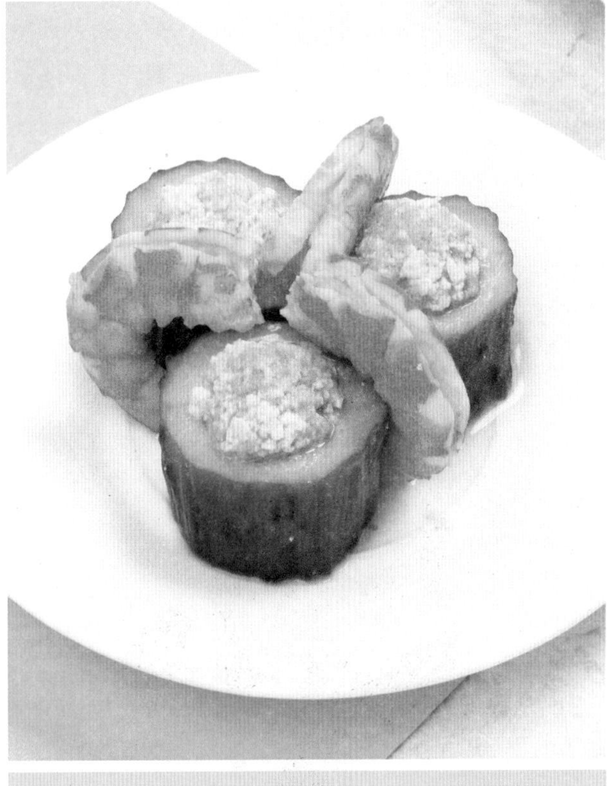
黄瓜镶肉

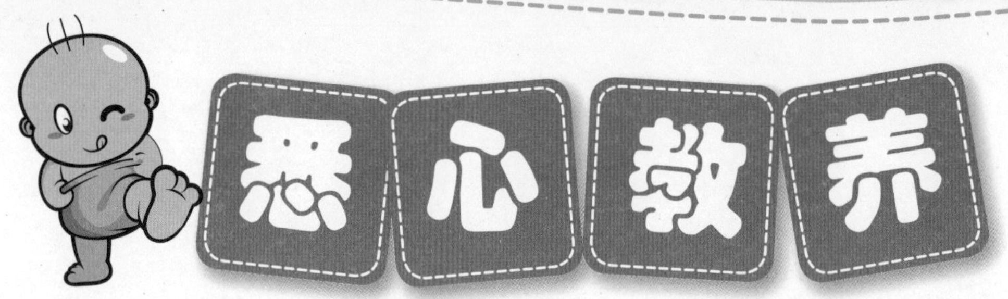

1 宝宝耍脾气应对措施

1. 让宝宝冷静下来最重要。妈妈可以把宝宝抱在怀里，但是不要说话也不要拍着哄宝宝，要严肃一些。如果宝宝的哭闹有点缓和了，那就拍拍宝宝。一直到宝宝停止哭闹了，你再看着宝宝，告诉他，“哭闹是不对的，因为你的要求不合理，所以妈妈才不答应你。哭闹也是没有用的，妈妈希望你以后不要再这样了”。

2. 看到宝宝哭闹，妈妈很难做到冷静地处理，但是只有冷静处理的办法才是最有效的，也可以避免宝宝养成用哭闹来达到自己的目的。

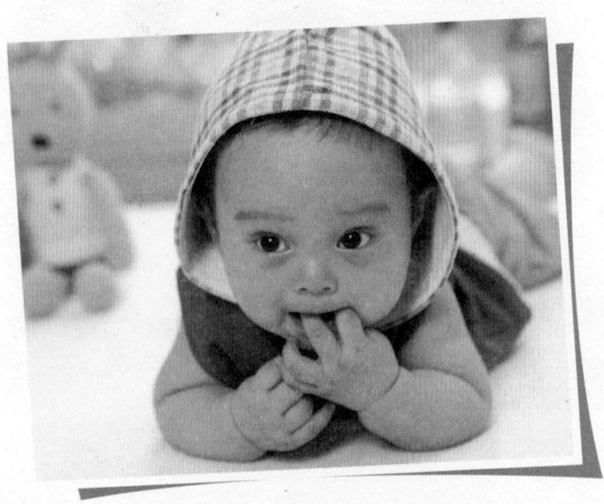

2 纠正宝宝吸吮手指的行为

1. 对已养成吸吮手指习惯的宝宝，应弄清原因。如果属于喂养不当，首先应纠正错误的喂养方法，克服不良喂哺习惯，使宝宝能规律进食，定时定量，饥饱有节。

2. 要耐心、冷静地纠正宝宝吸吮手指的行为。切忌采用简单粗暴的方法，不要嘲笑、恐吓、打骂、训斥宝宝，否则不仅毫无效果，而且一有机会，宝宝就会更想吸吮手指。

3. 最好的方法是满足宝宝的需求。除了满足宝宝的生理需求，如吃、喝、睡眠外，还要给宝宝一些有趣味的玩具，让他们可以更多地玩乐，分散对固有习惯的注意，保持愉快的情绪，使宝宝得到心理上的满足。

4. 从小养成良好的卫生习惯，不要让宝宝以吸吮手指来取乐。要耐心地告诫宝宝，吸吮手指是不卫生的。

宝宝出现吸吮手指时，父母要冷静对待，找出原因，及时纠正

3 预防独立行走后的小儿发生意外伤害

在宝宝学会独立行走后，因为其好奇心强，往往会东走走西看看，捅捅这摸摸那，如果大人看护不当，宝宝很容易发生意外伤害。为了预防和避免宝宝遭到意外伤害，家长应该注意以下几个问题：

1. 尽量不要让宝宝单独一个人活动。尤其是洗衣服、洗澡、做饭、维修电器时。

2. 不要带宝宝到锅炉房、配电室、游泳池等有潜在危险的场所去玩。

3. 妥善安置家用电器的电源插座，插销板应选择安全插销，闲置不用的插销应用绝缘材料封闭，教育宝宝不要去动插销和开关。

4. 妥善保管家庭用药、酒、胶水、清洗剂等，以防止宝宝误食。

5. 妥善放置刀、剪、叉、钉子等五金工具和物品。

4 宝宝睡得香，长得快

1. 培养宝宝按时有规律地睡眠，使宝宝养成一定的睡眠习惯。

2. 为宝宝睡眠创造良好的环境。室内应安静，光线应暗淡，一般说来室温18℃～25℃，湿度50%～55% 为宜。铺盖应柔软舒适，厚薄适宜。

3. 睡前不要做引起宝宝兴奋的游戏和让宝宝做过多的活动，以免导致宝宝过度兴奋，难以睡眠。同时睡前不要喂宝宝过多的水，以免引起胃肠不适或者夜间小便次数过多而影响睡眠。

4. 遇到宝宝睡眠不稳，易惊、翻来覆去、哭闹等情况时，应积极查找原因。如在睡前的活动是否过于激烈，受到什么惊吓，等等，在检查宝宝的皮肤外表与贴身的衣服、被褥等亦无异常的情况下，应到医院就诊查找原因。

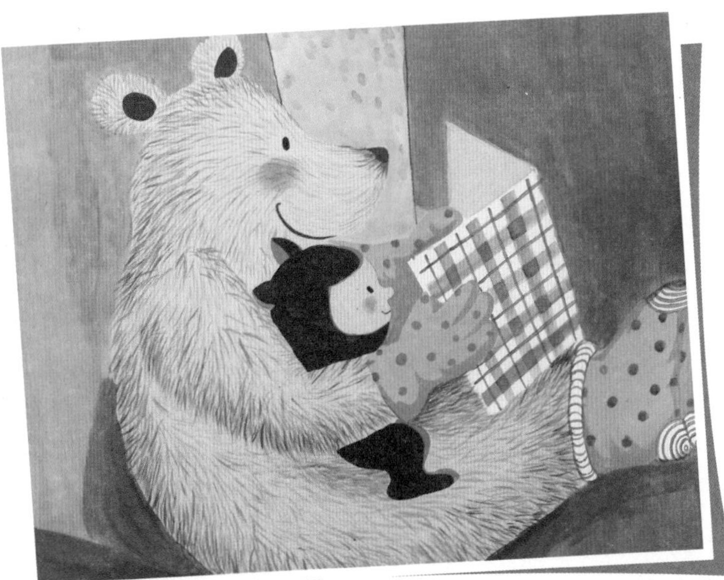

妈妈将故事绘声绘色地讲给宝宝听，宝宝很快就进入了甜甜的梦乡

5 春天，捂着点儿

春捂主要适合生活在北方的宝宝。初春，北方的实际气候还是冬季，还是“春寒料峭”。所以“春捂”中的“春”指的是初春，而有的父母把春捂理解成了整个春季，到五月桃花盛开的时候，妈妈还在“捂”着宝宝，那就不是春捂的真正含义了。

此外，关键要看当时的天气。宝宝和成年人对气候的感觉差不太多，如果你感觉热了，先尝试着减一件，或厚衣服换薄一点。两三天过去了，既不感到冷，也不感到热，没有因换衣服而流鼻涕、打喷嚏，再过一两天就可以尝试着再减，建议一件一件地减，而不是统统全换。先换上衣，两三天后再换裤子，然后换鞋子，最后换帽子。这样宝宝就不容易生病了。

6 宝宝出现皮肤擦伤的护理

用西瓜皮敷肌肤

西瓜皮含有维生素C，把西瓜皮用刮刀刮成薄片，敷在晒伤的胳膊上，西瓜皮的汁液就会被缺水的皮肤所吸，皮肤的晒伤症状会减轻不少。

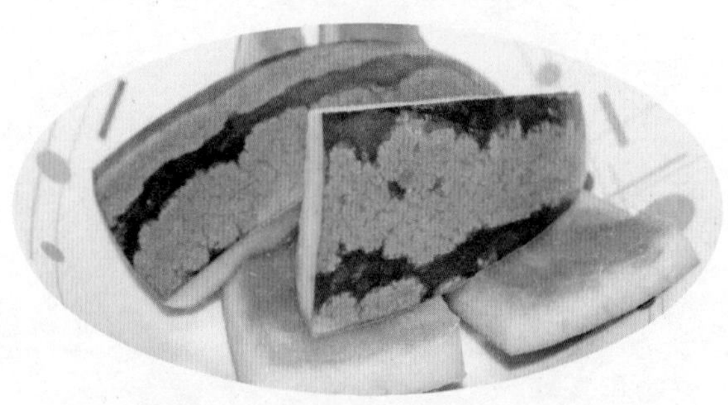

西瓜皮减轻擦伤的效果显著，但必须用新鲜的瓜皮，因为含有丰富的汁液

用茶水治晒伤

茶叶里的鞣酸具有很好的促进收敛作用，能减少组织肿胀，减少细胞渗出，用棉球蘸茶水轻轻擦在晒红处，可以安抚皮肤，减轻灼痛感。

水肿用冰牛奶湿敷

被晒伤的红斑处如果有明显水肿，可以用冰的牛奶敷，每隔2~3小时湿敷20分钟，能起到明显的缓解作用。

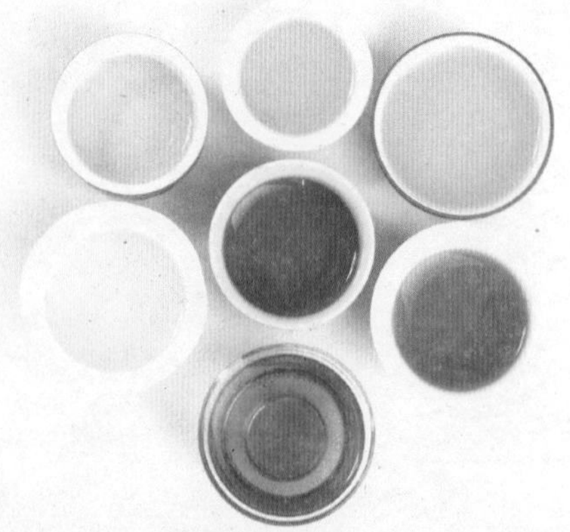

妈妈用茶水治疗宝宝晒伤时，要注意茶水的问题，不能因为茶水过热再次烫伤宝宝娇嫩的皮肤，给宝宝造成二度伤害

7 宝宝被蚊虫叮咬的护理

1. 被蚊虫叮咬后要用盐水涂抹或冲泡叮咬处有助于肿块软化。

2. 如果家里面有芦荟，可以把芦荟叶剥开，将芦荟汁涂抹在叮咬处，有助于止痒消肿。

3. 要给宝宝勤洗手、勤剪指甲，免得宝宝将叮咬处挠破。

4. 市面上卖的一些婴儿专用的止痒液也可以给宝宝用，但要看清楚其中有没有含有酒精等刺激成分。

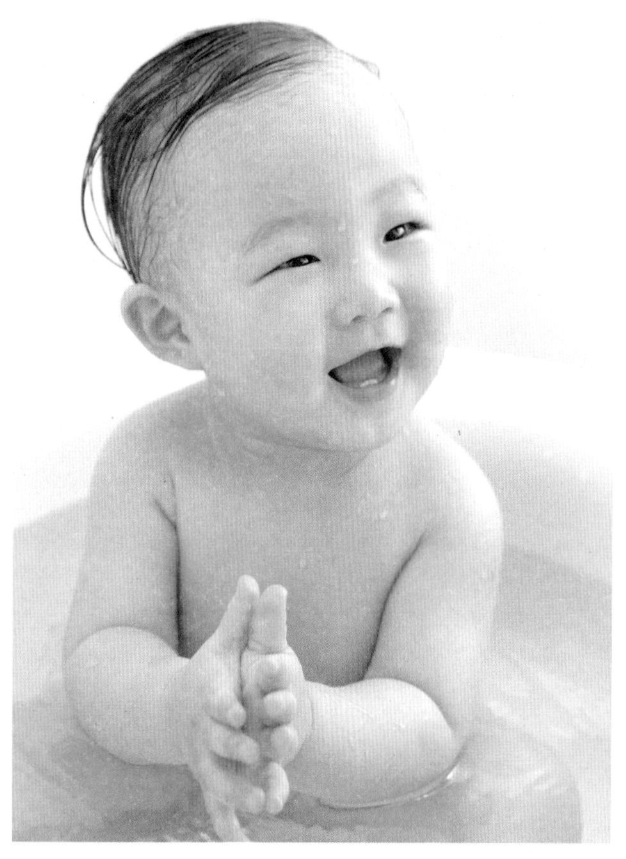

宝宝洗澡水中放些八角，可以预防宝宝被蚊虫叮咬

8 宝宝腹泻的护理

因为腹泻会给宝宝造成大量水分流失，所以腹泻的宝宝要注意水分的补充。另外，要时刻观察宝宝腹泻的次数是否减少，便样是否有变化，必要时征求医生意见，是否需要停乳或改喝豆奶粉等。

9 宝宝消化不良的护理

如果宝宝出现消化不良的症状，如不爱吃东西、呕吐、嘴里有异味、大便呈现消化不良改变，有“生食”味，或打“生食饱嗝”，就可以给宝宝吃助消化的药。其实最有效的方法是适当限制宝宝进食。宝宝不要吃的，不要主动给宝宝吃。如果宝宝闹着要吃，也减少食物的量。且只给宝宝容易消化的食物，暂时不给肉蛋类食物。

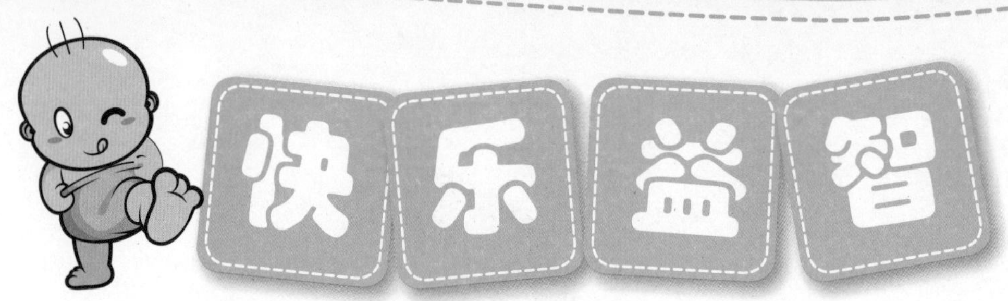

左脑开发方案

已经满1周岁的宝宝，语言理解力大大增强，能听懂很多话了。这时，爸爸妈妈要有意识地多用语言来指导宝宝的行为。为了促进宝宝语言能力的发展，可以经常给宝宝念一些儿歌。宝宝能开始使用推理，能理解简单的因果关系，学会数数，并能按数取物。

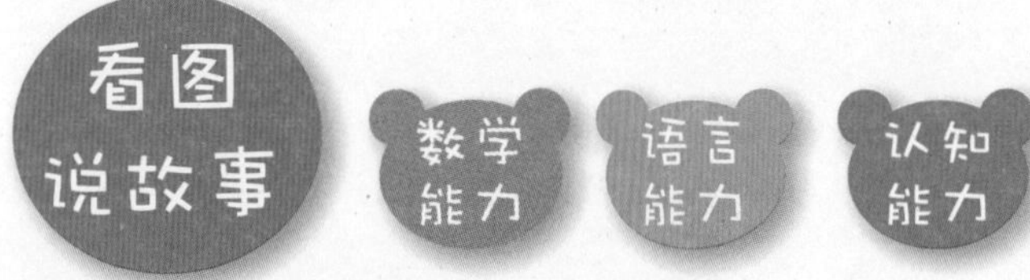

数字歌

1像铅笔会写字　2像小鸭水中游
3像耳朵听声音　4像小旗迎风飘
5像秤钩来买菜　6像哨子吹比赛
7像镰刀来割草　8像麻花拧一拧
9像蝌蚪尾巴摇　10像铅笔加鸡蛋

益智目标

在朗读儿歌时，锻炼宝宝对数字的认知、对图形的把握，提高宝宝的语言能力。

亲子互动

1. 在宝宝安静的时候，给他（她）读读“数字歌”。
2. 可以带着宝宝伸手指，如说到“1像铅笔会写字”的时候，可以伸1个手指，以此类推。

温馨提示

一次性不要灌输太多内容，也不要过于急功近利，否则会适得其反，降低宝宝学习的兴趣。

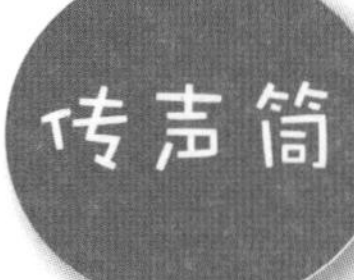

传声筒

听觉能力 记忆能力 知觉能力

益智目标

促进宝宝听觉能力发育。

亲子互动

1. 准备一个传声筒，声筒的线不要太长。
2. 宝宝和妈妈各拿传声筒的一端，站在房间的两端。
3. 妈妈先做示范，将声筒靠近嘴边说话，宝宝就会模仿妈妈的动作。
4. 妈妈可以跟宝宝说："宝宝，听到妈妈说话了吗？宝宝和妈妈说话呀。"如果宝宝听到声筒里妈妈的声音，他（她）会很兴奋地对声筒叫喊。妈妈可附和着跟宝宝说话。

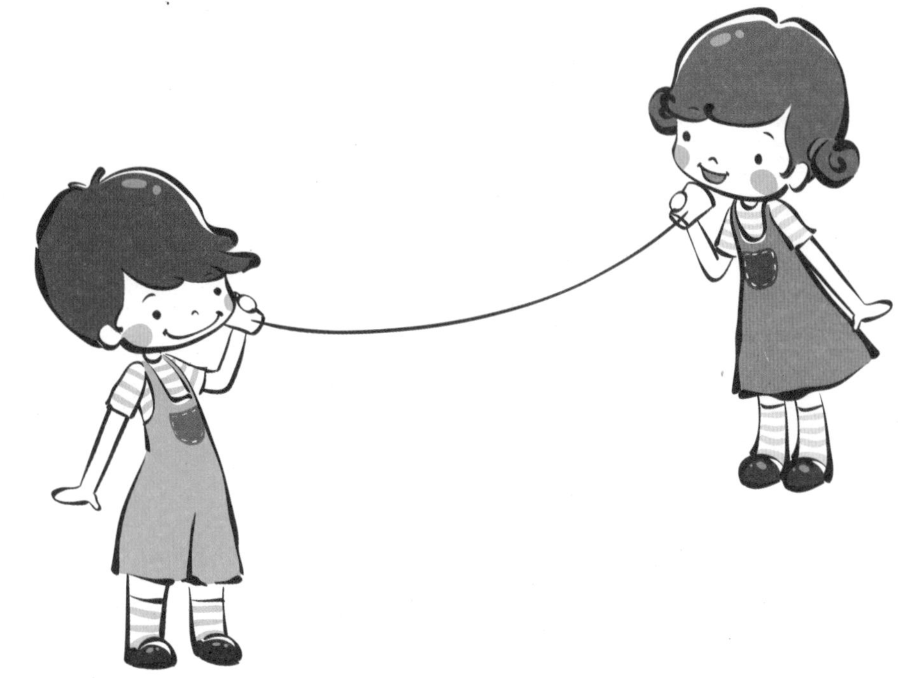

TIPS

温馨提示

妈妈也可以躲到宝宝看不到的地方，如沙发后面，通过声筒和宝宝说话，这样更能激发宝宝对声筒的兴趣。

谁的衣服

观察能力　思考能力　分析能力

益智目标

培养宝宝的观察、思考能力，让宝宝分清衣服的主人，从而提高宝宝的分析能力。

亲子互动

1. 把宝宝、爸爸和妈妈的衣服放在一起。
2. 妈妈指宝宝的衣服，对宝宝说："这件是宝宝的衣服。"而后依次告诉宝宝，那是妈妈的衣服，那是爸爸的衣服。
3. 跟宝宝说完后，就可以考察宝宝了。指着爸爸的衣服问宝宝："这是谁的衣服？"之后再换指宝宝和妈妈的衣服。

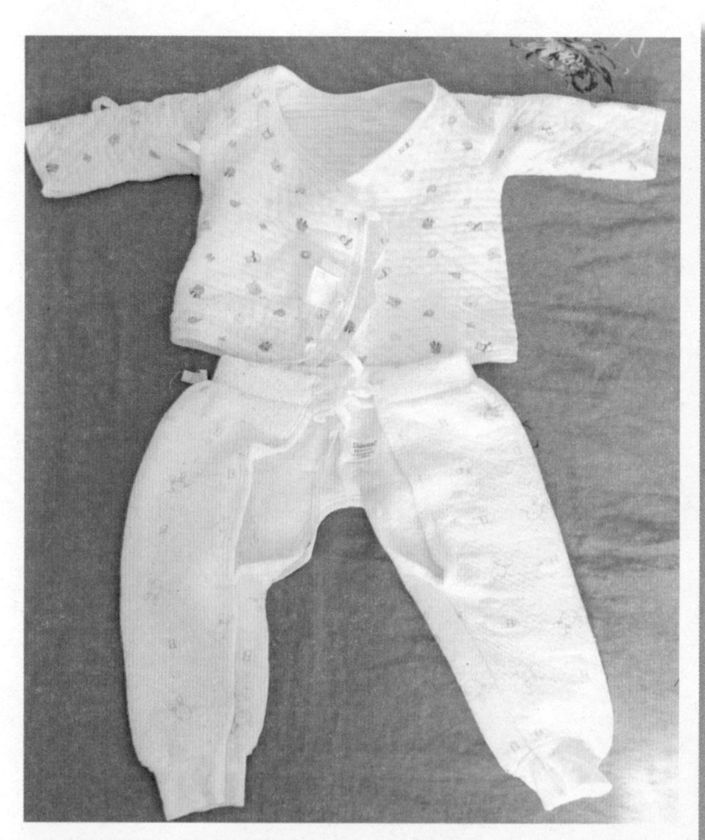

温馨提示

妈妈可以选择一些漂亮的衣服让宝宝来分辨，这样可以提高宝宝的兴趣。

右脑开发方案

这个时候，除了需要继续进行发展宝宝的认知能力和空间距离能力的训练外，还要重点进行身体的协调能力、平衡能力及灵活性的训练。在进行训练时，父母一定要伴以讲解，培育宝宝在训练中的兴趣，这样既能提升宝宝的平衡感，也能提升宝宝的右脑能力。

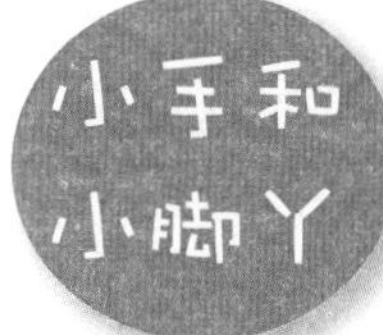

想象能力　逻辑能力

益智目标

宝宝从中可以感受到不同的形状和一一对应的关系，从而展开对自己小手和小脚的想象。

亲子互动

1. 将彩色纸铺在地上，让宝宝把两只小手或小脚放在彩纸上，用彩笔勾出轮廓。
2. 将这些轮廓剪下来，形成手和脚的形状，可以多剪一些。
3. 教宝宝用自己的小手和小脚去触碰地上的小手和小脚图案，看看哪个能对上。

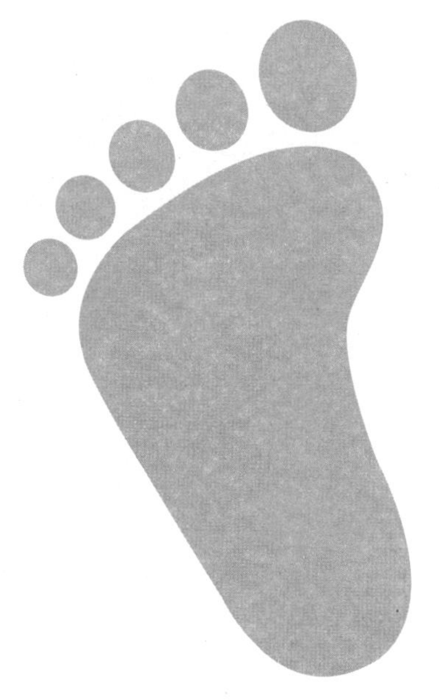

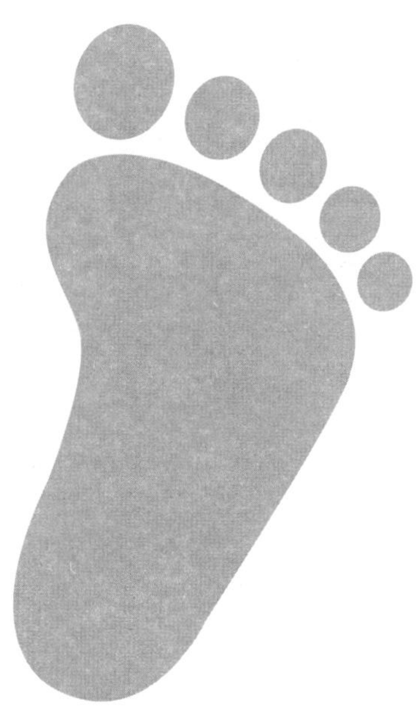

温馨提示

妈妈可以用彩纸多剪一些图形，让宝宝把小手、小脚和地上的图案一一对应，提高宝宝认识五官的兴趣。

学涂鸦

挖掘美术潜能　想象能力

益智目标

培养宝宝涂鸦的兴趣，激发宝宝的想象力。

亲子互动

1. 在桌子上放上一些纸和笔，让宝宝用笔在纸上自由地涂鸦。
2. 开始的时候纸张可以大些，以后可以逐渐变小。
3. 也可以为宝宝准备一个画架，告诉宝宝想画画的时候就去画架上画。

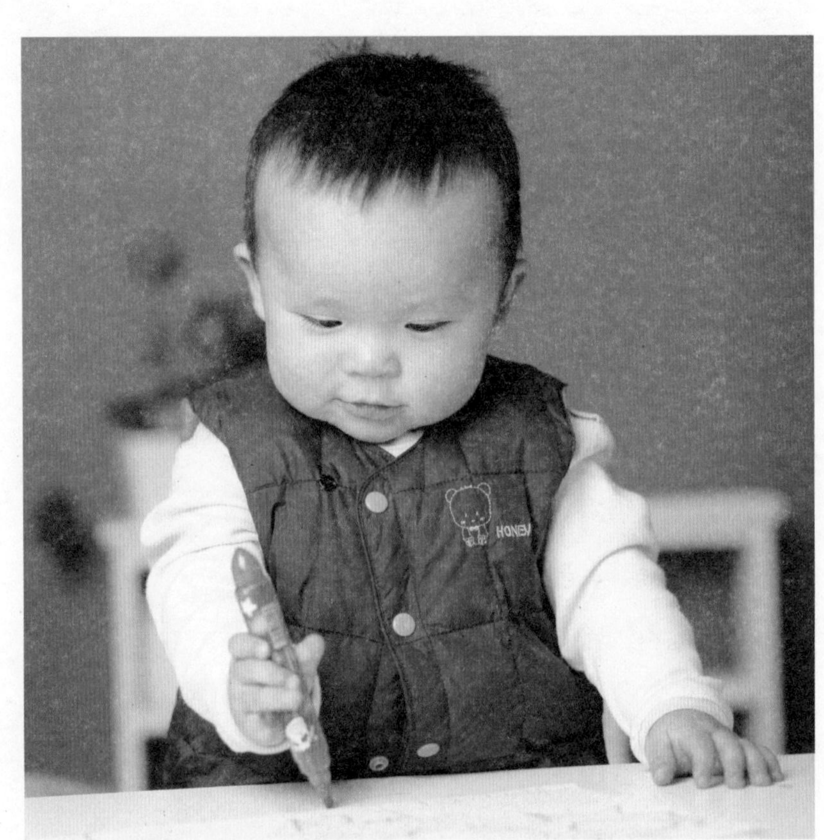

TIPS

温馨提示

为了防止宝宝将家里的任何地方都当成画板，妈妈要为宝宝涂鸦做好充分的准备，除了画板，可准备一面专门用来让宝宝涂鸦的墙壁，以满足宝宝涂鸦的兴趣。

玩积木

创新能力　精细动作能力　理解能力

益智目标

锻炼宝宝动手能力和创新能力。

亲子互动

妈妈和宝宝一起坐在地板上，准备一些大块的积木，妈妈和宝宝一起玩搭积木的游戏。妈妈可以给宝宝示范怎样将积木搭起来，但是妈妈不要过多地干预宝宝。让宝宝按照自己的想法去搭积木，不管怎么做，只要宝宝开心就好。

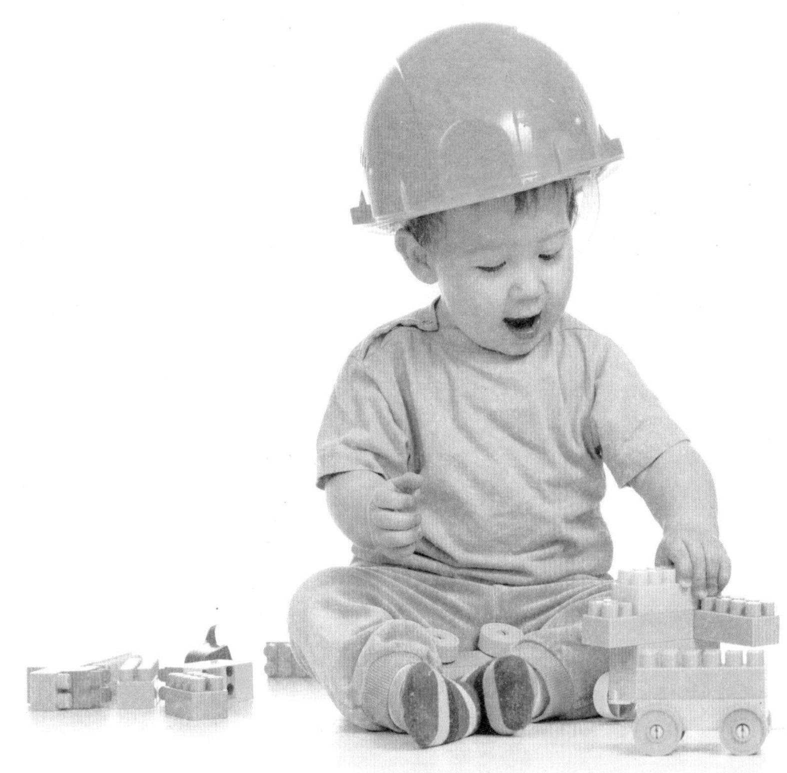

温馨提示

宝宝喜欢将搭起的积木推倒，这不是在淘气，而是在进行新的体验和探索。

育儿微课堂

Q 过了周岁，宝宝仍然不会说话，是不是有什么问题？

A 过了周岁，大部分宝宝都能说一两句简单的话。宝宝的生活习惯、妈妈的育儿方法等外在因素的影响，都会造成宝宝语言发育的差异。如果宝宝过了周岁还不会说话，首先要与宝宝进行充分的对话，观察外在环境能否给予宝宝大量的语言刺激等。如发现宝宝对周围的人或事物反应迟钝、发育存在问题，应向儿科医生咨询。否则容易造成宝宝弱听或弱智。

Q 听说，满1岁的宝宝囟门已经闭合了，但是我家宝宝还能摸到，是不是缺钙？

A 满13个月的宝宝，前囟可能已经闭合。但是，有的宝宝满13个月，还能明显地摸到囟门，这并不意味着宝宝有病。囟门闭合存在着个体差异，有的宝宝囟门闭合较早，有的宝宝囟门闭合得就比较晚。不要因为宝宝囟门还没闭合就增加钙的补充量。另外，如果是缺钙引起的囟门闭合延迟，其他部位的骨骼也大多会受累，出现其他与缺钙症状有关的体征。仅仅凭借摸一下囟门就确定宝宝是否缺钙是不科学的。

Q 我家宝宝13个多月了，吃水果必须榨成果汁，连果泥都不咽，如果切成小块，放在嘴里，咀嚼一两下就吐出来，怎么办？

A 宝宝的咀嚼功能不是天生就具备的，是在后天锻炼中逐步形成的。如果妈妈一直不让宝宝吃固体食物，宝宝可能到了上小学都不能很好地咀嚼固体食物并把饭菜吞咽下去。

Q 宝宝喜欢喝饮料，有什么害处?

A 宝宝不喝水时，妈妈就会给宝宝喝些饮料，而饮料中含的糖、色素、香料、人工添加剂对宝宝有害无益，纯果汁饮料也不能代替水。让宝宝养成喝水的习惯，不但对宝宝的健康有益，对牙齿也有好处。

Q 宝宝能吃市面上的休闲小零食吗?

A 在商店里购买的儿童小食品、休闲食品属于零食，不要没有限制地给宝宝吃。宝宝通常很喜欢零食，因为大多数零食是甜的，一些零食不符合这么大宝宝的营养需求，不能让零食充填宝宝的肚子，要把零食作为外出或餐间的一点补充，给宝宝一些意外惊喜和欢乐。但不建议过量食用。

Q 宝宝不爱吃辅食，且吃了后还会打嗝、便秘，怎么办?

A 13个月的宝宝吃饭菜已经不能视为辅食了，从现在开始，就应该建立宝宝一日三餐的习惯。这么大的宝宝对碳水化合物类食物的消化能力已经不弱了，要慢慢地养成宝宝吃五谷杂粮的习惯和能力。建议：跟家里人一起进餐；让宝宝自己坐在餐椅上，增加宝宝进餐的兴趣；每天改变菜谱，做宝宝喜欢吃的食物；可服用一段时间的益生菌、鸡内金等助消化药。

Q 因工作关系，让宝宝跟爷爷奶奶住一段时间，宝宝会恨自己的父母吗?

A 宝宝寄养在奶奶家，奶奶家的人与爸爸从感情、长相、举止、言谈等方面有相似之处，周围的人谈论的时候也比较多，对爸爸会自然亲近了些。而宝宝对母亲的爱是永恒的。但是，爸爸妈妈最好尽快创造条件将宝宝接过来一起养，宝宝能在爸爸妈妈身边就是最幸福的。

本章小结

记录宝宝的成长点滴

分类	游戏	方法	第一次出现的时间	最令你难忘的记忆
认知	认颜色	让宝宝从多种颜色的积木中挑出红色	第__月　第__天	
	认几何图形	在有圆形、方形、三角形的形板中，让宝宝模仿放入相应图形	第__月　第__天	
	认自己家	带宝宝上街，回来时让宝宝做向导	第__月　第__天	
动作	行动自如	从蹒跚地走几步逐渐到能稳定地走较长距离	第__月　第__天	
	爬楼梯	父母在楼梯上逗引宝宝爬上来	第__月　第__天	
	抛球	站在宝宝对面，鼓励宝宝将球抛过来	第__月　第__天	
	搭积木	父母示范，鼓励宝宝模仿	第__月　第__天	
	套圈	将直径10厘米的彩色圈套在垂直的棍上，父母示范让宝宝模仿	第__月　第__天	
	倒豆	备两个广口瓶，其中一个放入豆子，让宝宝从这个瓶子倒到另一个瓶子，练习倒豆。	第__月　第__天	
语言	说儿歌最后一个字	父母念三字儿歌，鼓励宝宝说出每句儿歌最后一个押韵的字	第__月　第__天	
	知道自己的名字	父母问宝宝“你叫什么呀”，让宝宝回答	第__月　第__天	
	模仿动物叫	妈妈拿出小猫的玩具，发出“喵喵”的叫声，宝宝听到声音觉得有意思，就会跟着学。	第__月　第__天	

续表

分类	游戏	方法	第一次出现的时间	最令你难忘的记忆
情绪与社交	分享物品	经常给宝宝讲小动物分享物品的故事，让宝宝效仿	第__月 第__天	
	与同伴一起玩	邻居小朋友来做客，可以一起玩耍	第__月 第__天	
自理	控制大小便	观察宝宝在大小便时能否用语言表达或自己主动去坐便盆	第__月 第__天	
	会自己吃	鼓励宝宝自己用勺吃饭	第__月 第__天	

身体发育参照指标

项目	男宝宝（均值）	女宝宝（均值）
体重（千克）	10.7	10.1
身高（厘米）	80.3	78.9
头围（厘米）	47.1	46.0
胸围（厘米）	47.2	46.1
出牙情况	牙数8~12颗（门牙8颗，前臼齿4颗）	

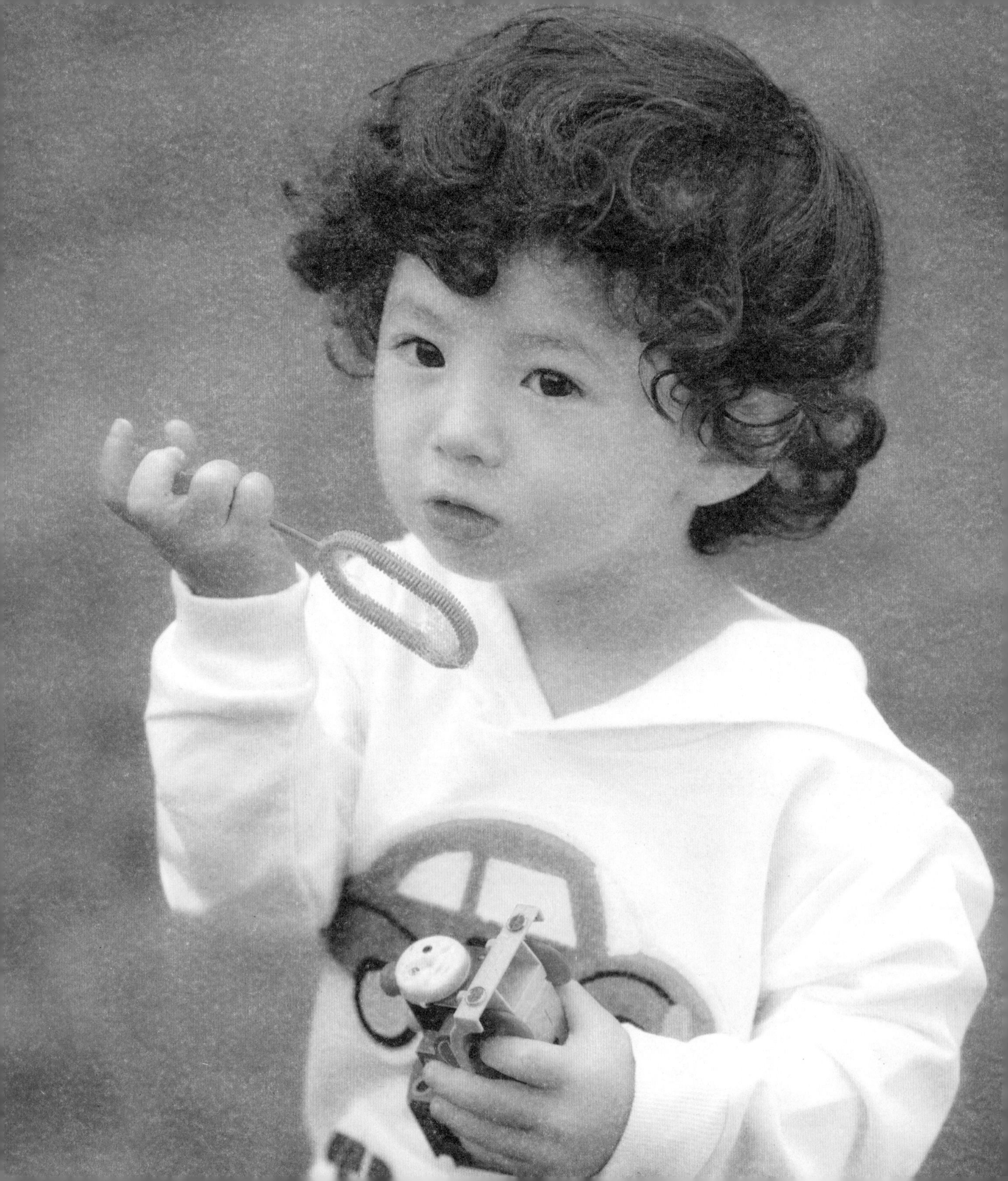

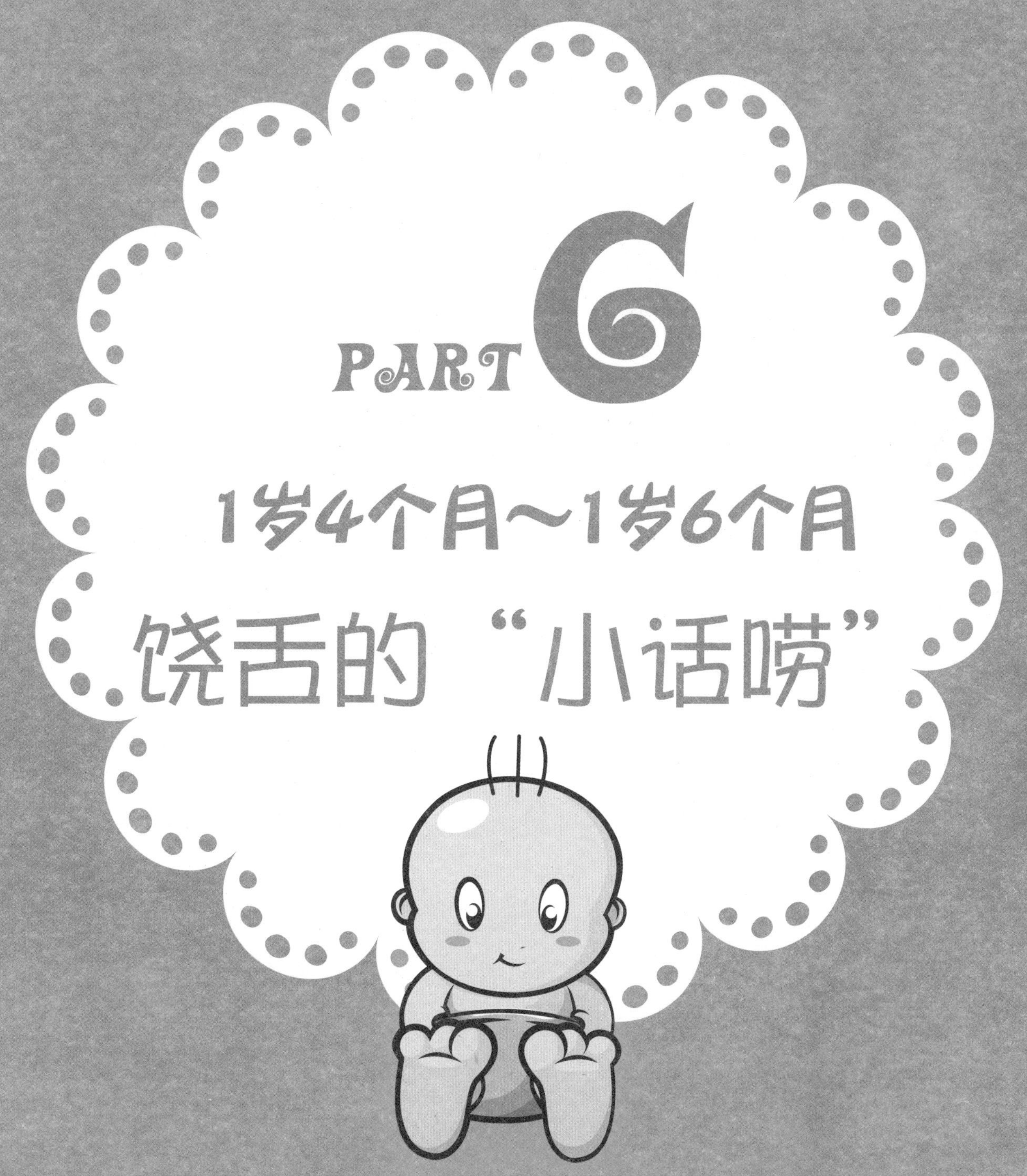
PART 6
1岁4个月～1岁6个月
饶舌的“小话唠”

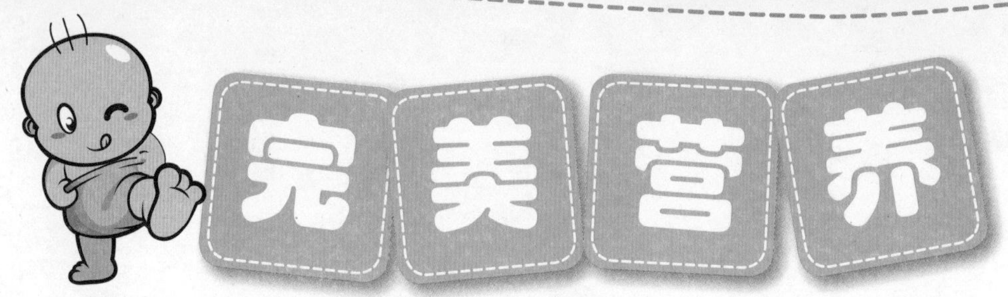

1 不可缺少动物性食物

动物性食物是1岁后宝宝不可缺少的食物。宝宝适当吃些动物性食物有利于生长发育。动物性食物含有大量宝宝所需的营养物质，就蛋白质而言，动物性食物的蛋白质中，含氨基酸的比例与人体的很接近，更易吸收、利用。

另外，动物性食物在供给能量、促进脑发育、促进脂溶性维生素的吸收与利用方面功不可没，它含有的多种不饱和脂肪酸，是宝宝体格和智能发育的“黄金物质”。

2 适当控制肥胖宝宝的饮食

对于体重严重超标的宝宝，一定要适当控制饮食，妈妈们要知道以下饮食要点：尽可能在家吃饭，因为外面的食物热量及脂肪含量较高，会加剧肥胖；如果宝宝喜欢吃零食，可将糖果、巧克力、点心等甜食换成酸奶、水果等低脂高膳食纤维的食物，同时少喝饮料，多喝白开水。同时妈妈们还要注意，饮食要定时定量、口味清淡、减少含脂肪类食物的摄入量，还要让宝宝养成细嚼慢咽的好习惯。

3 根据食欲和体重调整宝宝的饮食量

对于宝宝来说，食欲往往是肚子饿不饿、是否需要补充营养的指示计。如果宝宝吃得很香，下一顿食欲仍很好，不吐不泻，说明需要增加食物量。如果下一顿不想吃，没有食欲，说明上顿可能吃多了，就不要增加食物量。如果宝宝不愿吃，不要强迫其进食。

体重是宝宝近期吃的食物量，即营养状况的指标。体重表示宝宝近期营养状况，体重不增加或减少，表示近期宝宝营养不足。如宝宝生病时，因为吃得少、消耗增加，体重减轻，病后则应给宝宝增加饮食，每天可多吃一顿，直至体重恢复正常。

4 对不愿吃米饭的宝宝，怎么喂饭

要均衡摄取五大营养素，不一定非要喂米饭。愿意吃面的宝宝，可以多做加蔬菜和肉的面食，宝宝吃面食时很多时候不咀嚼，直接吞食会影响消化功能，但加点蔬菜就可以防止直接吞食的坏习惯。如果喜欢吃面包，也可以喂三明治和土豆汤。先给宝宝喂点他（她）喜欢的食物，这样会提高他（她）对食物的期待感，食欲也会提高。

5 白开水是宝宝最好的饮料

不管是何种饮料，让宝宝喝多了都会影响健康。一些宝宝一天能喝三五瓶甚至更多瓶饮料，导致因摄入糖分过多热量过剩而成为小胖墩。宝宝肥胖易使血脂升高、血压上升，为日后得心脑血管病、糖尿病埋下祸根。一些宝宝喝饮料过多而影响吃饭，食欲下降。儿童喝饮料过多，会摄入过量的人工色素，易引起儿童多动症。

为了宝宝的健康，爸爸妈妈要为宝宝科学选择饮料，适量饮用。如橘子汁、苹果汁、猕猴桃汁、山楂汁等果汁饮料，富含维生素C 和无机盐，可用凉开水稀释后饮用。酸奶饮料也适合儿童饮用。

对宝宝来说，最好的饮料还是白开水。从营养学角度来说，任何含糖饮料或功能性饮料都不如白开水，纯净的白开水进入人体后不仅最容易解渴，而且可立即发挥功能，促进新陈代谢，起到调节体温、输送营养、洗涤清洁内部脏器的作用。

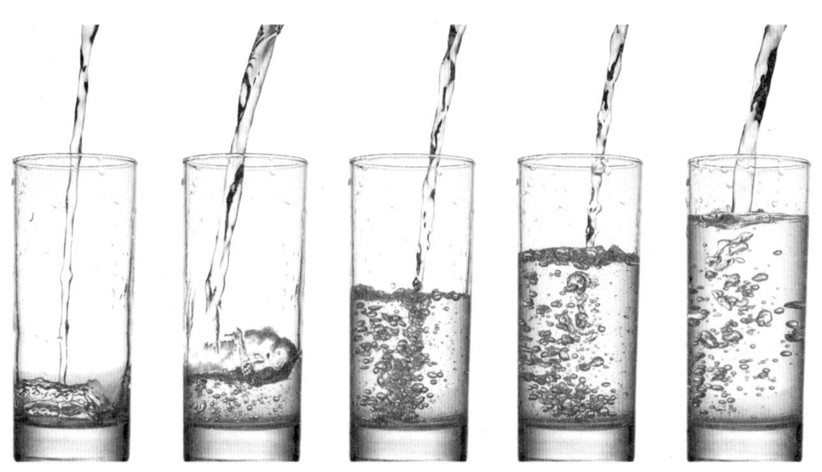

妈妈要定时给宝宝喝些白开水，不要等宝宝渴了再喝，这样可以避免宝宝身体脱水

6 非要在妈妈的腿上吃饭，怎么办

宝宝想坐在妈妈的腿上吃饭，其实是想跟妈妈撒娇，不要绝对地拒绝他（她），有必要了解宝宝的心思。妈妈要反思是否平时缺乏感情表达，是不是跟宝宝在一起的时间过短。但也不能完全依着他（她），可以说“等吃完饭妈妈好好抱抱你”来引导宝宝。

7 宝宝只想吃零食，怎么办

宝宝如果习惯于甜味，总会觉得饭菜太淡，因此容易失去食欲。要渐渐减少给宝宝喂甜味的零食，并相应诱导宝宝在饭菜中寻找甜味。如可以做带甜味的地瓜饭、用南瓜做菜等，使宝宝在饭桌上满足对甜味的欲望。当宝宝不再找甜味零食时，饭桌上的甜味要慢慢减少。

8 宝宝患肠胃病的原因

- 宝宝患胃病的原因是：吃冷饮过多、过早或过晚。早春二月，一些宝宝就手持雪糕冰砖。夏天从早到晚，冷饮不断，甚至在秋冬季节还给宝宝吃冷饮。时日久了，使胃黏膜受损伤。
- 零食吃得太多，也是宝宝患胃病的重要原因之一。
- 冷饮、零食中的不少添加剂都能对宝宝胃部感觉神经的消化功能起干扰作用。
- 看电视、玩游戏机时间太长，长时间坐着，胃部血流不畅，影响消化。对爱吃的东西暴食，对不爱吃的东西，“宁饿不吃”，一饱一饥，都会损伤胃壁。吃饭时经常受批评或者精神紧张会造成宝宝胃部神经性缺血和消化不良。

如能注意以上几点并加以预防，就可避免宝宝患胃病。

9 宝宝脾胃病的饮食调理

宝宝厌食、积滞、呕吐、腹痛、腹泻、疳症（营养不良）这一类病症，中医统称为宝宝脾胃病症。

已经患了饮食积滞、呕吐、腹泻的，食欲一般都很差，此时不要勉强进食，应给予小量流质易消化的食品，如稀释的牛奶、米汤、果汁、藕粉、菜汤等，必要时要暂时停止进食，以减轻消化道的负担。

疳症的宝宝，如食欲尚好，应多吃一些高蛋白食物，如蛋类、豆类和豆制品、鱼类、瘦肉、肝类等。

10 宝宝轻度脾胃病的饮食调理

已经患了脾胃病的宝宝，病情轻的，可以用简易方法治疗。

小米粥

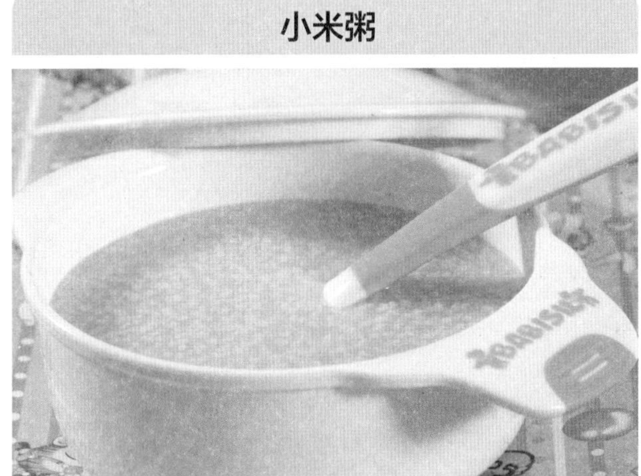

小米淘洗干净，倒入沸水锅中烧开，再转小火，不停搅拌，煮至小米开花即可。

百合南瓜粥

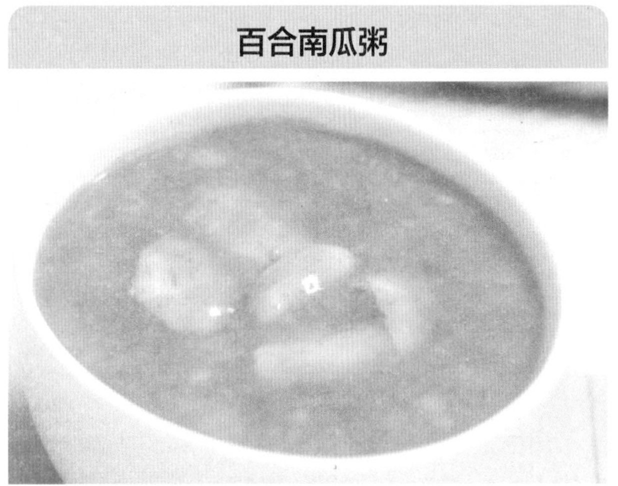

锅置火上，倒入适量清水大火烧开，加糯米粉、南瓜块大火煮沸，再转小火熬煮至蓉状，加入鲜百合和冰糖，煮至冰糖全部化开即可。

山药粥

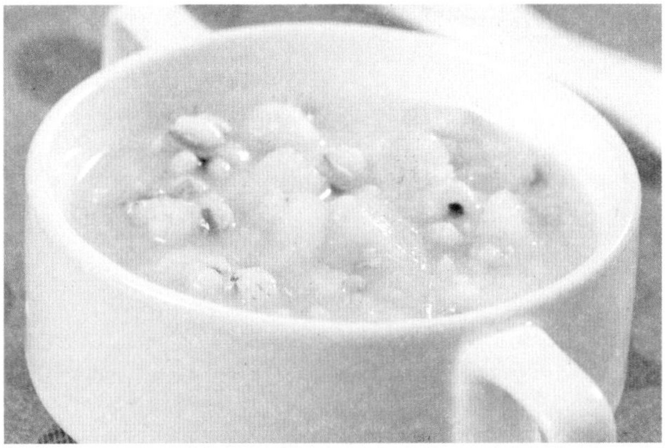

山药切碎，与米同煮粥，或用薏仁、扁豆与米同煮亦可。用于慢性腹泻。

鸡内金

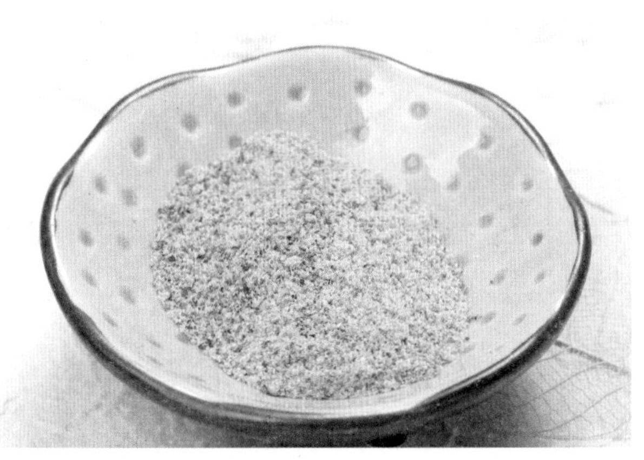

鸡肫皮洗净，晒干，用小火炒黄，研成细末装瓶备用。每次1～2克，1日2～3次。用于积滞、厌食。

11 宝宝肥胖也是病

宝宝肥胖通常都与饮食习惯有关，爱吃甜食和油腻的食物、暴饮暴食、常吃零食而不爱吃维生素食物。肥胖会影响宝宝身体和智力发育，应该及时控制体重。与成人相比，儿童能更成功地运用健康饮食，辅助适量运动，从而把体重长期保持在健康范围之内。

肥胖表现

肥胖的宝宝常有疲劳感，用力时气短或腿痛。

严重肥胖者由于脂肪的过度堆积限制了胸扩展和膈肌运动，使肺换气量减少，造成缺氧、气急、发绀、红细胞增多、心脏扩大等。

饮食护理

根据宝宝的年龄段制定节食食谱，限制能量摄入，同时要保证生长发育需要，食物多样化，维生素、膳食纤维要充足。

多吃粗粮、麸子、蔬菜、豆类等富含膳食纤维的食物，可以帮助宝宝消化，减少废物在宝宝体内的堆积，预防肥胖。

食物宜采用蒸、煮或凉拌的方式烹调。

可以给宝宝安排几餐量少且不含糖和淀粉的零食，这样的食物可以减轻宝宝的体重，还有助于保持宝宝的血糖，同时还能预防过量生成胰岛素，控制宝宝对碳水化合物的渴求。

饮食禁忌

在为宝宝制作辅食时，不应该过多地放盐。

应减少容易消化吸收的碳水化合物（如蔗糖）的摄入，少吃糖果、甜糕点、饼干等甜食，还要尽量少食面包和炸土豆，少吃脂肪性食品，特别是肥肉。

12 教宝宝用勺子和杯子

这个时期的宝宝自己吃饭的欲望很强，拿起勺子往嘴里放食物的动作也更加熟练。妈妈们不妨鼓励宝宝多练习使用餐具。

用勺子

宝宝到了一定年龄，会喜欢抢勺子，这时候，聪明的妈妈会先给宝宝戴上大围兜，在宝宝坐的椅子下面铺上塑料布，把盛有食物的勺交到宝宝手上，让他（她）握住勺子，妈妈握住宝宝的手把食物喂到他（她）嘴里。慢慢地，妈妈可以自己拿一把勺子给他（她）演示盛起食物喂到嘴里的过程。在宝宝自己吃的同时也要给他（她）喂一些。别忘了用较重的不易掀翻的盘子或者底部带吸盘的碗。这个过程中需要妈妈做好心理准备，因为宝宝可能会吃得一片狼藉。

用杯子

最开始的时候，妈妈可以手持奶瓶，并让宝宝试着用手扶住，再逐渐放手。接着可以逐渐脱离奶瓶，在爸爸妈妈的协助下用杯子喝水。宝宝所使用的杯子应该从鸭嘴式过渡到吸管式再到饮水训练式。最好选择厚实、不易碎的吸管杯或双把手水杯，妈妈先跟宝宝一起抓住把手，喂宝宝喝水，直到宝宝学会，能随时自己喝水为止。

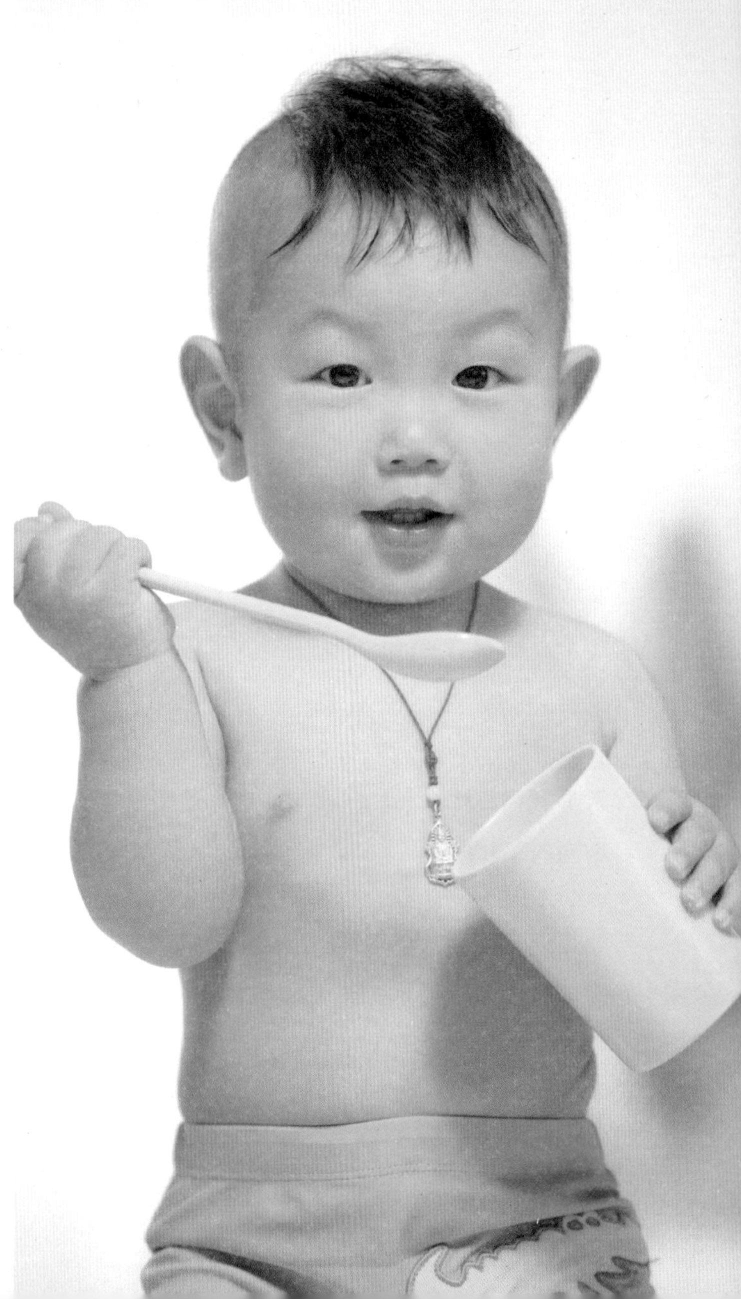

宝宝已经开始用勺子和杯子喝水了，可能大部分水喝不到嘴里，但妈妈也不要责怪宝宝，否则会伤害宝宝的自尊心

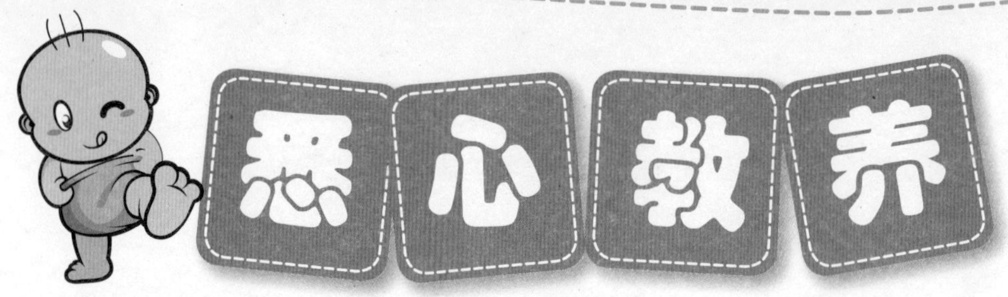

1 宝宝不宜穿松紧带裤

幼儿正处于快速生长发育的阶段，其腰段还未发育，松紧带裤随着宝宝的跑跳、下蹲等活动容易滑脱下来，不仅影响宝宝的运动，还容易使宝宝着凉生病。如果加大松紧带的力量，松紧带就会紧紧勒在宝宝的胸腹部，对宝宝胸廓的运动和发育产生不利的影响。所以幼儿不宜穿松紧带裤。而最好穿背带式裤或背心式连衣裤。

2 宝宝为什么会磨牙

磨牙是由多种原因引起的。爸爸妈妈首先要找到原因，再来进行有针对性的处理。

1. 宝宝白天过于紧张或入睡前兴奋过度，致使入睡后神经系统仍处于兴奋状态，颌骨肌群紧张性增高而引起磨牙。

2. 由肠道寄生虫引起的，最常见的是蛔虫症和蛲虫症。虫体寄生于肠道，释放毒素，会引起宝宝腹痛、烦躁、磨牙、肛门痛痒等不适。

3. 部分患有佝偻病的宝宝由于体内钙质缺乏，神经系统的兴奋性相对增高，也会引起夜间磨牙、夜惊、夜啼、多汗、烦躁等症。

4. 晚餐过饱或临睡前加餐，导致消化系统负担过重，宝宝入睡之后肠道仍在不停工作，咀嚼肌也在一起运动而导致磨牙。

3 宝宝磨牙的有效解决方法

1. 让宝宝保持平稳的情绪，特别是睡前，不要过于兴奋。

2. 根据医生的建议，吃点驱虫的药物，帮助宝宝健康肠道。

3. 宝宝要多补钙，避免因缺钙而引起的磨牙。

4. 晚餐不要过饱，在睡前1小时加餐，保持宝宝的消化道畅通。

4 防止宝宝发生意外事故

摔伤、砸伤、划伤

床上、沙发上、窗台上、楼梯上、玩具车上掉下来；地板有水打滑摔伤；撞倒柜子砸伤；撞到桌角磕伤；开关抽屉、开关门把手夹伤；玩刀子、剪子，宝宝都会因此受伤。

烫伤、烧伤

玩热水壶、煮饭锅、热水器、热熨斗、打火机；或者把桌布拽下来，将饭桌上刚做好的热饭、热菜拽掉等都有可能造成宝宝烫伤、烧伤。

电、煤气

不小心摸了没有安全盖的电插座口，或者把电线拽掉，或者把煤气开关打开，这都是非常危险的事情。

误吞、误食

玩具的小零件、小螺丝、烟头、扣子等小物件都有可能被宝宝吃到嘴里；糖块、花生、瓜子、果冻等食物都有可能把宝宝呛到或者噎着，宝宝还可能将这些小东西塞到鼻孔或者耳朵里。另外各种药片、洗衣液、洗手液、消毒液，甚至一些有毒的东西，如果被宝宝吃进去，后果不堪设想。

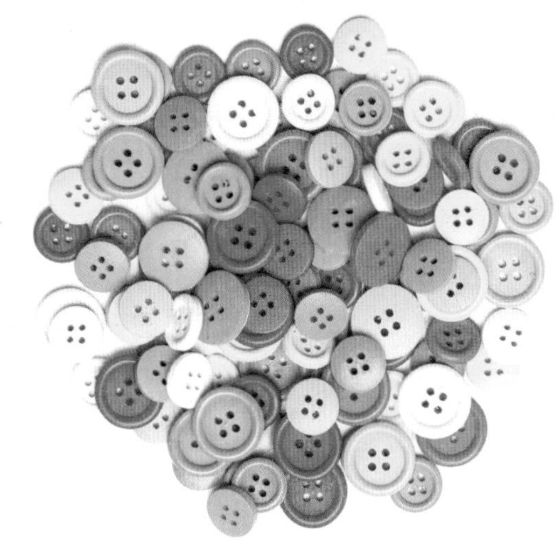

宝宝喜欢把拿到的东西往嘴里塞，很容易造成意外伤害，所以爸爸妈妈要把家里容易让宝宝误食的东西如扣子等，及时收起来

来自宠物、花草的危险

有宠物的家庭，要更加警惕，一方面避免宝宝被咬，另一方面也要尽量远离宠物，免得感染寄生虫等疾病。如果家里养花草，则要注意是否有毒、有刺，免得伤害宝宝。

溺水事故

不要让宝宝独自接近家里装满水的盆、桶、浴缸、鱼缸等，带宝宝到户外玩耍，要远离河、井等地方。

5 宝宝多大了不尿床

小儿尿床是一件让家长感到头痛的事，尤其是在阴雨绵绵或寒冷的季节，更是让家长着急。那么宝宝什么时候才能不尿床了呢?

人体的膀胱在充盈到一定程度时就会发出信号，通过脊髓传送到大脑，大脑分析后再发出指令，膀胱收到指令即收缩排尿，这就是人体的排尿反射。出生数月内的宝宝，因为其神经系统发育还不成熟，不能有意识地控制排尿，需要使用纸尿裤或尿布，这时的尿床称为生理性遗尿。随着宝宝年龄的增长，其排尿反射不断建立和完善，2岁左右的宝宝经过一定的训练，即可自主地控制排尿了。

但是，如果家长没有对宝宝进行过定时、定位的早期排尿训练，宝宝未形成一定的排尿规律和习惯，加上家长管理不善，宝宝白天贪玩过于疲劳、突然受凉、受到惊吓、睡前饮水太多、睡前没有排尿等原因，此时宝宝还时常尿床就不足为奇了，这种尿床在医学上称为功能性遗尿。如果5岁后的宝宝仍不能自己控制，反复发生不自主的排尿，则称为遗尿症。此时就需要到医院进行检查和治疗了。

由这里可看出，宝宝什么时候才能自主地控制排尿不再尿床，不但与小儿的自身生理发育有关，家长对宝宝的排尿训练和日常生活的管理也是非常重要的。对于这个时期还时常尿床的宝宝，家长要认真分析一下原因，对症下药，纠正以上所谈到的不正确的做法。同时应采取定时叫醒宝宝排尿的训练，尤其是在夜间排尿时，一定要让宝宝在清醒后坐盆排尿，避免在宝宝蒙眬状态下让其排尿。通过这样的反复训练，可使宝宝形成条件反射，形成一定的排尿习惯和规律，避免尿床。

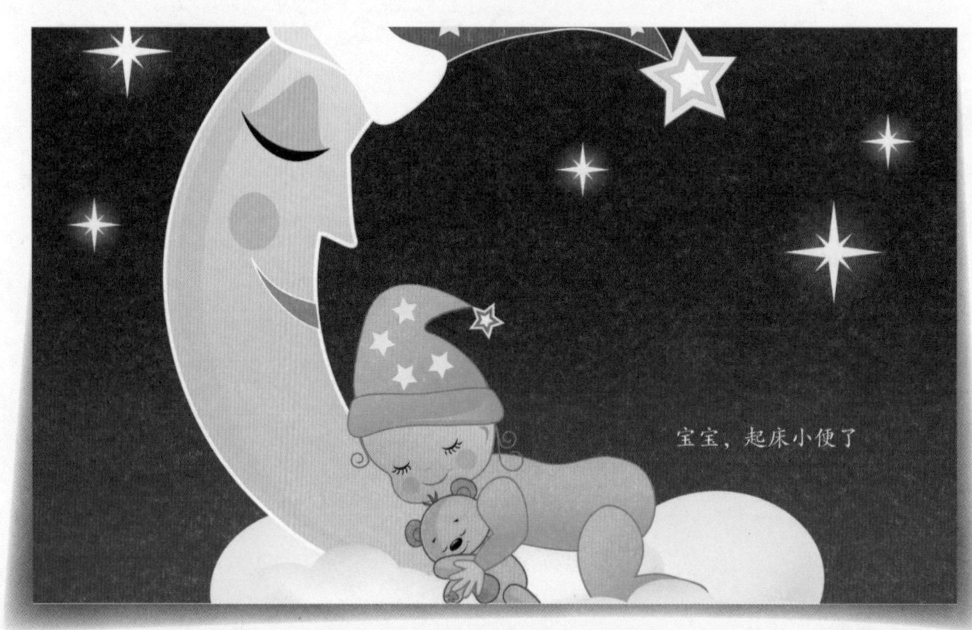

6 别让宝宝接触小动物

很多宝宝都喜欢猫、狗等小动物，随着自己活动能力的增强，有些宝宝会喜欢与小动物一起玩耍。宝宝与小动物玩耍存在很多危险，发生最多的是宝宝可能会被猫狗等小动物咬伤、抓伤，不能排除感染狂犬病的可能。

另外，猫狗等小动物身上有许多病菌，如沙门氏菌、钩虫、蛲虫等，宝宝常与小动物接触很可能会感染上这些病菌。猫狗等小动物的毛或皮脂腺散发的脂分子也可引起宝宝过敏或气喘等疾病。因此，要尽量减少宝宝与猫狗等小动物的接触。

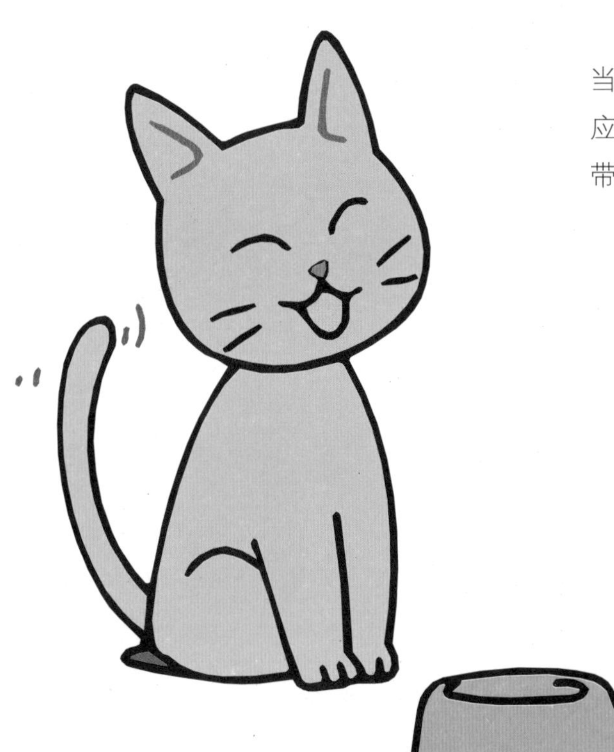

为了避免宝宝受到动物的伤害，尽快把小猫咪送人吧

7 宝宝碰伤擦伤的应急处理

宝宝因各种原因出现碰伤和擦伤后，可根据出血部位、出血量加以处理。若浅表的创伤所致小的静脉和毛细血管出血，出得很慢，出血量不多，可以用干净的毛巾或消毒纱布盖在创口上，再用绷带或布带扎紧，并将出血部位抬高，可以达到止血的目的。当深部受损伤引起大血管出血，血出得很快，出血量又很多，临时性急救方法就是马上施行压指法，即迅速用手指将受伤的血管向邻近的骨头上压迫，压迫点一般在靠心脏的一端。

四肢部位的大出血，也可用橡皮管、橡皮带充当止血带，或用布条环扎肢体，拉紧后止血。但应当心损伤皮肤，且每隔30分钟左右放松一次止血带，以免影响血液循环。

8 宝宝扭伤的应急处理

宝宝扭伤多发生在手腕、踝关节等部位。常有扭伤部位的肿胀与疼痛，皮肤青紫，局部压痛很明显，受伤的关节不能转动。

发生扭伤后应限制宝宝活动受伤的关节，特别是踝关节扭伤后，应将小腿垫高。早期处理宜冷敷，以后用热敷。一般在1～2天后爸爸妈妈可在患处进行按摩，促使血液循环加速，肿胀消退，有条件的还可进行理疗。

此外，发生扭伤后要注意关节韧带有无裂伤、骨折和关节脱位，宝宝容易发生桡骨头半脱位，当宝宝疼痛难忍，患侧手臂不能动弹时应去医院诊治。

9 帮助宝宝学会如厕的方法

1. 为宝宝选择一个合适的坐便器。安全舒适最重要，款式不要太复杂。市场上流行的玩具坐便器，有的还带音乐，有的带各种动物的鸣叫声，多半不实用，宝宝很容易因此分心，影响排便。

2. 细心观察宝宝排便的信号。如当看到宝宝突然涨红脸不动时，问宝宝，是不是要小便？然后立刻带宝宝进入厕所，使其坐在坐便器上。

3. 帮宝宝养成良好的坐便习惯。大小便时，不要让宝宝玩玩具，不吃东西。要特别注意避免宝宝长时间坐在坐便器上，以免养成习惯性便秘。

4. 平时，父母就要教宝宝用语言表达自己想大小便的意思。

5. 及时表扬宝宝。让宝宝为自己能控制大小便感到自豪。应就事实本身肯定宝宝的努力，不要过于夸张。

6. 宝宝没能控制住大小便，尿湿或弄脏衣服时，父母的态度要温和，告诉宝宝“下次排便前要告诉妈妈”。

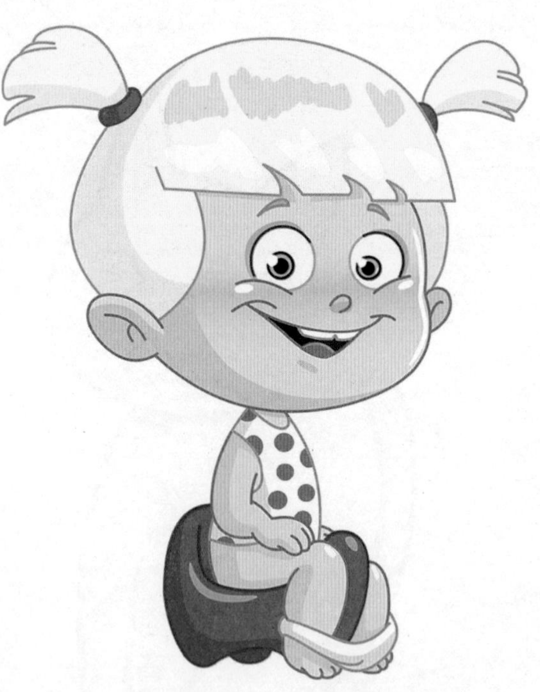

宝宝如厕训练是一个过程，妈妈要有耐心，不能操之过急

10 父母的关心和赞扬是关键

在这个时期，宝宝的自我意识逐渐形成，因此需要父母的关心和赞扬。一般情况下，宝宝的自信心、信任感和积极的性格都是在婴儿期形成的，因此，父母的态度决定了宝宝的未来。这个阶段的宝宝喜欢做事，不肯闲着，喜欢听表扬。

爸爸妈妈每天要给宝宝展示才能的机会，吩咐宝宝做些小事情，如“给妈妈开门”“给娃娃洗洗脸”等，宝宝每完成一件事情都会很高兴。爸爸妈妈要用“真能干”等词语鼓励宝宝，使宝宝尽情享受成就感带来的喜悦。在宝宝的成长过程中，父母和宝宝之间的交流与互动将发挥非常重要的作用。

正确表扬宝宝的要点

1. 表扬及时，趁热打铁。一旦宝宝出现好的行为，要及时表扬，越小的宝宝越要如此。

2. 表扬的内容应该是宝宝经过努力才能做到的事情。比如，表扬一个6岁的宝宝自己会吃饭，意义甚微，而在学走路的过程中，给予“宝宝会迈步了，真棒”这样的表扬，比较有针对性。

3. 要夸具体，夸细节。不要总笼统地说“宝宝真棒”。要让宝宝知道自己为什么得到了表扬，哪些方面做对了，好在哪里，宝宝才能从中受到启发。

4. 表扬的时候不要许诺一些做不到的事情。否则，久而久之，宝宝就会不信任你，对你的表扬不会很珍惜。

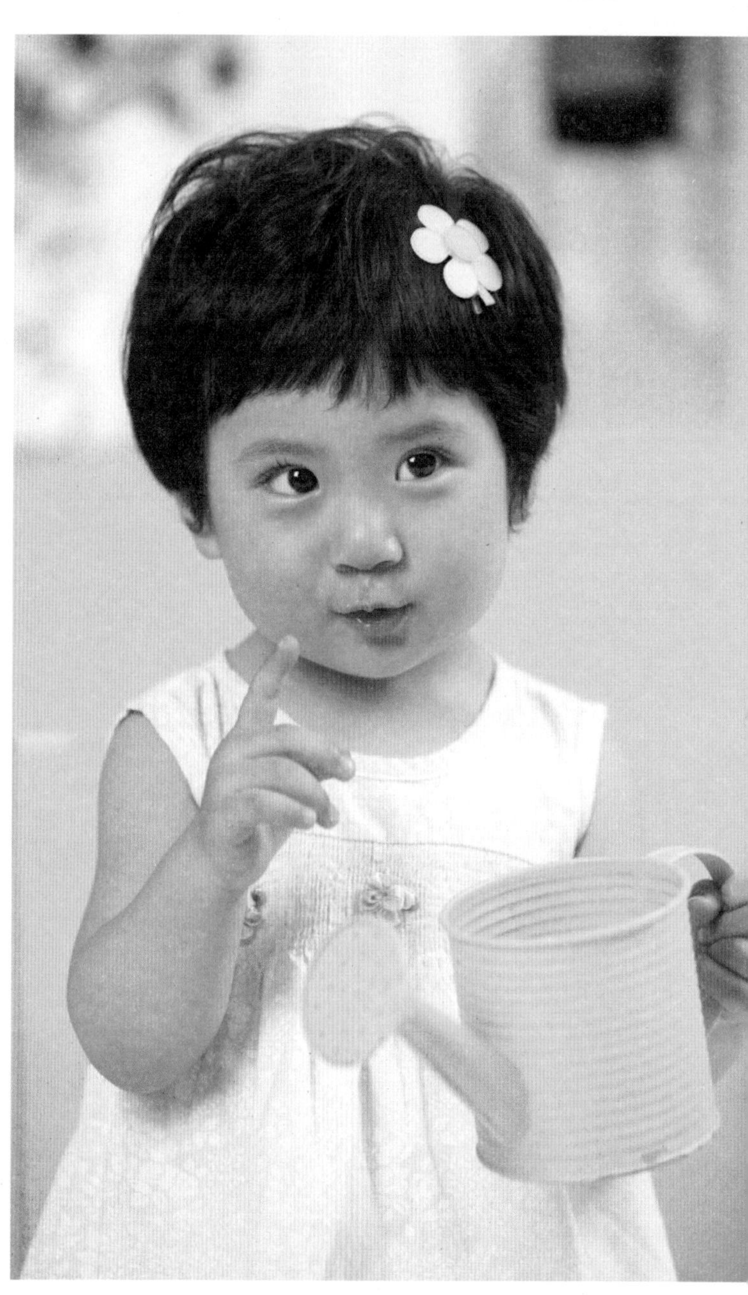

妈妈对宝宝的关心和表扬，可以增强妈妈和宝宝之间的感情，还能增强宝宝的自尊心

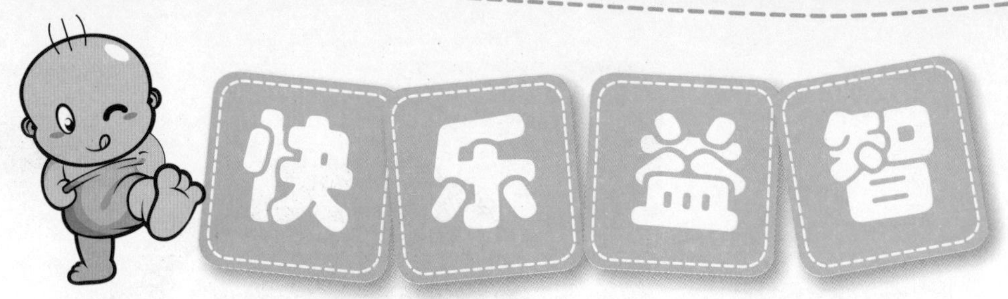

左脑开发方案

宝宝在成长过程中能力变化是很快的，家长们应该重视宝宝的能力锻炼。现在，宝宝会用手指向他（她）想要的物品了，说话早的宝宝可能会说出一两句三个字组成的语句了。如果你的宝宝这个月龄刚刚开始会有意识地叫爸爸妈妈，也不能认为宝宝的语言发育落后。

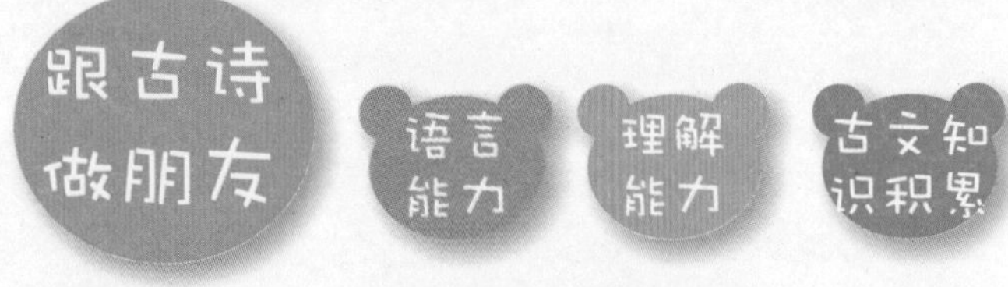

益智目标

让宝宝通过古诗优美的韵律感和语言，练习发音。并扩大宝宝的学习范围。

亲子互动

1. 准备几首押韵、读来朗朗上口的古诗。
2. 每天读一首给宝宝听，并让宝宝模仿其中的押韵字。

朗朗上口的古诗

咏鹅

鹅鹅鹅，曲项向天歌。
白毛浮绿水，红掌拨清波。

悯农

锄禾日当午，汗滴禾下土。
谁知盘中餐，粒粒皆辛苦。

江南

江南可采莲，莲叶何田田。
鱼戏莲叶东，鱼戏莲叶西，
鱼戏莲叶南，鱼戏莲叶北。

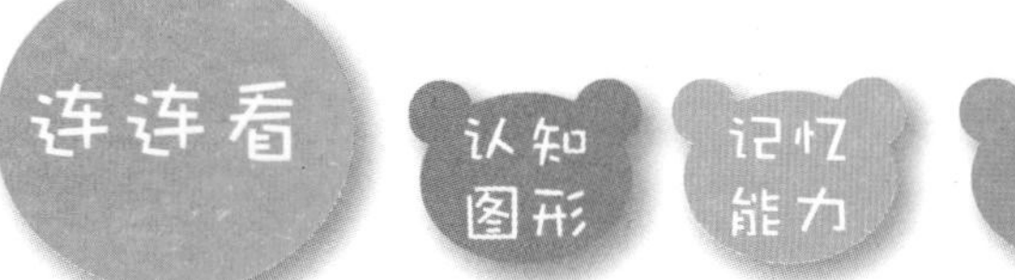

益智目标

发展宝宝对图形的辨别力、知觉能力，从而提高宝宝的左脑形象思维能力。

亲子互动

1. 将图画纸分成两半，中间画线隔开。
2. 在线的两边按不同顺序分别画出相同形状的图案。
3. 引导宝宝将相同的图案用铅笔连起来。
4. 训练中，可以边玩边告诉宝宝对的图案是什么形状，如三角形、四边形、五角星等。
5. 反复进行这种训练，让宝宝认出其中的1～2个图案的形状。

温馨提示

尽量让爸爸也多陪陪宝宝进行这项训练。研究表明，多和爸爸玩游戏的宝宝，左右脑的发展比较均衡，头脑也比较好。

宝宝来当超市经理

观察能力 分类能力 逻辑推理

益智目标

提高分类的能力；提供逻辑推理的经验。

亲子互动

1. 准备水果、蔬菜、食品、日常生活用品等。
2. 认识物品的特征与名称：有过逛超市的经历。
3. 将家中的桌子椅子围成一圈做放物架：和宝宝一起，回忆超市物品放置的特点，将玩具、水果、蔬菜、食品、日常生活用品等分门别类在物架上放好。
4. 宝宝站在圈内当超市的小经理，大人当顾客，“我要一种可以装水喝的东西。”——杯子；“我要一种洗手时用，可以搓出泡泡的东西。”——香皂。

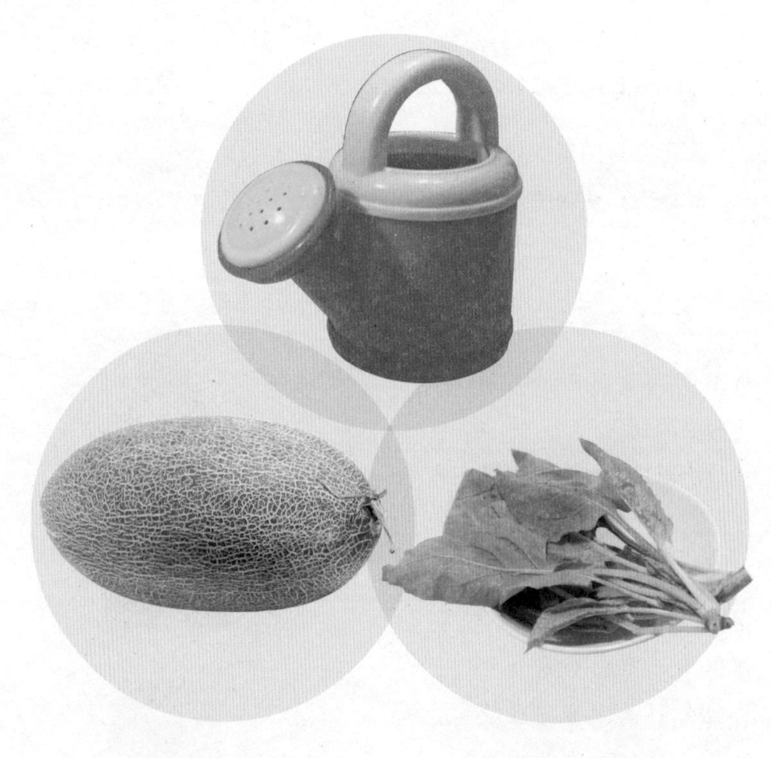

温馨提示

大人、宝宝互换角色：当宝宝描述时，可根据具体情况，找点“小麻烦”，让宝宝补充对物品的描述。

右脑开发方案

宝宝已经会走路了，然而肢体的协调能力还有待进一步开发、训练，13~14个月正是训练宝宝肢体协调能力的关键时期，爸爸妈妈可以通过一些游戏来提高宝宝的肢体协调能力。同时，也不要忘记对宝宝右脑其他方面的功能加以开发。

鸟儿飞飞

肢体协调　模仿能力

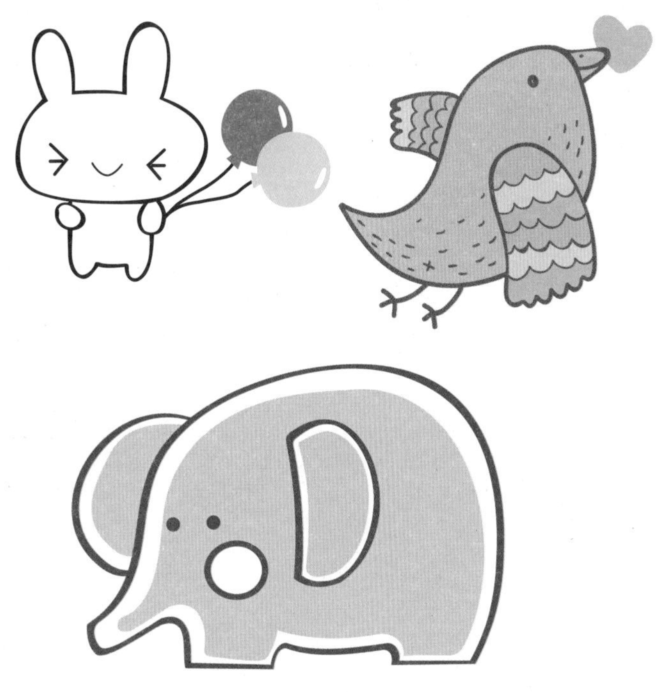

益智目标

训练宝宝肢体动作的协调性。

亲子互动

1. 妈妈做示范动作，让宝宝学小兔子跳：两手放在头两侧，模仿兔子耳朵，双脚合并向前跳。
2. 也可以学大象走：身体向前倾，两臂下垂，两手五指相扣，两手左右摇摆模仿大象的鼻子，向前行进。
3. 学小鸟飞：双臂侧平举，上下摆动，原地小步跑。

温馨提示

这样的游戏能让宝宝的身体运动技能得到充分的锻炼，还能让宝宝更快乐，所以要多鼓励宝宝做。

钢琴演奏

音乐能力 听觉能力 培养推理

益智目标

通过敲击钢琴或电子琴让宝宝感受不同的声音，刺激宝宝的听觉和音乐美感。

亲子互动

1. 妈妈为宝宝准备一架玩具小钢琴或电子琴。
2. 将钢琴放在桌子上，妈妈握住宝宝的手，在琴键上随意敲打或拍打。
3. 妈妈也可以握住宝宝的手，用宝宝的示指敲击琴键，弹出一定的旋律。

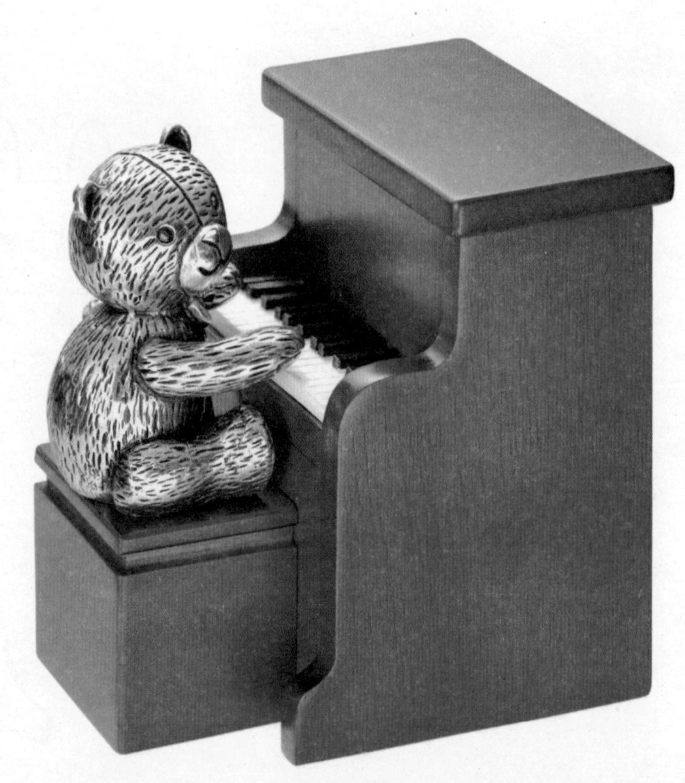

TIPS

温馨提示

敲打是宝宝的天性，这个时期的宝宝对自己弄出来的声音非常感兴趣，并且对不同的声音有了一定的敏感性。妈妈要放手让宝宝敲敲打打。

与小朋友一起玩

社交能力 学会分享

益智目标

培养宝宝的社会交往能力，使宝宝拥有良好的个性。

亲子互动

1. 带宝宝出去玩，并给宝宝带一个玩具。
2. 带宝宝到与他（她）同龄的宝宝多的地方玩耍，鼓励宝宝与刚见面的小朋友拉手表示欢迎。
3. 引导宝宝与小朋友交换玩具，并让他们点点头，表示谢意。
4. 跟小朋友分手时，让宝宝挥挥手，与小朋友说再见。

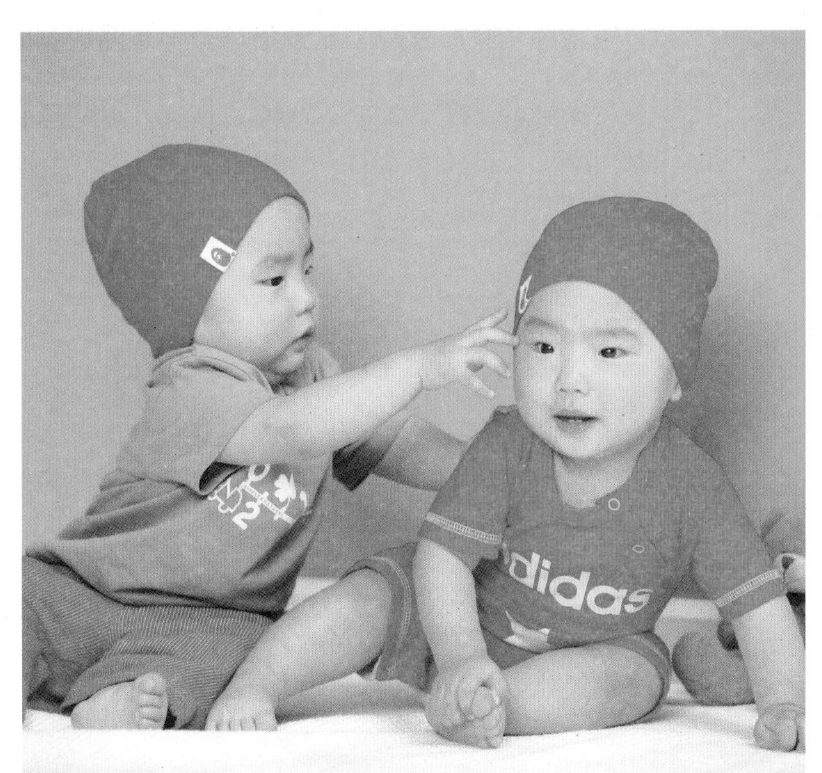

温馨提示

如果一个宝宝不知道怎样与他人相处，那他（她）将来肯定不会成为一个受欢迎的人。因此父母应鼓励宝宝多同小朋友交往，让宝宝不断积累与同伴交往的经验。

育儿微课堂

Q 宝宝经常会抓起沙土或纸张之类的东西往嘴里塞，是什么原因呢？

A 宝宝探索世界的方法其中一项就是用嘴，所以孩子在这个年龄不管拿到什么都是要往嘴里放。

Q 宝宝1岁4个月了，还不敢独立走和站，怎么办？

A 这时候，宝宝不会独立地走是可能的，但不敢独自站立，就要考虑是否存在其他问题。如果您的工作很忙，无暇顾及宝宝，整天把宝宝困在学步车或小床中，宝宝的运动能力可能会比同龄的宝宝延迟，站立和走路的时间都会晚些。所以，如果你的宝宝还不会站立的话，最好要去看看医生。

Q 我儿子1岁4个月了，前天晚上突然又拉又吐，不知怎么回事。去看医生，说是秋季腹泻，我觉得有可能是积食。秋季腹泻和积食的区别是什么？

A 11月份正值秋季腹泻高发季节，以腹泻、呕吐、发热为主要症状，大便呈稀水样或蛋花样，无特殊气味，大便检验有白细胞。如果你的宝宝有上述情形，秋季腹泻的可能性就比较大。

而积食主要是食欲降低，甚至拒食，呕吐物有酸臭味，大便也有酸臭味，有不消化的食物残渣，大便检验可能有脂肪球。有积食但很少引起腹泻，尤其是很少排稀水样大便，所以你的宝宝积食的可能性不大。

Q 宝宝便秘怎么饮食?

A 宝宝便秘除了肠道问题，还与家族遗传有关，最常见的原因是喂养问题。不爱吃蔬菜、水果，不爱喝水的宝宝，大便干燥的比较多。纠正便秘主要靠饮食调养，不能使用泻药。多吃含纤维素高的蔬菜、适当吃些粗粮，如红薯、小米，养成定时大便的习惯。但如果无论如何也不能调整过来，就需要看医生了。

Q 晚上，宝宝睡觉好好的，为什么会突然醒来大哭?

A 仔细观察宝宝情况，判断是否为疾病所致。排除疾病外，看一下宝宝的肛门处，是否有白线虫，如果有就可诊断是蛲虫病了。如果观察困难，也可实验性地在宝宝入睡后，在肛门处涂上蛲虫膏，如果宝宝不再哭闹了，即可诊断为蛲虫所致。

如果不是，考虑可能在睡梦中惊醒。这个月龄的宝宝出现睡梦惊醒时，可给宝宝吃一周的猴脑散或琥珀抱龙丸。如果什么原因都找不到，你需要做的就是当宝宝醒来大哭时，耐心哄宝宝。睡觉前不要做过分激烈的游戏，大脑处于过分兴奋状态，也会有这种现象。

Q 我的宝宝现在1岁5个月了，早上的体温大概在37.5℃，中午以后又很正常了，这是为什么?

A 通常，人体的体温总是早晨略低，午后略高。口温和肛温在37.5℃以下为正常。您用什么方法测量的?如果是腋温，体温就偏高，是每天都这样吗?如果每天都这样就应该去医院检查。如果偶尔一次，是否赶上感冒或其他情况?此外，体温还受其他因素影响，如吃奶时或刚吃完奶量体温，就会比正常高。腋窝有汗时，测量的温度可能会比正常的低，哭闹时测量温度可能会高。所以，测量体温要保证在同一种条件下。

本章小结

记录宝宝的成长点滴

分类	游戏	方法	第一次出现的时间	最令你难忘的记忆
认知	认颜色	让宝宝从多种颜色的积木中挑出红色的，宝宝能挑出	第__月 第__天	
	认几何图形	在有圆形、方形、三角形的形板中，让宝宝挑出不同图形，宝宝能挑出和放入	第__月 第__天	
	认交通工具	在汽车、飞机、火车等交通工具的图片中，让宝宝挑出不同的交通工具，宝宝能挑出	第__月 第__天	
动作	抛球	站在宝宝对面，鼓励宝宝将球抛过来，宝宝会举手过肩并抛出	第__月 第__天	
	扶栏上楼梯	父母在旁监护，鼓励宝宝自己扶栏上楼梯，宝宝能上1~2级台阶	第__月 第__天	
	搭积木	父母示范搭两块积木，推倒后，鼓励宝宝模仿，宝宝能搭4块	第__月 第__天	
	套圈	将直径为10厘米的彩色圈套在垂直的框上。父母示范让宝宝模仿，宝宝能模仿套5个	第__月 第__天	
	投球入杯	父母用拇指、示指拿稳小球，拿到杯口时说“放开”，让小球落入杯中，让宝宝照做，宝宝能放4~5个小球	第__月 第__天	
语言	知道自己名字	父母问宝宝：“你叫什么呀？”让宝宝自己回答，宝宝能回答正确	第__月 第__天	
	“有没有”	在宝宝的注视下，父母将玩具熊放在枕头下，问宝宝：“枕头下有什么呀？”再问宝宝：“有没有小青蛙？”宝宝回答“有熊”“没小青蛙”	第__月 第__天	

续表

分类	游戏	方法	第一次出现的时间	最令你难忘的记忆
情绪与社交	听到叫名字	父母在背后叫宝宝的名字，宝宝能理解叫自己并走过来	第__月　第__天	
	照顾娃娃	父母说“娃娃病了”，鼓励宝宝去照顾娃娃，宝宝会表示同意，并给宝宝盖被、喂饭	第__月　第__天	
自理	控制大小便	宝宝能用语言表达或主动坐盆了	第__月　第__天	
	会自己吃饭	鼓励宝宝自己用勺吃饭。宝宝能自己吃半碗饭	第__月　第__天	
	端杯喝水	给宝宝盛半杯水，宝宝能自己捧杯喝水	第__月　第__天	

身体发育参照指标

项目	男宝宝（均值）	女宝宝（均值）
体重（千克）	11.3	10.7
身高（厘米）	82.7	81.6
头围（厘米）	47.6	46.5
胸围（厘米）	48.0	46.8
出牙情况	牙齿12~16颗（门齿8颗，前臼齿4颗，尖牙4颗）	

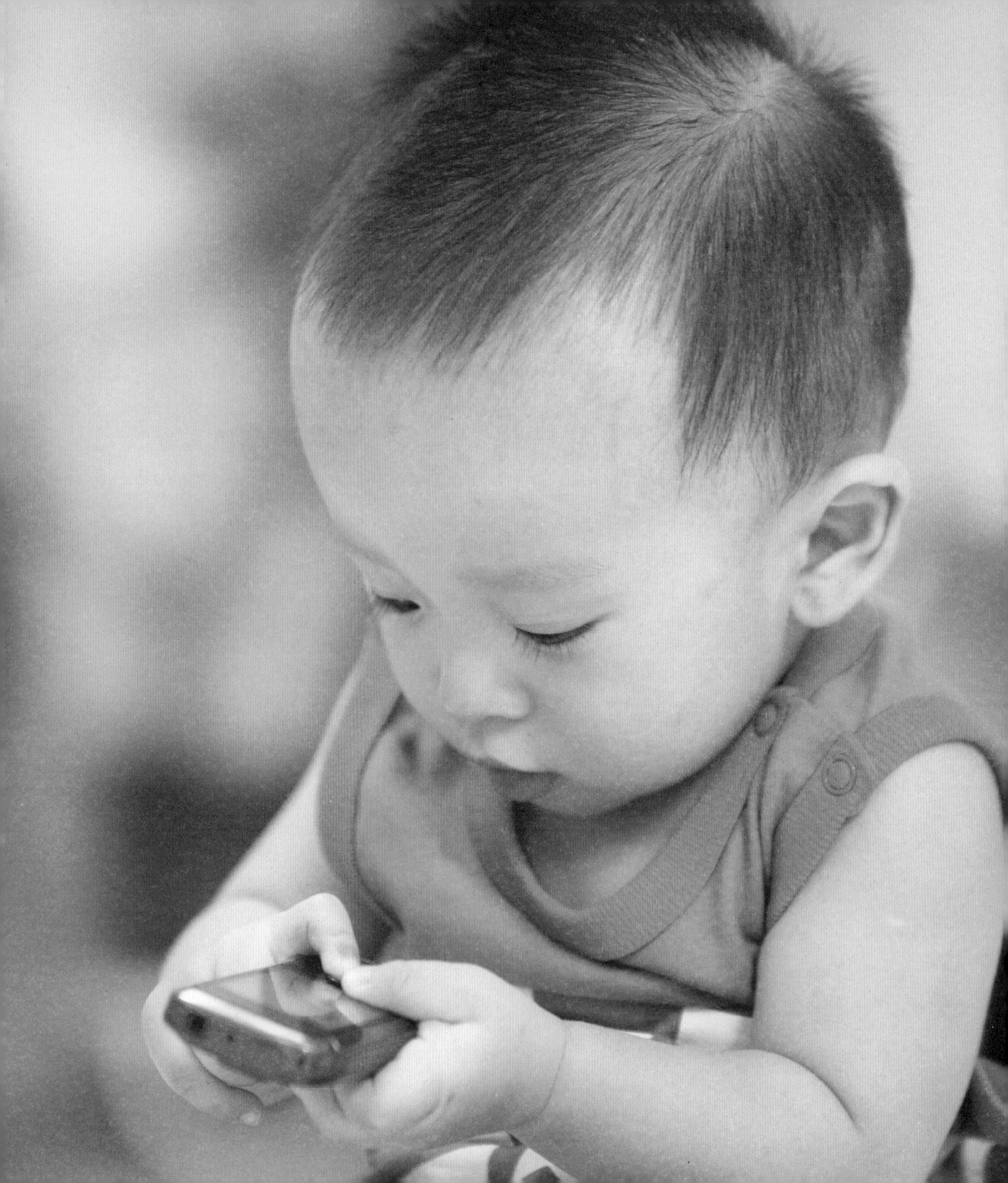

PART 7

1岁7个月～1岁9个月 宝宝爱问为什么

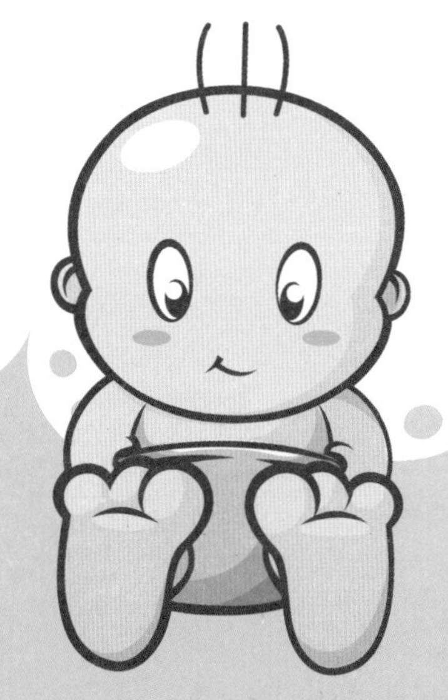

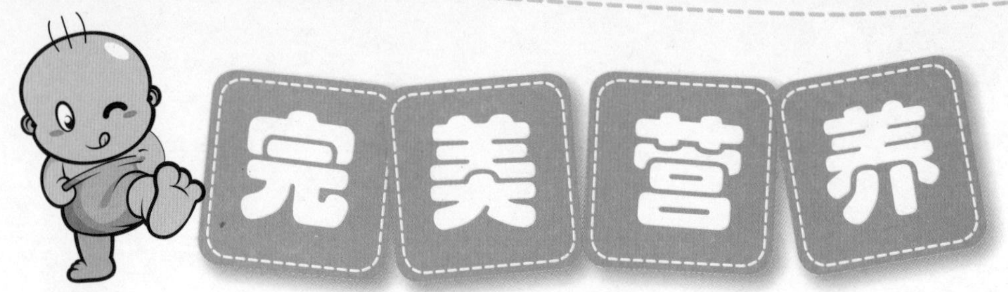

1 可以跟大人吃相似的食物了

为了宝宝身体的均衡发展，应通过一日三餐和零食来均匀、充分地使宝宝摄取饭、菜、水果、肉、奶等五类食物。可以跟大人吃相似的食物，不必再吃软饭，可以跟大人一样吃米饭。但是要避开质韧的食物，一般食物也要切成适当大小并熟透再喂。不要给宝宝吃刺激性食物，有过敏症状的宝宝还要特别注意慎食一些容易引起过敏的食物。2岁左右的宝宝可以吃大部分食物，但一次不能吃太多，要遵守从少量开始慢慢增加的原则。

2 这样安排宝宝的早餐

1. 主食应该选谷类食物，如馒头、包子、面条、烤饼、面包、蛋糕、饼干、粥等，要注意粗细搭配、干稀搭配。

2. 荤素搭配。早餐应该包括奶、奶制品、蛋、鱼、肉或大豆及其制品，还应安排一定量的蔬菜。

3. 牛奶加鸡蛋不是理想早餐。牛奶和鸡蛋都富含蛋白质，但两者搭配碳水化合物含量较少。建议妈妈在给宝宝牛奶加鸡蛋的同时，加馒头、面包、饼干等食物，这样才能保证营养平衡。

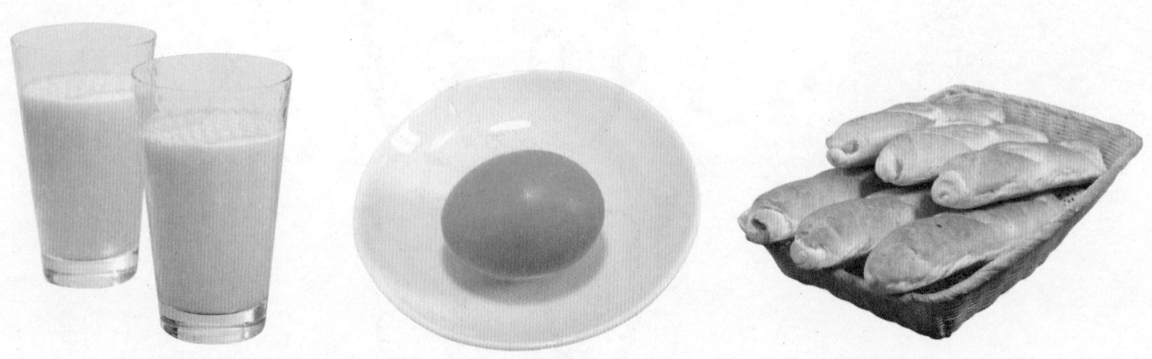

牛奶补充蛋白质，鸡蛋补充卵磷脂，面包补充能量，搭配食用对宝宝来说是最营养的早餐

3 宝宝较瘦也不要经常喂

宝宝的体重不增加时，不少人就会频繁给宝宝喂食，这是不正确的。随时喂牛奶、水果、面包、蒸土豆等，表面上看是补充营养，实际上会导致宝宝食量减少。

不少人认为，喂零食能补充身体所需的营养，但一两种零食不能像饭那样补充多种营养素。宝宝越瘦，更应该规定好吃饭和零食的时间，避免养成随时喂食的坏习惯。

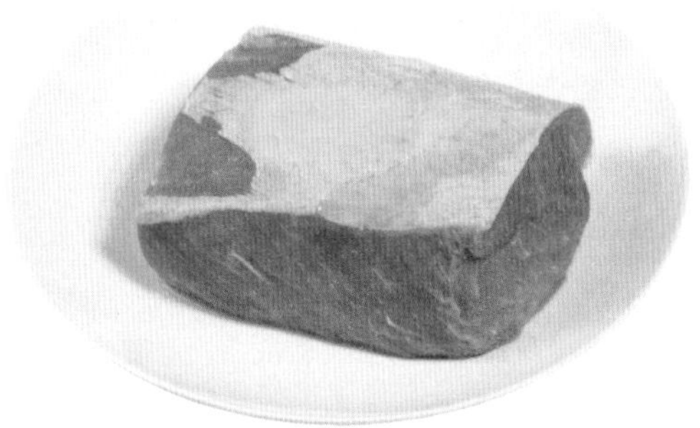

妈妈给宝宝做瘦肉时，要切碎，否则肉丝会塞牙

喂养要点

半岁以后，就绝不能单纯以母乳喂养了，一定要添加其他的食物。添加辅食的主要目的是补充铁质，因为母乳中铁的含量比较低，需要通过辅食来补充铁质，否则宝宝可能会出现缺铁性贫血。

4 宝宝营养不良的预防和调理

营养不良最初的表现是体重不能按照正常的规律随年龄的增长而增加。测量体重是了解宝宝营养状况的简单方法。爸爸妈妈定期带宝宝到儿童保健部门体检，看看宝宝的体重与身高是否成比例，了解宝宝的营养状况。

近几年来由于物质生活的改善，重度营养不良已明显减少，轻度营养不良仍很常见，主要是喂养不当引起的。有些宝宝由于反复腹泻或感冒等使营养摄入不足而致营养不良，要注意防治。

轻度营养不良，首先要找出原因，并去除病因，如有慢性疾病则应治疗，如为偏食、挑食引起则应克服不良饮食习惯，同时用一些健脾胃的药，恢复正常饮食，直至体重正常。

重度营养不良治疗比较困难，宝宝不但消瘦，而且消化能力减弱，稍一不慎就会腹泻，引起脱水，早期须住院治疗。

喂养要点

摄食量减少不必太过担心

平时食欲好的宝宝，现在却不愿吃饭。随着饭量的减少，体重也不增加，特别是出生时体重较重的宝宝容易提前发生这种情况。这时期出现的食欲缺乏或成长低下是骨骼和消化器官发育过程中的自然现象，不必太过担心，但有必要检查是不是因错误的饮食习惯引起的。

5 水果不可少

水果的营养价值和蔬菜差不多，但水果可以生吃，营养素免受加工烹调的破坏。水果中的有机酸可以帮助消化，促进其他营养成分的吸收。桃、杏等水果含有较多的铁，山楂、鲜枣含大量的维生素C。

食用水果前应很好地清洗。洒过农药粉的水果，除彻底清洗外，最好削去外皮后再食用。

6 不宜给宝宝吃的危险食物

1.不宜给宝宝吃带刺的鱼肉、带骨头的肉，以免鱼刺或骨头卡住宝宝的嗓子。

2.不宜给宝宝吃颗粒状的食物，比如花生米、瓜子、开心果、杏仁、核桃仁、糖球、黄豆、爆米花等，因为这些食物容易被宝宝吸入气管，造成生命危险。

7 为偏食宝宝补充营养的方法

偏食的宝宝很可能是身体里缺少某一种营养素，比如缺了锌胃口就不好，妈妈们要注意多给宝宝吃些富含锌的食物。另外，在补充膳食的同时也可以从改进不良的饮食习惯入手，比如把宝宝不喜欢的食物掺在喜欢的食物里，并且在宝宝进食的时候多表扬他（她）不挑食等，宝宝听了表扬的话，就有信心改正偏食的毛病了。

猕猴桃的维生素C含量很高，每日最佳食用量为1个。用餐前后食用猕猴桃作用不同，餐前食用是摄取其中所含的营养，而餐后食用则可促进消化

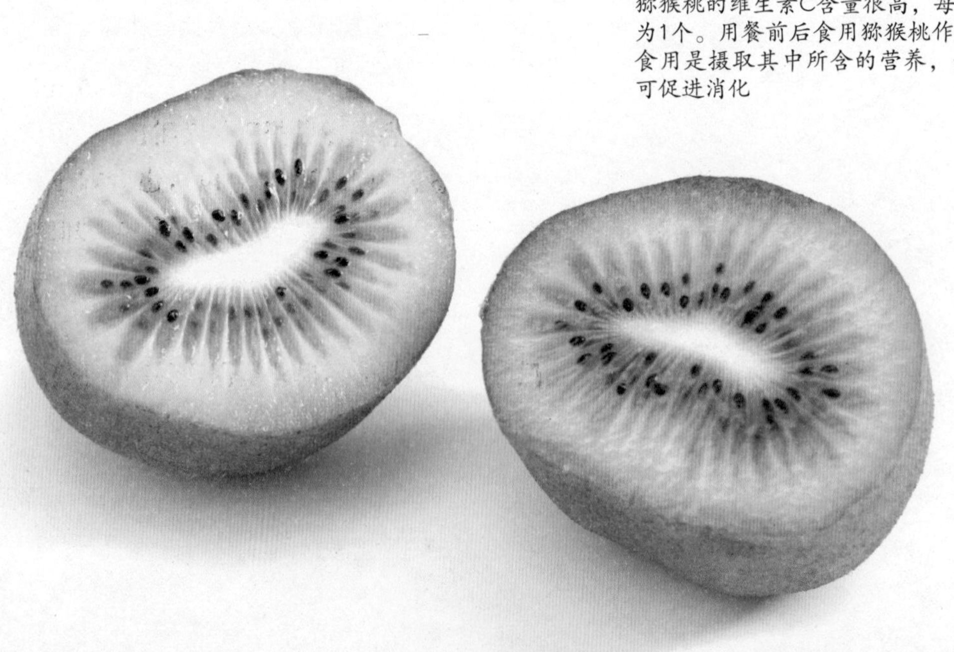

8 宝宝吃多了怎么办

爸爸妈妈在给宝宝添加辅食时，不容易掌握其进食量，很容易造成宝宝吃多的现象。宝宝食用了过量的食物，容易造成肠胃不适，诱发肠套叠症状，会出现急性腹部疼痛。

这时，可带宝宝让医生检查一下是否有食物积滞现象，如果有，应在一两天内先不喂任何食物，让其自行消化，等到胃中的食物消化得差不多时，可以再喂一些牛奶或粥等易消化的食物。

9 宝宝吃饭时总是含饭如何应对

有的宝宝喜欢把饭菜含在口中，不嚼也不吞咽，这种行为俗称“含饭”。含饭的现象易发生在婴儿期，多数见于女宝宝，以父母喂饭者较为多见。

其实，这是由于父母没有让宝宝从小养成良好的饮食习惯，没有在正确的时间添加辅食，宝宝的咀嚼功能没有得到充分锻炼而导致的。这样的宝宝常由于吃饭过慢或过少，无法摄入足够的营养素，而导致出现营养不良的情况，甚至出现某种营养素缺乏而致使其生长发育迟缓。

如遇此情况，父母可有针对性地训练宝宝，让其与其他宝宝同时进餐，模仿其他宝宝的咀嚼动作，这样随着年龄的增长，宝宝含饭的习惯就会慢慢地改正过来。

10 吃饭的速度过慢，该怎么办

宝宝吃饭慢是有原因的，例如不愿意吃、食物坚硬、咀嚼需要花一段时间、到处走动不能集中注意力吃饭等，都容易造成宝宝吃饭慢。

出现不愿吃或到处走动的情况，妈妈有必要跟宝宝一起吃饭来调节吃饭的速度。这样仍不愿意吃饭时，要果断地收拾饭桌，并且下一顿饭之前不要给任何零食，宝宝肚子饿了，吃饭自然也会变快。

11 宝宝一次吃的量很少怎么办

不要勉强宝宝，一开始就直接给宝宝盛适当的量，然后让宝宝尽量吃完，这样的习惯才是有效的。

吃光碗里的饭，就会让宝宝有成就感，能诱导宝宝提高吃饭的积极性；也可以通过让宝宝活动，消耗体力来增加宝宝的食欲。

去检查一下微量元素，有时宝宝缺锌也会造成食欲缺乏。

12 宝宝不爱吃肉怎么办

如果宝宝不爱吃肉，可能是因为肉比别的食物更坚韧，不太好咀嚼，因此肉食一定要做得软、烂、嫩。下面为妈妈们介绍一些可以提高肉的口感、促进宝宝食欲的烹调技巧，妈妈们不妨尝试一下。

1. 可以采用熘肉片和汆肉片的方法，使肉质鲜嫩，不会塞牙。

2. 多做肉糜蒸蛋羹、荤素肉丸，红烧肉烧好后，再隔水蒸1个小时，可使瘦肉变得松软。

3. 不要太油腻，肉汤要撇去浮沫。

4. 用葱、姜、料酒去腥。

5. 不妨加一些爆香的新鲜大蒜粒，不仅可以使菜肴生香，还能促进食欲。

6. 洋葱煸软烂后再与排骨或牛肉一起做菜，也有促进食欲的效果。

另外，不爱吃肉的宝宝为了保证其蛋白质的摄入量，要多吃奶类、豆类及其制品、鸡蛋、面包、米饭、蔬菜等食物来补充蛋白质。如果每天平均喝2杯奶、吃3～4片面包、1个鸡蛋和3匙蔬菜，折合起来的蛋白质总量就有30～32克，再吃些豆制品，就基本可以满足宝宝对蛋白质的需求了，所以妈妈也不必过于担心。

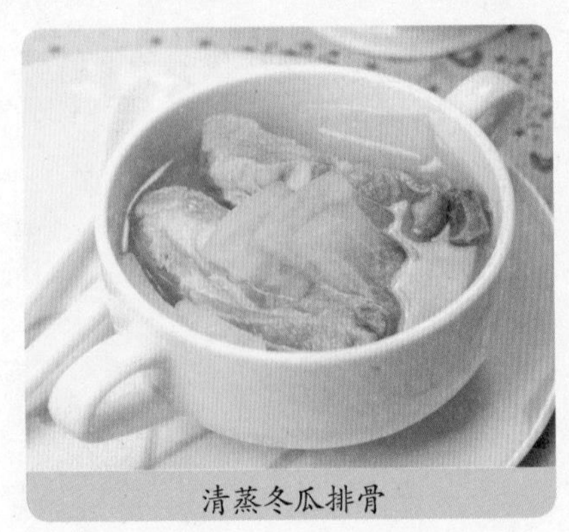
清蒸冬瓜排骨

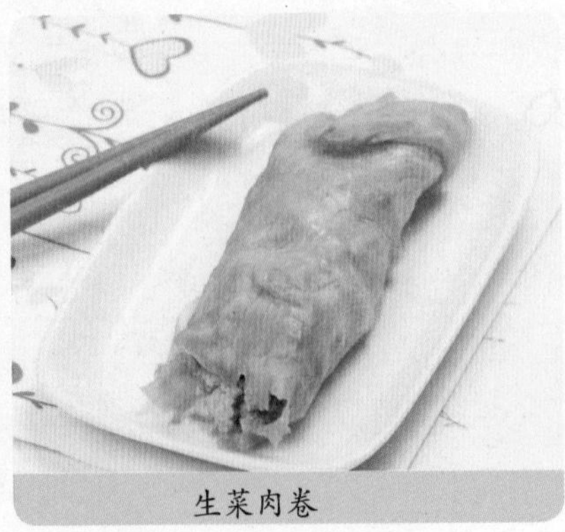
生菜肉卷

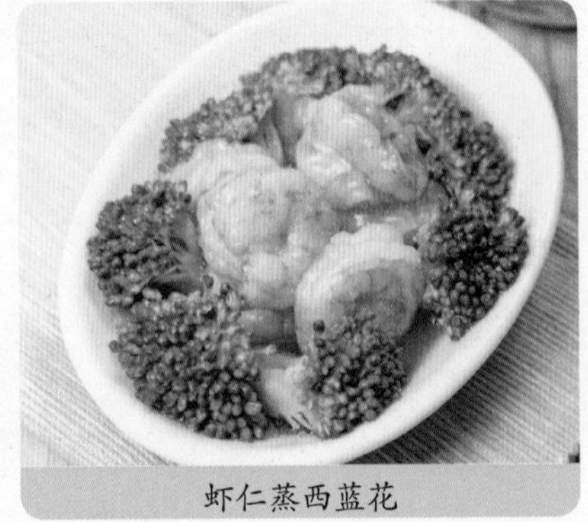
虾仁蒸西蓝花

蒸食更营养、更健康，口感清淡，宝宝也更容易接受

13 宝宝厌食怎么办

为什么会出现厌食

宝宝到了19个月左右，容易出现“生理性厌食期”，主要是由于宝宝对外界探索的兴趣明显增加，因而对吃饭失去了兴趣。

爸爸妈妈的正确调养方法

对此，父母应该理解，并经常更换食物的花样，让宝宝感到吃饭也是件有趣的事，增加吃饭的兴趣。有的父母看到宝宝不肯吃饭，就十分着急，先是又哄又骗；哄骗不行，就又吼又骂，甚至大打出手，强迫孩子进食，这样会严重影响宝宝的健康发育。

宝宝吃多吃少，是由他（她）的生理和心理状态决定的，不会因大人的主观愿望而转移。强迫孩子吃饭不利于宝宝养成良好的饮食习惯。

让宝宝独立吃饭

应放手让宝宝自己吃饭，使其尽快掌握这项生活技能，也可为幼儿园入园做好准备。尽管宝宝已经学习过拿勺子，甚至会用勺子了，但有时还是愿意用手直接抓饭菜，好像这样吃起来更香。爸爸妈妈要允许宝宝用手抓取食物，并提供一些手抓的食物，如小包子、馒头、面包、黄瓜条等，提高宝宝吃饭的兴趣，让宝宝主动吃饭。

喂养要点

不要拿零食作为奖励品

宝宝的胃容量比较小，一次进食量又有限，饿得是比较快的。适当吃零食可以补充一些营养和热量。另外，零食还能调剂食物的口味。没有必要去完全禁止零食。

但不要滥用零食来哄劝宝宝。当宝宝发脾气时，不要利用零食来转移他（她）的注意力，这样会使宝宝觉得零食是奖励品，是非常好的东西，无意间就强化了宝宝吃零食的习惯，并学会用零食来讨价还价。

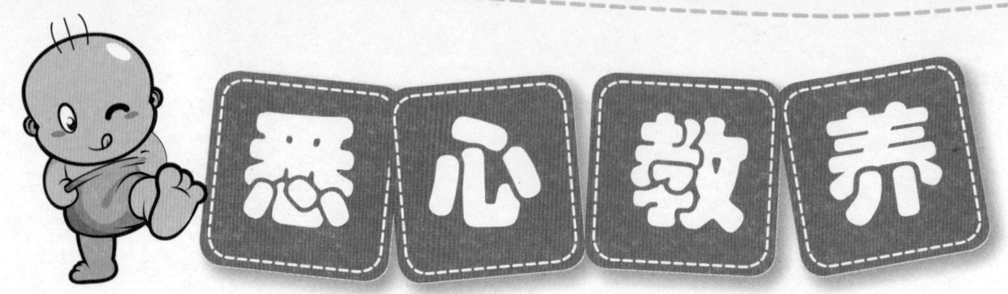

1 防止烧烫伤宝宝

不要将暖瓶放在宝宝能够得着的地方，也不要放在宝宝经常跑来跑去的桌子旁边。给宝宝洗澡的水要先放凉水再放热水。尽量不要让宝宝待在厨房里，因为厨房里的炉火、热油、水瓶、热饭菜都可能伤害到好动的宝宝。

2 家庭用电注意事项

电源插座要用强力胶带封住，以防止宝宝触摸插座，有条件的可换用橡皮制的保护盖，把插座盖起来。

电器通上电以后，要将垂下来的电线盘好，或用橡皮筋绑住，防止宝宝放在嘴里嚼，导致电伤、烧伤。

宝宝看电视时，要帮助幼儿插好电源，不要让宝宝自己插电源。

3 宝宝的卧室要采取的安全措施

年轻的爸爸妈妈应该为宝宝创造一个安全、良好的睡眠、学习环境，以保证宝宝身心健康，防止宝宝受到不必要的损伤。那么，在幼儿卧室要采取哪些安全措施呢?

1.为了避免玩具箱盖子压住宝宝的手指，在玩具箱盖子的角上，粘上橡皮垫或软木塞，也可以把玩具放在有拉门的柜子里，或开放的架子上。

2.把宝宝的衣服放在有拉门的柜子里，尽量不要使用抽屉式的家具，以免宝宝开抽屉把整个抽屉拉出来砸伤脚和腿。

3.把大床的一边靠墙放，并在床前的地板上铺上褥子或垫子，万一宝宝从床上掉下来也摔不疼、摔不伤。也可以暂时在床边加一个活动栏杆。

4.不要把小床或其他可以爬上去的家具放在窗子旁，以防宝宝爬上窗子发生危险。

4 家庭门窗应采取的安全措施

现代化的都市内，高楼林立，一楼高过一楼。室内也装修得富丽堂皇，显得窗明几净。在此仍要提醒那些有宝宝的家长，室内装修在讲究美观、大方的同时，还要对您的小儿采取一些安全措施。

窗户的高度一般要求距地面0.7 米，在窗子上装上栏杆或窗纱，以保证宝宝的安全；房门最好向外开，不宜装弹簧装置；装有玻璃门的家庭，应在玻璃门上与宝宝等高的地方，贴上贴纸，以提醒宝宝那里有玻璃，不是空的，以免磕破头；在宝宝自己会打开的门上系一个铃，当他（她）推门出去时，以便里面的人可以察觉；在不想让宝宝进去的房间的门上端钉一个钩子扣住，以保证他（她）推不开；在纱门上适合宝宝的位置，加浴室里挂毛巾用的横杆，以便宝宝推门进出容易。

5 警惕宝宝患上佝偻病

佝偻病俗称“软骨病”，是由于维生素D 缺乏引起体内钙、磷代谢紊乱，而使骨骼钙化不良的一种疾病。佝偻病会使宝宝的抵抗力降低，容易合并肺炎及腹泻等疾病，影响宝宝的生长发育。

佝偻病主要有以下症状：

1. 宝宝烦躁不安，夜间容易惊醒、哭闹。还表现为多汗、头发稀少、食欲缺乏。

2. 骨骼脆软，牙齿生长迟缓；方颅，囟门闭合延迟；各关节增大，胸骨突出呈现为鸡胸，脊椎弯曲；腿骨畸形，出现O形腿或X形腿；行动缓慢无力。

3. 肌肉软弱无力，腹部呈现壶状。

6 佝偻病的家庭护理

1. 宝宝每天应在室外活动1～2小时，晒太阳能促使维生素D的合成，预防佝偻病。

2. 每天补充适量的维生素D，鱼肝油要每天吃。此外，应根据宝宝的需要来补充钙剂。

3. 提倡母乳喂养，及时给宝宝合理地添加如蛋黄、猪肝、奶及奶制品、大豆及豆制品、虾皮、海米、芝麻酱等辅食，以增加维生素D的摄入。

4. 不要吃过多的油脂和盐，以免影响钙的吸收。

 宝宝口吃的早期发现和矫正技巧

正常说话是按一定的节奏进行的，即一句分成几个词组，每个词组的第一个字发得轻柔一些，逐渐加响，达到应有的高度后从容地滑到第二个字。比如说“我们要到学校去”，分成3个词组，“我”“要”“学”3个字发得轻柔，然后逐渐提高响度，滑到“们”“到”“校”，就像唱歌一样，抑扬顿挫，一低一高，形成一起一伏、连续不断的波浪式的节奏。

口吃患者往往是词组的第一个字发得特别急、短、重，因此不能流畅地滑到第二个字，于是出现重复或延长第一个字的发音，所以表现出口吃。比如“我们……”发成“我、我们”或“我——们……”口吃的宝宝唱歌不结巴，就是因为歌的曲子是抑扬顿挫的，帮助宝宝运气自如、连续、有节奏，所以能流畅地发音而不结巴。学龄前儿童比较容易发生口吃。

这个年龄段的宝宝词汇还不太丰富，又很想表达自己的意思，有时急于说话，便出现口吃，应当及时纠正，以免成为习惯。环境对宝宝影响很大，特别是抚养宝宝的人如为哑巴或有口吃，可影响宝宝学习语言，造成口吃，应当避免。如发现宝宝有口吃，应心平气和地让宝宝中断说话，告诉宝宝说话慢一些，声音轻柔一些，第一个字音发低一些，大人先说一遍，让宝宝跟着重复几次，再让宝宝自己说。

让宝宝背诵一些古诗，学习古诗，有利于练习发音器官的灵活性。

古诗课堂

春晓

春眠不觉晓，
处处闻啼鸟。
夜来风雨声，
花落知多少。

静夜思

床前明月光，
疑是地上霜。
举头望明月，
低头思故乡。

小池

泉眼无声惜细流，
树阴照水爱晴柔。
小荷才露尖尖角，
早有蜻蜓立上头。

8 断母乳时宝宝哭闹怎么办

1. 提前为断母乳做准备。在宝宝6个月以后每天增加一定量的配方奶，减少母乳喂养的次数，保证营养供给，按时添加辅食。

2. 不要养成大人抱着睡或者含着母亲的乳头入睡的习惯。宝宝入睡后，妈妈可以守候在他（她）的床边，以减少与母亲分离的担心，使宝宝安稳入睡，逐渐淡化对母乳的依赖。

3. 断母乳时，妈妈要采取果断的态度，不要因宝宝一时哭闹就下不了决心，从而拖延断母乳的时间。也不要突然断一次或几天未断成，又突然断一次，接二连三地给宝宝不良情绪刺激。这样对宝宝的心理健康不益，容易造成情绪不稳、夜凉、拒食及心理疾患等。

4. 断母乳期间，妈妈要对宝宝格外关心和照料，并多花一些时间来陪他（她），和他（她）多做游戏，抚慰宝宝的不安情绪，能大大改善宝宝的哭闹行为。

5. 任何简单、粗暴的断母乳方法，都会让宝宝不悦，引起身体和心理上的不适，造成日后喂养困难、营养不良、情绪不佳、抗病能力下降等后遗症。如果妈妈突然和宝宝分开，或一下子断乳，以及在乳头上涂抹苦、辣等东西，只能让宝宝因缺乏安全感而大哭大闹。

9 猩红热的早期发现和治疗

猩红热是宝宝感染链球菌后引起的一种急性传染病。起病急，突然高热，嗓子痛。皮疹绝大多数发生在发病后1～2日，在几小时内由颈、胸、腹背而迅速到达四肢，遍及全身。典型的皮疹为在全身弥漫潮红的基础上，散在粟粒大小猩红色斑丘疹，稍突出皮肤表面，呈“鸡皮”状。用手指按压可褪色，皮疹之间少见正常皮肤。口周显苍白圈，这是猩红热的特点之一。

在皮肤皱褶处有紫红色线条。舌肉红色，有小突起，似杨梅状，称杨梅舌。疹退后有小片或大片脱屑。猩红热可并发脓毒败血症、肺炎等而危及生命，还可并发心肌炎、肾炎等，应尽量早发现早治疗。

宝宝的居室应通风，尽量让宝宝隔离独居，避免传染给别人，也可防止宝宝继发其他感染。宝宝要卧床休息，以利于恢复。

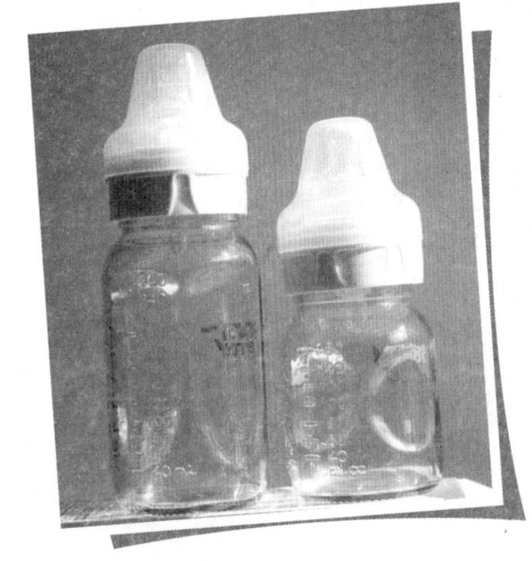

宝宝断母乳后，奶瓶成为了他（她）最好的朋友

饮食可给予营养丰富、富含维生素的流质或半流质食物。在发热出疹时应让宝宝多饮水；注意口腔卫生，可用淡盐水漱口，一日3~4次，清除鼻腔分泌物，用青霉素软膏涂口唇和鼻腔；皮疹退后可出现皮肤脱屑，有痒感，注意不要用手剥离皮屑，以免引起感染。痒时可涂炉甘石洗剂涂抹；注意观察病情变化。在发病2~3周时注意小便颜色是否加深，如尿液似酱油色或洗肉水色，尿量减少，面部、四肢水肿，以及出现关节红肿痛等症状时，应及时去医院就诊。

10 宝宝做噩梦了

噩梦的发生，常由于宝宝在白天碰到了某些强烈的刺激，比如看到恐怖的电视或听到恐怖的故事等而引起，这些都会在大脑皮层上留下深深的印迹，到了夜深人静时，其他的外界刺激不再进入大脑，这个刺激的印迹就会释放而发挥作用。此外，宝宝身体不适或有某处病痛也会出现噩梦。当宝宝生长快，而摄入的钙又跟不上需要时，都会导致噩梦。爸爸妈妈怎样帮助宝宝走出噩梦?

1. 在宝宝做噩梦哭醒后，妈妈要将他（她）抱起，安慰他（她），用幽默、甜蜜的语言解释没有什么可怕的东西，以化解对噩梦的恐惧感。

2. 要了解宝宝在白天看见了哪些可怕的东西。向宝宝讲清不害怕的道理，免得以后再做噩梦。有的宝宝在下雨刮风时看到窗外的树或其他东西不断地摇晃，就会和可怕的东西联想起来，到了入睡后自然会做噩梦。所以妈妈可带宝宝到窗外去走走，让宝宝知道窗外并没有什么可怕的东西，那些摇晃的东西不过是风吹动所致。

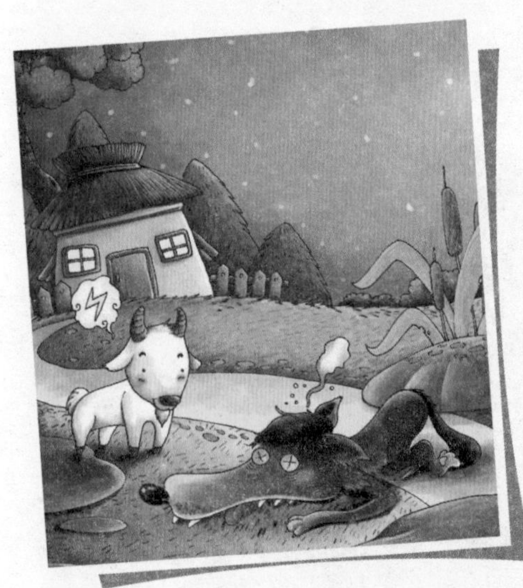

当宝宝被噩梦惊醒了，妈妈要安抚宝宝，给宝宝心灵的安慰，这样有利于宝宝心理的健康

3. 做噩梦的宝宝在第2天往往还会记得梦中的怪物，妈妈可让宝宝将怪物画下来，以培养宝宝的创造力，然后借助于“超人”“黑猫警长”的威力打败怪物，以安慰宝宝。

4. 当宝宝初次一个人在房间睡时，因害怕而会做噩梦，此时妈妈一方面向宝宝讲一个人睡的好处，另一方面可开个小灯，以消除宝宝对黑暗的恐惧。也可以打开门，让宝宝听到父母的讲话声，感到父母就在身边，这样就可安心入睡了。

5. 预防宝宝做噩梦，父母在白天不要给宝宝太强的刺激、责备和惩罚。不要看恐怖的电视、电影和讲恐怖的故事。入睡前半小时要让宝宝安静下来，以免过度兴奋引起噩梦。

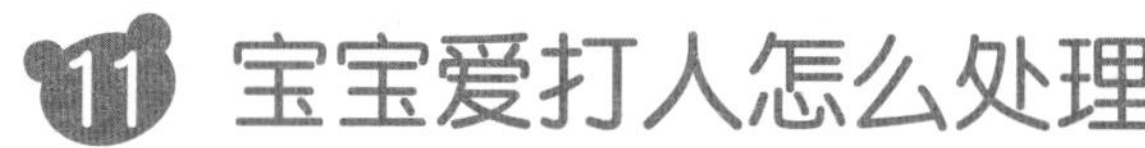

11 宝宝爱打人怎么处理

大多数宝宝到了1岁多，会出现打人现象，这是一种自然现象。但个别宝宝到3岁左右还常常无来由地打人，不仅在家这样，在外面也这样，弄得妈妈整天给人家道歉。这样子怎么办呢？

找出宝宝打人的原因

1. 宝宝早期的嬉戏拍打动作，属于正常的交往行为，如果父母错误地引导或强化了这个动作，娇惯宝宝而没有及时制止，就会使宝宝养成喜欢打人的不良嗜好。

2. 爸爸妈妈很少与宝宝沟通，宝宝内心孤独，或者交往技能和语言表达能力差。自己的想法、要求说不清楚、别人没有照做、情绪不好就打人。比如，想要某个东西人家不给，他（她）又不会“要”，于是就打人。

3. 寻求注意。在宝宝做好事的时候，往往得不到足够的关注，而他（她）又渴望被关注。得不到注意的时候就做一些较强烈的动作，如“打”来引起注意。

4. 喜欢看别的小朋友被打以后哭的样子，缺少同情心。

5. 一些生理因素导致烦躁，如在饿了、累了、生病、出牙、不舒服等情况下，打人就比较多。

父母的态度很重要

家长要时刻注意自己的言行。当宝宝打人时，父母要表现出应有的威严，不能对此一笑了之，甚至开心地享受宝宝发脾气时别样的可爱之处，更不应主动逗宝宝发脾气、打人。让宝宝感受到，自己出现攻击行为时，他人正常的反应是什么。时间长了，宝宝明白这种行为不被人接受，自然就会有所改变。

培养宝宝的爱心

1. 让宝宝尽早建立正确的情感表达方式，并不断强化。如教宝宝亲吻父母、抚摸父母，以表示对父母的爱。跟宝宝玩布娃娃，让宝宝拍娃娃睡觉，给娃娃盖被、喂娃娃吃奶等。

2. 经常带宝宝与其他小朋友一起玩，养小金鱼、种花等，培养宝宝的爱心和对大自然的兴趣。

3. 培养对他人的同情，即对别人情绪、情感的理解和体验。

4. 经常表扬宝宝好的行为，提高他（她）的自信心，让他（她）感受到被爱、被注意。

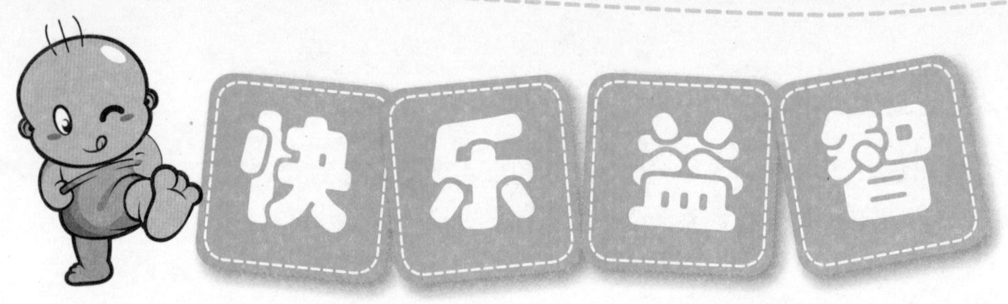

左脑开发方案

宝宝已经知道数的多少，能进一步记住（背熟）数的名称，从而发展机械数数的能力，在大多数情况下，会用一个名词描述整个种类，开始会运用想象力玩玩具，具有了象征性的思想能力。

图片分组

数学能力 观察判断 逻辑推理

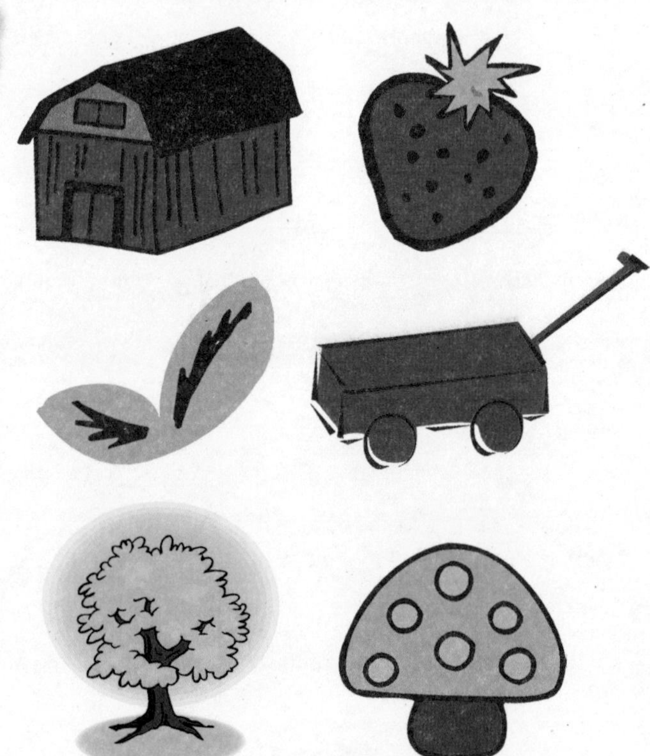

益智目标

培养宝宝的观察判断和逻辑能力。

亲子互动

让宝宝试着将这6张图片分为两组（提示关键词：颜色）。

学识字卡片

语言能力 阅读能力 理解能力

益智目标

将字音、字形的鲜明印象印入宝宝脑海，同时将字形和字音联系起来，并刺激宝宝的视觉和大脑发育。

亲子互动

1. 准备一些正面有字、反面有图的识字卡片，如“娃娃”“糖果盒”“自行车”等。做正卡、副卡两套。
2. 妈妈读字，鼓励宝宝走过去把字拿过来，先取正卡的字，再到另一处取副卡。
3. 妈妈读字，让宝宝先去指正卡，再走到另一处指副卡同样的字。
4. 教会一个正卡上的字后，鼓励宝宝在副卡中找出同样的字来。
5. 妈妈读字，鼓励宝宝将取过来的字放回原位，先放正卡上的字，再放副卡上的字。

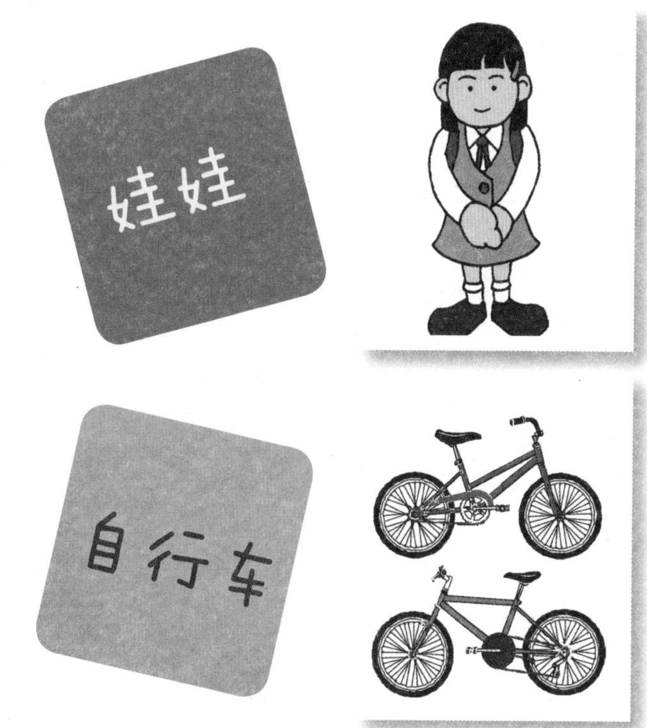

TIPS

温馨提示

妈妈在给宝宝做识字卡片时，字形要大，可以用废旧挂历裁成宽20厘米长的纸条，对折成正方形，可两面写字，这样的卡片既能摆也能挂。

听到了哪些声音

听觉能力 认知能力 观察能力

益智目标

让宝宝倾听各种声音，以声音来感受周围的环境，他（她）的好奇心和求知欲也会被激发出来。

亲子互动

1. 带宝宝到一个接近大自然的室外环境时，接触自然界的机会大增，爸爸妈妈可以告诉宝宝注意听某种声音，例如水声、风声和雷声等。
2. 我们生活的城市里还有很多的声音，如机车启动、汽车按喇叭、消防车的长鸣、盖高楼的敲击声等，都可以让宝宝注意听。

儿歌

下雨啦，哗哗哗；
打雷啦，轰隆隆；
刮风啦，呼呼呼；
小河流水哗啦啦；
汽车响，嘟嘟嘟；
飞机飞，嗡嗡嗡；
宝宝笑，哈哈哈；
拍拍手，啪啪啪。

温馨提示

在宝宝对这些声音有了记忆之后，可以让他（她）听到声音后马上辨认，通过刺激宝宝左脑的听觉记忆能力，让他（她）的感觉更敏锐，变得更机灵。

右脑开发方案

宝宝已经会做穿珠、画画等手的精细动作，如用尼龙绳穿珠子、用筷子夹菜、解系按扣等，宝宝都具有过目不忘的超人能力，多看书、卡、图片等，反复、多次练习，宝宝可全盘印记到右脑，丰富右脑信息量。

找亮光

大动作能力　身体灵活性　反应能力

益智目标

训练宝宝动作的敏捷性、身体的灵活性及反应能力。

亲子互动

1. 准备一面小镜子。
2. 在天气晴朗时，选择比较空旷的场地。
3. 父母用小镜子对准太阳将亮光反射在地面上。
4. 让宝宝去捕捉亮光，并用脚踩踏照在地上的亮光。
5. 开始时，光移动的幅度不要太大，待宝宝反应较快时再加大幅度。

温馨提示

不要用光照射宝宝的眼睛。父母可以不断地变换方位，锻炼宝宝跑的动作和灵活反应。

印花

创造能力 审美能力

益智目标

培养宝宝的创造力和审美意识。

亲子互动

1. 妈妈准备图画纸、水彩颜料、海绵块、调色盘、白纸、莲藕、马铃薯、苹果等。
2. 在图画纸上涂上各种颜料，形成图案，然后对折，按压图画纸，就能印出一个相同的图案。
3. 把颜料挤在调色盘里，然后用海绵块蘸颜料，印在白纸上。
4. 妈妈将莲藕、马铃薯、苹果对半切开，然后擦干切面上的水分，让宝宝蘸上颜料印在白纸上。印花时，还可以将横切面切成不同的形状。

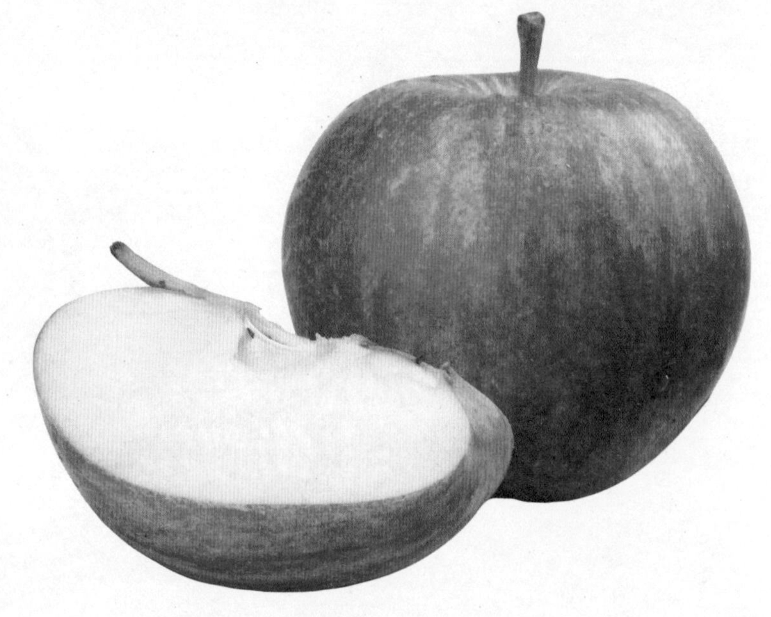

温馨提示

当宝宝画完一幅画后，可以用硬纸板做画框，把作品裱起来，给宝宝以成就感。

手影游戏

创造能力 想象能力 精细动作

益智目标

宝宝动手实践是激发创造力的必要前提。宝宝动手不仅有助于表达他（她）潜在的创造能力，更能促进其创造力的进步发展。

亲子互动

1. 手影游戏不要特别复杂的设备，只要一支蜡烛或一个手电，甚至一轮明月即可。
2. 通过场景，展开巧思，通过爸爸妈妈手势的变化，创造出种种事物的形象，因手影主要做给宝宝看，宝宝喜爱动物，于是兔子、狗、猫等等就成了手影的主要表现对象。“像不像，三分样”。通过形似的手影游戏，可以启发儿童的联想思维。

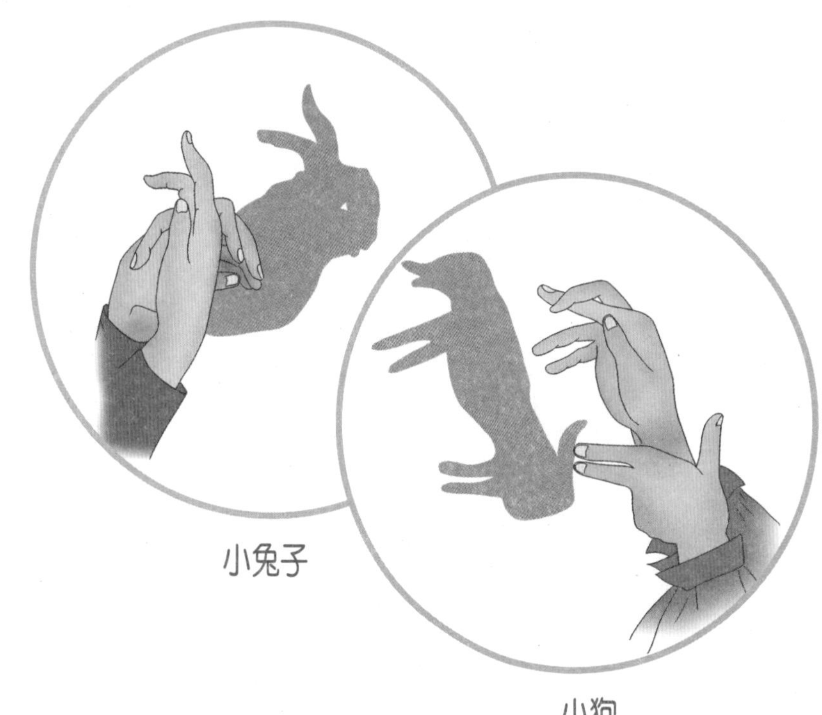

小兔子

小狗

温馨提示

TIPS

最初教宝宝手影游戏时可以边说边演示，再加上一些丰富的面部表情，只要求他（她）们能随着父母做动作即可，待熟练后，可依据宝宝的具体情形做出不同的要求。

育儿微课堂

Q 宝宝不愿吃饭，只吃面包，宝宝光吃面包可以吗？

A 不愿吃饭，只要面包，说明了宝宝认为面包比饭更好吃，并不是非喂宝宝吃饭不可，喂宝宝吃面包同样也是一种好方法。硬逼着宝宝吃饭，反而会使宝宝产生反抗心理，从而会对吃东西做出抵制的反应。在喂宝宝吃面包的同时，趁着宝宝高兴的时候喂饭，说不定会意外地发现宝宝也会吃得很投入。

Q 宝宝总是爱黏着妈妈，只要妈妈要出门，宝宝都哭闹着非跟去不可，怎么办？

A 宝宝一般都会紧跟着妈妈不愿分开。但是，因此无条件领着宝宝一起外出，会让宝宝认为，只要哭闹，任何地方都可以去。尽管妈妈做任何说明，宝宝也不能完全理解，但是，可以把要去的地方告诉宝宝，并在与宝宝约好的时间内准时回来，使宝宝对妈妈产生充分信任，宝宝就会慢慢减少哭闹耍赖。

Q 我的儿子现在1岁半多了，身高80厘米，体重10公斤，最近发现他的头发越来越黄，甚至出现了白发，是缺锌吗？

A 宝宝的身高和体重都在低限，但尚不属于发育落后。头发的色泽与遗传有很大关系，特别是1岁以后来源于母体孕期营养的影响逐渐消失，越来越接近父母的发色。但若是缺乏光泽，头发干燥、纤细、稀疏、不很整齐，则应考虑去医院检查。缺锌可以使头发变黄、缺乏光泽、食欲差、生长发育缓慢等，宝宝是否缺锌需要经过化验，并由医生对化验结果和宝宝的具体情况综合分析做出诊断。

Q 我女儿现在1岁半多了，在6个月大时双颊变得红彤彤的，像打过胭脂一样，红的地方皮肤很粗糙，夏天才好转，脸颊的颜色会稍微深一些。今年已进入冬天，又开始了，怎么办？

A 换护肤品试试，有时不合适的护肤品也会造成皮肤红。

Q 宝宝已经1岁7个月了，但是还不会说话，这正常吗？

A 对“不会说话”的宝宝，家长首先应判断宝宝是不会说话，还是没有必要说话。现在太多家长非常理解宝宝的肢体语言，并且能够满足宝宝全部肢体语言的需求，导致宝宝觉得没有必要说话，或只会叫人即可。语言是交流的工具，只有耳聋才会真正导致语言缺失。排除耳聋原因，说话晚就与家长引导有关。家长可以试着不要马上满足宝宝的要求，鼓励宝宝说出自己的意愿而不是用身体语言表达。

Q 我的孩子快20个月了，她很活泼好动，虽然大人说的话她都明白，可是却不肯说话，有些会说的话也不会主动说，倒是自己常常说一串让人无法明白的话，这正常吗？

A 不用担心。你的宝宝不是不肯说话，宝宝所理解的语言要远远大于她所能表达的语言。宝宝说大人听不懂的语言是语言发育中的正常现象，宝宝处于语言“乱说”和“瞎编”期，这说明宝宝已经理解了不少语言了，开始将所闻所见和来自大脑的思维内容转化成内心语言。在宝宝的词汇量还没有达到能将她的内心语言表达出来前，让人不明白的话就脱口而出了。随着宝宝语言表达能力的提高，这种现象就消失了。

本章小结

记录宝宝的成长点滴

分类	游戏	方法	第一次出现的时间	最令你难忘的记忆
认知	配对	父母将实物放在桌上，让宝宝从旁边的图卡中找出相应的图卡与实物放在一起	第__月 第__天	
	知道用途	父母将日常用品拿出几种放在桌上，如肥皂、碗、水杯等，问宝宝：这是做什么用的？	第__月 第__天	
动作	抛球	父母递给宝宝一个球，然后宝宝按指定方向抛球	第__月 第__天	
	追球跑	父母将球踢出	第__月 第__天	
	搭积木	父母拿出积木盒，鼓励宝宝搭高楼	第__月 第__天	
	爬上椅子够玩具	将玩具放在桌子上，鼓励宝宝去取	第__月 第__天	
	穿珠子	父母先示范，宝宝模仿	第__月 第__天	
语言	分辨声音	父母模仿各种声音，如刮风声、下雨声、火车声、汽车声、动物声等，让宝宝回答是什么声音	第__月 第__天	
	背诵数字	教宝宝背诵数字1～5，父母拿出几个苹果或其他物品教宝宝数数	第__月 第__天	
情绪与社交	同伴关系	带宝宝去游乐园，鼓励宝宝和同伴交往	第__月 第__天	
	表达需要	注意观察宝宝是否会用语言表达自己的需要	第__月 第__天	

续表

分类	游戏	方法	第一次出现的时间	最令你难忘的记忆
自理	解裤子	大小便时，父母鼓励宝宝拉开松紧带裤	第__月 第__天	
	自己吃饭	让宝宝坐在自己的位置上，放好他（她）的饭碗和勺子	第__月 第__天	

身体发育参照指标

项目	男宝宝（均值）	女宝宝（均值）
体重（千克）	11.8	11.3
身高（厘米）	85.6	84.5
头围（厘米）	47.9	46.9
胸围（厘米）	48.6	47.4
出牙情况	牙齿12~20颗（20颗乳牙出齐）	

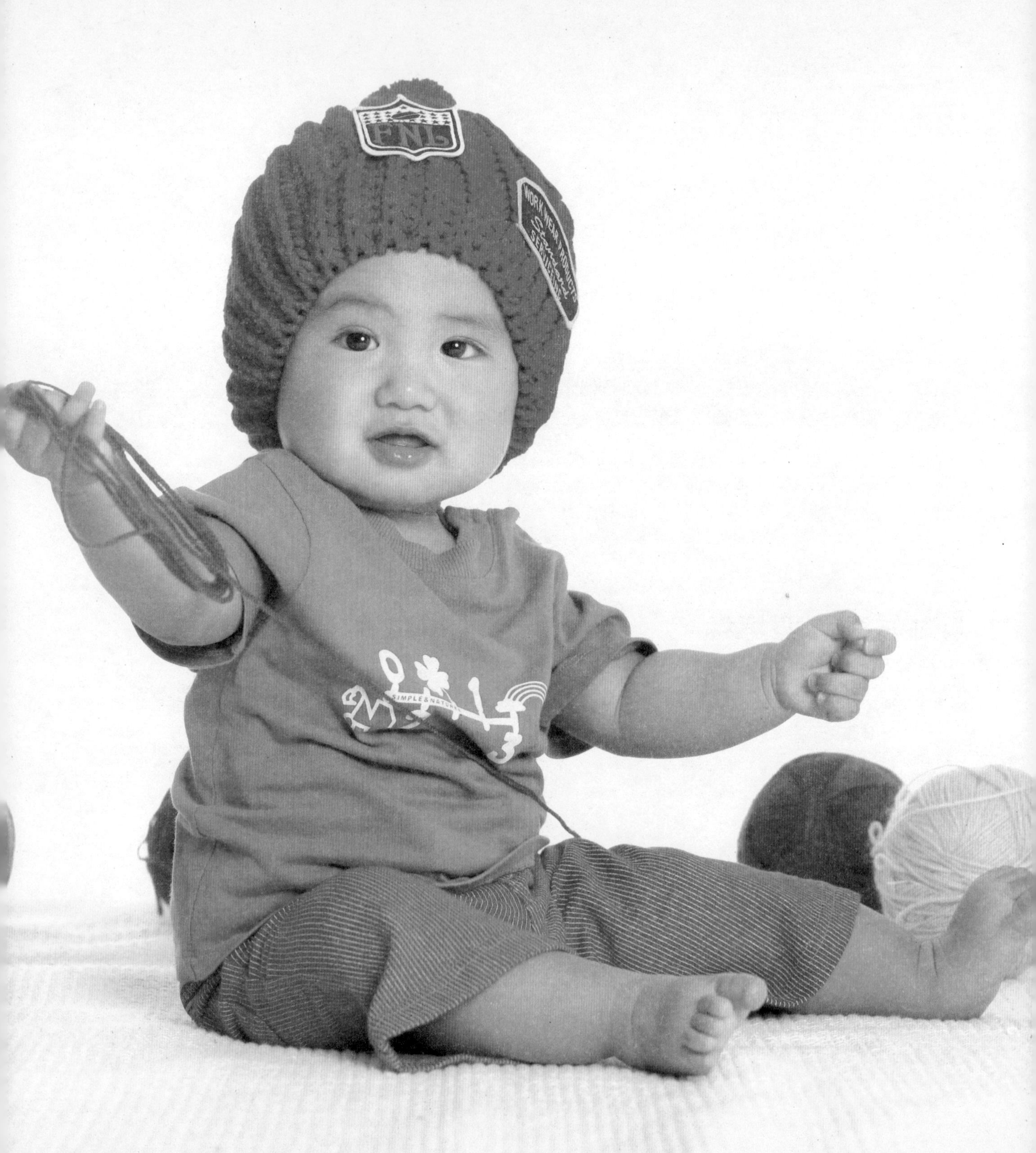
FNL
WORK WEAR PRODUCTS

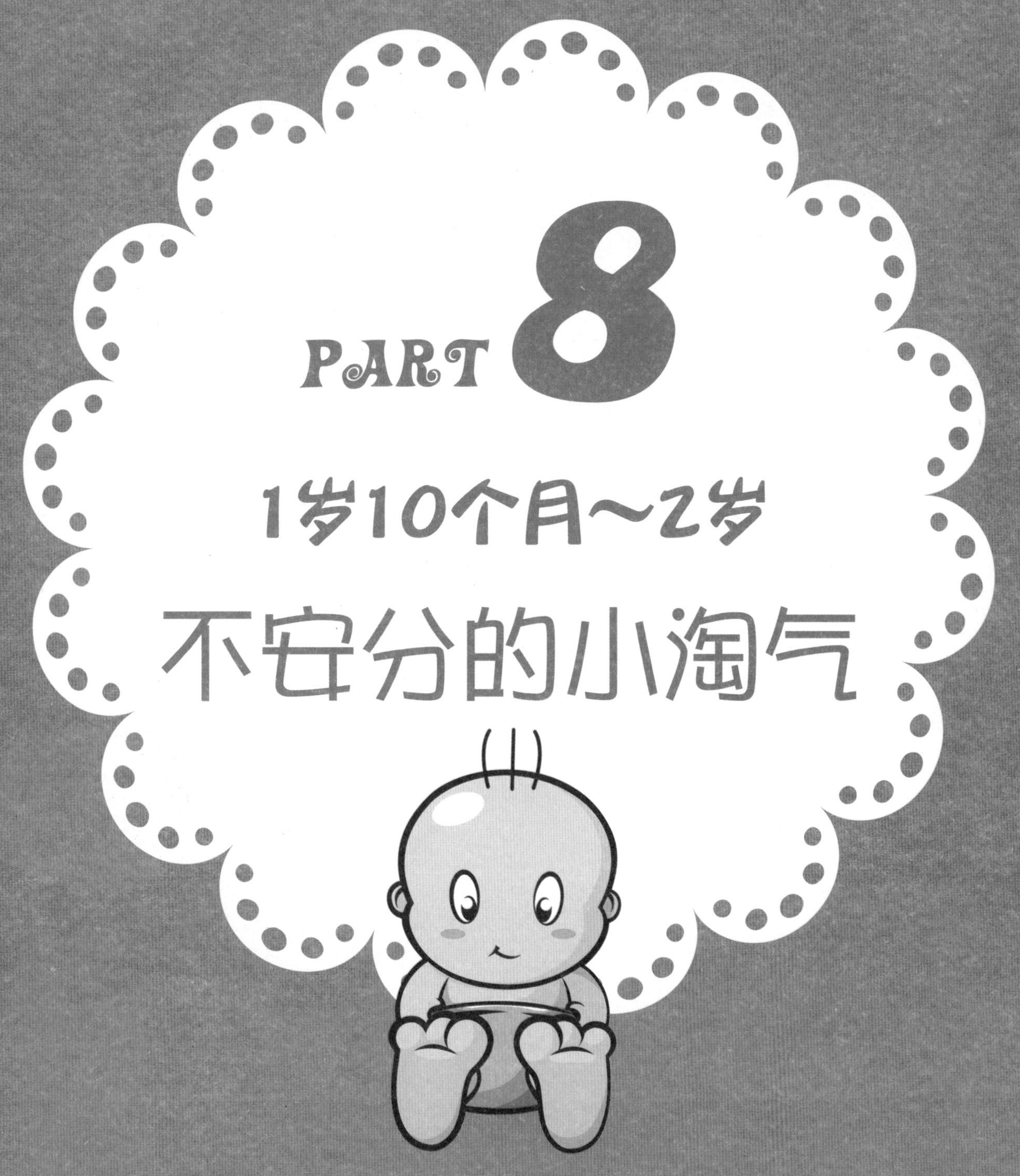
PART 8
1岁10个月~2岁
不安分的小淘气

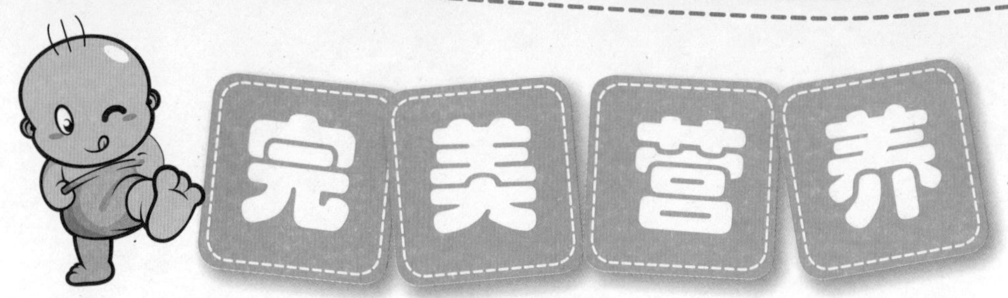

1 零食是宝宝的大爱

零食是指正餐以外的食品。零食花样繁多，外观精致，味道鲜美，加上铺天盖地的广告作用，不但宝宝爱吃，大人也爱吃。有的宝宝则发展到见到零食就要，吃零食比吃饭还多的地步。有的家长认为宝宝喜欢吃零食就让他（她）吃去，零食也是食品，一样有营养，正餐吃得不多恰好可以由零食来补充。

就零食本身而言，有的零食含有一定的营养成分，对人体健康无害；有的零食由淀粉与调料加工而成，没有什么营养价值；另外一些零食则含有大量的调味品及人工色素、防腐剂，长期食用有害无益。无论哪一种零食，如不加限制地给宝宝吃，对宝宝的健康和生长发育都没有好处。

2 宝宝不宜常吃的零食

油炸食品	炸鸡翅、炸羊肉串、炸薯条（片）等
冷饮食品	冰棍、冰淇淋、雪糕等
糖果	奶糖、巧克力、口香糖、泡泡糖等
含糖分高的饮料	可口可乐、果汁、乳酸饮料等
膨化食品	虾条、爆米花等

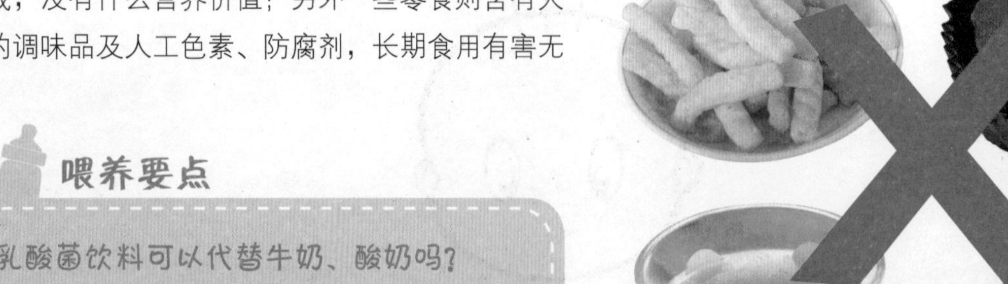

喂养要点

乳酸菌饮料可以代替牛奶、酸奶吗？

市场上常见的各种乳酸菌饮料虽然叫“××奶”，实际上含奶量非常少，其中蛋白质、脂肪、铁及维生素的含量都远低于牛奶。一般酸奶的蛋白质含量都在3%左右，而乳酸菌饮料只有1%，而且酸奶可以为宝宝提供足够的乳酸菌。因此从营养价值上看，乳酸菌饮料远不如酸奶，绝对不能用乳酸菌饮料代替牛奶、酸奶。

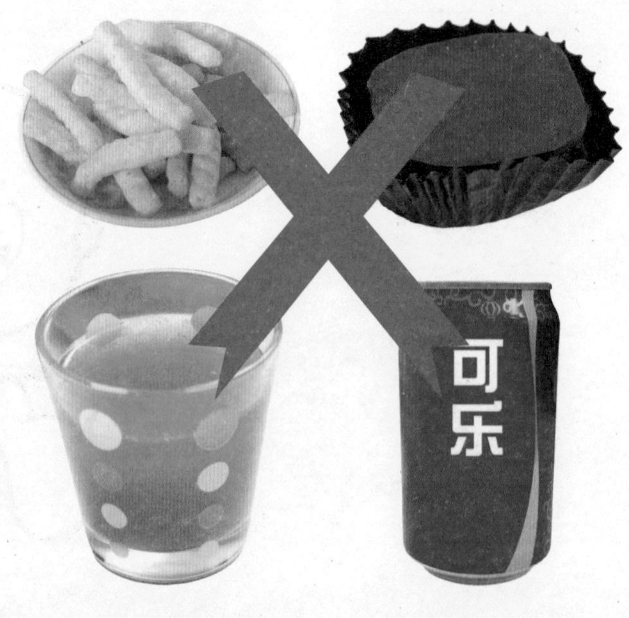

3 为宝宝选择零食要注意什么

为宝宝选择的零食一定要合理，除了要有水果外，还要包括糖类、坚果类和水产品类。这样才能保证宝宝摄入的营养全面均衡。

宝宝的零食摄入量宜少。父母应避免让宝宝一次进食过多的零食，防止对宝宝正常的饮食和生理过程造成影响。

宝宝不可食用过多的糖，否则会增加血液中糖的浓度，从而减少蛋白质的摄入，对宝宝生长发育产生不利的影响；糖可能诱发宝宝肥胖症，还可能引发龋齿。此外，巧克力由于含有较高的热量，也不宜让宝宝大量食用，以防宝宝产生厌食、营养不良的情况。

4 胖孩子可以喝低脂肪牛奶

从2周岁开始，宝宝对脂肪的要求比2岁前显著降低，宝宝没必要补充高脂肪的食物了，相反，低脂肪的食物可以防止肥胖和培养良好的饮食习惯，对宝宝更有益处。所以，妈妈们在给体重超标的宝宝喂牛奶时，可以选择低脂肪的牛奶。

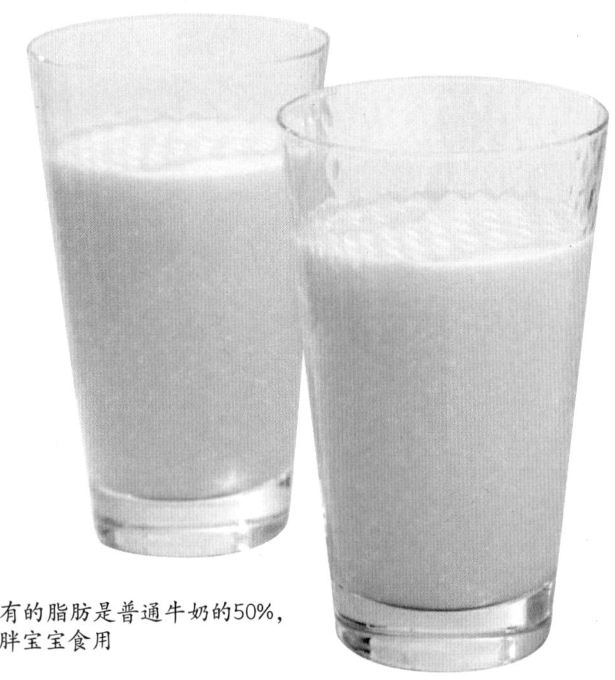

低脂牛奶含有的脂肪是普通牛奶的50%，适合宝宝肥胖宝宝食用

5 宝宝“伤食”怎么办

宝宝进食量超过了正常的消化能力，便会出现一系列消化道症状，如厌食、上腹部饱胀、舌苔厚腻、口中带酸臭味。这些现象称为“伤食”。

处理方法

可暂时让宝宝停止进食或少食1～2餐，1～2天内不吃脂肪类食物。哺乳期宝宝可以喂脱脂奶、胡萝卜汤、米汤等；已断奶宝宝可以吃粥、豆腐乳、肉松、蛋花粥、面条等。同时可给宝宝服用一些助消化的药物。

食疗方法

将土豆（不要用发芽的）洗净，连皮切成薄片，和洋葱片、胡萝卜5片一起入锅，用大火煮烂后加入盐调味。每天3次，每次吃1小碗，空腹服下。

糖炒山楂。取红糖适量（如体内有热、舌尖红、舌苔厚黄、口干者，这时红糖需改成白糖或冰糖），把糖炒一下后再加上去核的山楂再炒5～6分钟，闻到酸甜味即止。每顿饭后吃少量，或泡水喝下。

6 别给宝宝滥用补品

有些补品中含有一定量的雌激素样物质，即使“儿童专用滋补品”中的某些品种，也不能完全排除其含有类似性激素和促性腺因子的可能性。儿童长期大量服用滋补品，不仅会拔苗助长，导致性早熟，还可能造成宝宝身材矮小，因为雌激素具有促使骨骺软骨细胞停止分裂增殖，促进骨骺与骨干提前融合的作用。

健康宝宝不必进补；患急性病尚未痊愈者、慢性病处于活动期者不宜进补。对于已服补品的宝宝，一旦出现性早熟，应立即停药，及时去医院诊治。

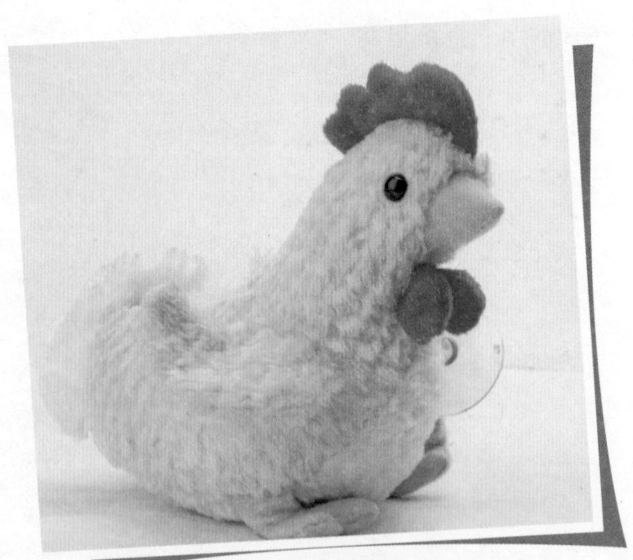

宝宝生病了，妈妈可以给宝宝买些玩具，转移宝宝的注意力，有利于病情的好转

7 有针对性地给宝宝添加膳食补充剂

市场上专门为宝宝提供的营养品很多，补钙、补锌、补赖氨酸的，等等。爸爸妈妈们对补充剂要有正确的认识，请记住这样一条原则，只要不偏食，宝宝从食物中就能摄取足够丰富和全面的营养素。没有特殊的需要就没有必要添加额外的营养品。如果你的宝宝确实因为某些原因需要补充营养，也最好先询问医生的意见，选择一种合适的补品，有针对性地去添加。

宝宝的系统功能还未发育成熟，调节功能相对较差，不恰当地补充营养不但会为宝宝增加身体负担，还会造成各种疾病。比如，补充维生素A过量容易造成维生素A中毒。

8 宝宝生病如何调整饮食

宝宝一旦生病，消化功能难免会受到影响，引起食欲减退。作为父母不要操之过急，而应合理调整宝宝的饮食。

1.对于持续高热、胃肠功能紊乱的宝宝，考虑给宝宝喂食流质食物，如米汤、牛奶、藕粉之类。

2.一旦病情好转即由流质食物改为半流质食物，除煮烂的面条、蒸蛋外，还可酌情增加少量饼干或面包之类。

3.倘若宝宝疾病已经康复，但消化能力还未恢复，表现为食欲欠佳或咀嚼能力较弱时，则可提供易消化而富有营养的软饭、菜肴。

4.一旦宝宝恢复如初，饮食上就不必加以限制。这时应注意营养的补充，包括各类维生素的供给，并应尽量避免给宝宝吃油腻和带刺激性的食物。

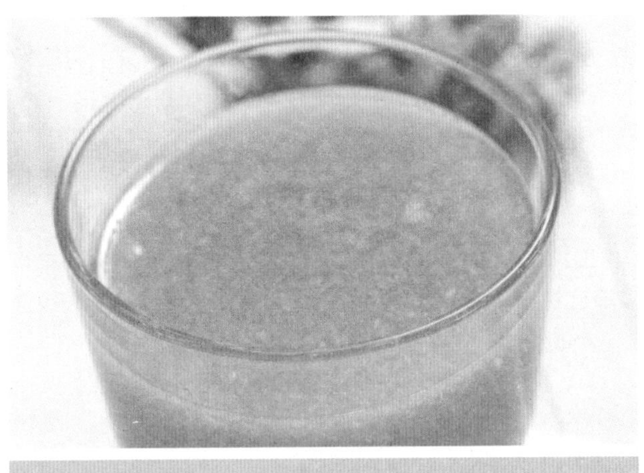

西瓜汁

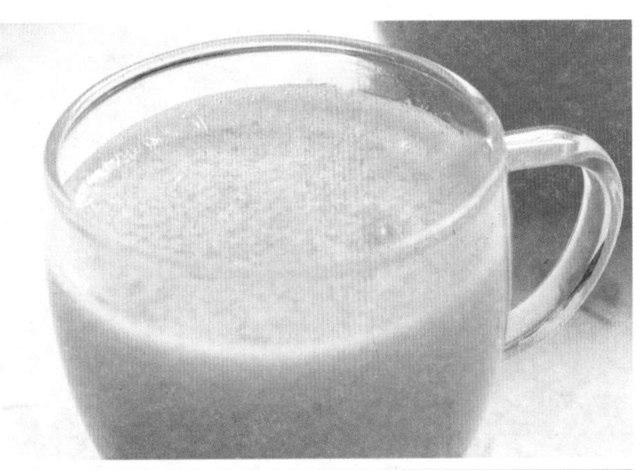

橙汁

9 别让宝宝边吃边玩

宝宝吃几口，玩一阵子，会使正常的进餐时间延长，饭菜变凉，还容易被污染，影响胃肠道的消化功能，会加重厌食。玩玩具时吃饭也会导致胃的血流供应量减少，消化机能减弱，食欲缺乏。这不仅损害了宝宝的身体健康，也使宝宝容易养成做事不专心、不认真的坏习惯。

10 不要跟别的宝宝攀比食量

父母对自己的宝宝每餐能吃多少食物要有正确的估计。对宝宝饭量的设定也要根据实际需要，不要随意与其他宝宝攀比。因为宝宝满1岁后，饮食有较明显的变化，个体差异也越来越明显。宝宝的食量因人而异，而且，宝宝是知道饱的，他（她）能够对每餐的进食量自行调节，所以，当宝宝不肯再吃一口时，父母就不要勉强喂了。一定不能强迫宝宝进食。营养可以从别的食物中补充，失去了对食物的兴趣则是无法弥补的。

11 宝宝营养食谱推荐

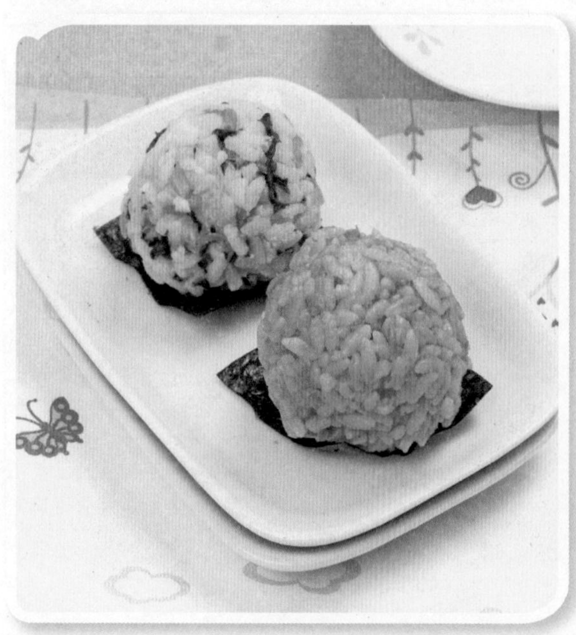

双色饭团

材料 米饭100克，腌渍鲔鱼20克，菠菜30克，鸡蛋1个，海苔片2片，番茄酱适量。

做法

1. 制作茄汁饭团：腌渍鲔鱼压碎，和番茄酱一起拌入米饭中，做成圆形的饭团，再铺上海苔片即可。
2. 制作菠菜饭团：菠菜洗净，烫熟，挤干水分并切碎、鸡蛋煮10分钟至熟，取半个切碎；将菠菜、白煮蛋和米饭混合，做成圆形的饭团，再铺上海苔片即可。

小贴士 饭团可以用模型压成各种形状，再加上鱼类和蔬菜的组合，营养均衡，外观也受宝宝喜爱。

蔬菜饼

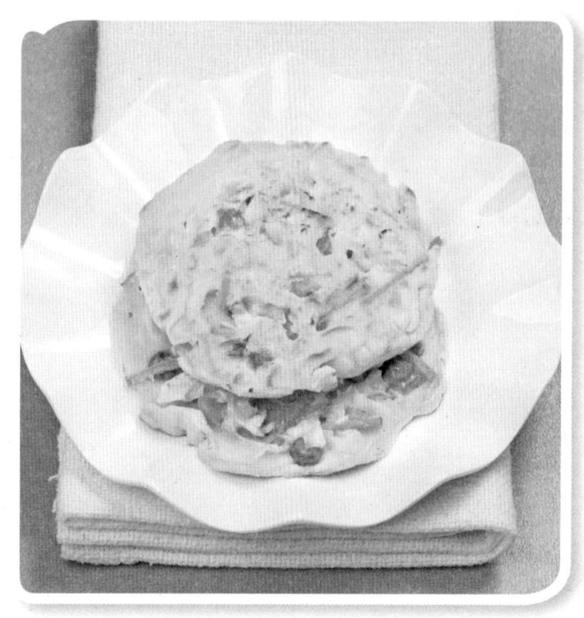

材料 圆白菜、胡萝卜各30克，豌豆20克，面粉50克，鸡蛋1个。

做法

1. 将面粉、鸡蛋和适量水和匀成面糊。
2. 圆白菜、胡萝卜洗净，切细丝，与豌豆一起放入沸水中汆烫，捞出，沥干，和入面糊中。
3. 将面糊分数次放入煎锅中，煎成两面金黄色即可。

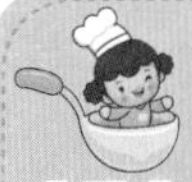

小贴士

此饼富含膳食纤维和蛋白质，无论当成点心或正餐时的配饭都很合适。

蔬菜卷

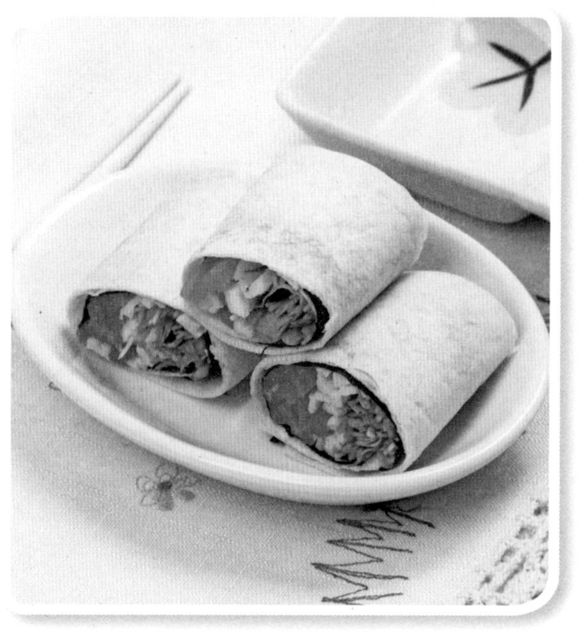

材料 春卷皮1张，紫菜1片，生菜30克，胡萝卜丝40克，鸡蛋1个。

做法

1. 胡萝卜丝汆烫，沥干；生菜洗净，撕开；鸡蛋打散成蛋液，煎成蛋皮，切丝；春卷皮上先铺紫菜，再铺上生菜、胡萝卜丝、蛋丝。
2. 将春卷皮连同材料卷起即可。

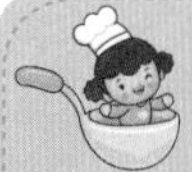

小贴士

蔬菜卷可以直接用手拿着吃，也可以作为外出时的点心。

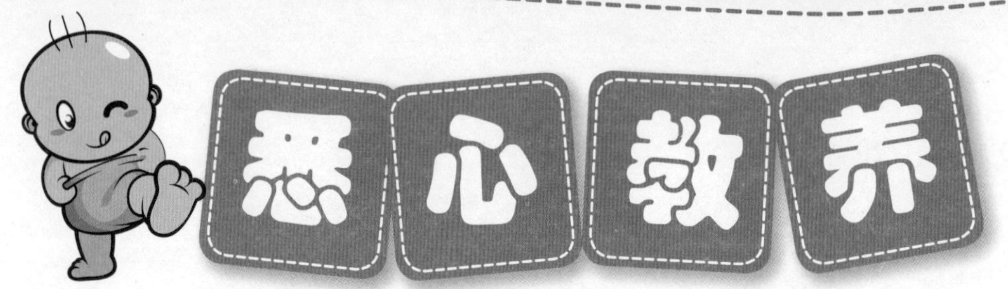

1 宝宝1岁半后不宜总穿开裆裤

这是因为宝宝到1岁半以后喜欢在地上乱爬，若穿开裆裤，使外生殖器裸露在外，特别是小女孩尿道短，容易感染，严重者可发展为肾盂肾炎。

小男孩穿开裆裤，会在无意中玩弄生殖器，日后有可能养成手淫的不良习惯。在冬季，因臀部露在外边，易受寒冷而引起感冒、腹泻等。而穿开裆裤的宝宝，很容易就地大小便，一旦养成习惯，到4～5岁就难以纠正了。

因此，从宝宝1岁左右起，就应穿满裆裤，并让宝宝逐渐养成坐便盆和定时大小便的习惯。

2 冬季注意保暖防病

冬季气候寒冷，空气干燥，冷暖变化大，流行的传染性疾病也多。同时，寒冷的气候会刺激呼吸道的黏膜，使血管收缩，降低了呼吸道的抵抗力及宝宝的免疫力，为此，应做好以下保健，以防止细支气管炎、肺炎、流脑、流行性感冒等冬季易发的疾病:

1.避免着凉。冬季寒潮多，宝宝极易着凉感冒，而引发冬季易患的疾病。因此，冬季要注意给宝宝保暖，避免着凉。

2.保护皮肤。冬天气候寒冷干燥，皮肤容易发痒和裂口。为此，应给宝宝吃些肉、鱼、蛋，多吃些蔬菜、水果，多喝开水，并常用热水泡手，选用适合宝宝皮肤特征的护肤品，给宝宝搽脸和手。

3.注意室温。冬季对人体健康最适宜的室温是18℃～24℃，儿童生活的室温宜高一点。室温过低，易使宝宝患感冒或生冻疮。

4.在晴朗天气，应带宝宝到户外活动，多晒太阳，以增加体内的维生素D 合成，增加宝宝对钙、磷等矿物质的吸收。

5.不坐凉地，在冬季，石头、水泥地、沙土地等温度都很低，不要让宝宝坐在上面，以免引起感冒、坐骨神经痛、风湿性关节炎和冻疮等，影响宝宝的身体发育和健康。

6.不去商场。冬天，不要带宝宝到影剧院、商场等人多的场所，尤其不要带宝宝到医院或病人家中去探视病人，以防感染。

3 龋齿从预防开始

产生龋齿的原因是食物的残渣在牙缝中发酵，产生多种酸，从而破坏了牙齿的釉质，形成空洞，导致牙痛、牙龈肿胀，严重的会使整个牙坏死。采取以下措施，可有效避免龋齿的发生：

注意饮食。大多数宝宝喜欢吃甜食，这样为腐蚀性酸的产生创造了条件。此外，饮食中缺钙也会影响牙齿的坚固，牙齿因缺钙变得疏松，易形成龋齿。维生素D 可帮助钙、磷吸收，维生素A 能增加牙床黏膜的抗菌能力，氟对牙齿的抗龋作用也不可少，所以要注意从膳食中保证供给。要多吃富含维生素A、维生素D 及钙的食物，如乳品、肝、蛋类、肉、鱼、虾、海带、海蜇等。如当地饮用水含氟较低，可以用含氟化物的牙膏刷牙。对宝宝吃甜食要加以限制，在吃糖后要漱口，不要让糖留在口内，吃糖的时间也要限制在半小时以内。

做好宝宝的牙齿保健。要让宝宝养成早晚刷牙的好习惯，最好在饭后也刷牙。牙刷要选择软毛小刷，刷时要竖着顺牙缝刷，上牙由上往下刷，下牙由下往上刷，切不要横着拉锯式刷，否则易使齿根部的牙龈磨损，露出牙本质，使牙齿失去保护而容易遭受腐蚀。

当宝宝满2岁时，乳牙已基本长齐，爸爸妈妈应带宝宝去医院检查一下，并处理乳牙上的积垢，在牙的表面做氟化物处理。当后面的大牙一长出来，就要在咬合面上涂一层防龋涂料。这样做可以大大地减少龋齿。

另外，要定期去看牙科，发现有小的龋洞就要及时补好，一般可每隔一年定期做牙齿保健。

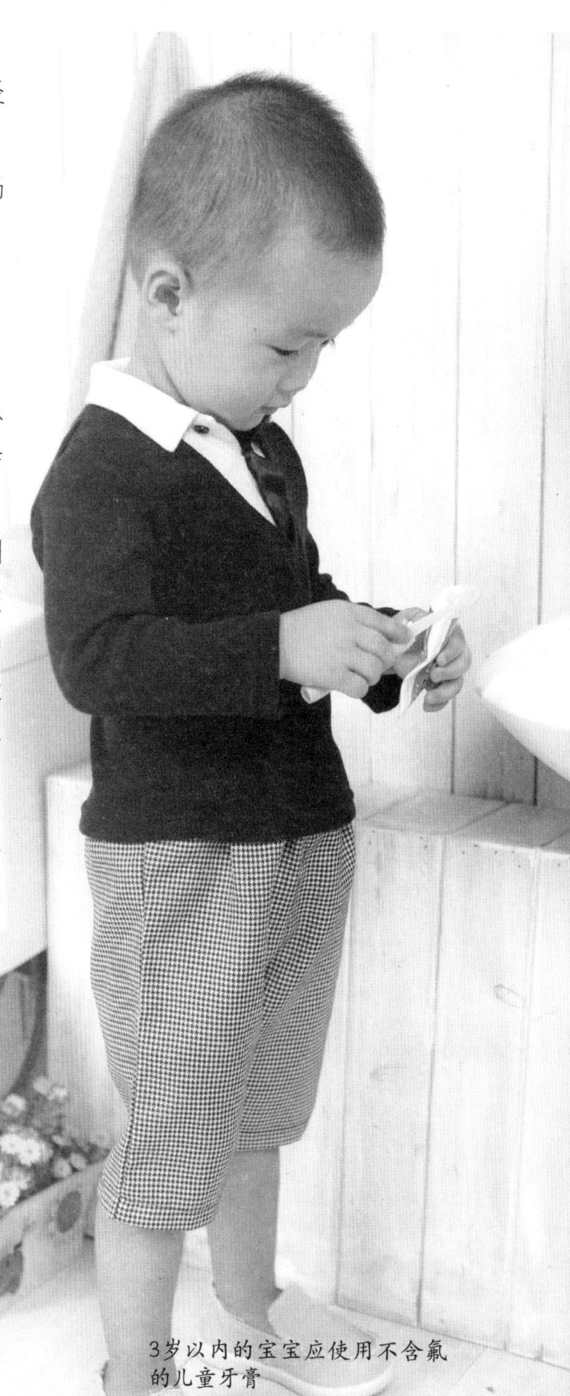

3岁以内的宝宝应使用不含氟的儿童牙膏

4 尽早让宝宝爱上刷牙

及早培养宝宝的刷牙习惯

从宝宝第一颗乳牙萌出，父母就要用干净的纱布包着自己的示指，并蘸上干净的水，清洗宝宝的嘴巴，洗去牙床、口腔内奶块及其他辅食附着物，每天坚持擦洗，至2岁半后。

让宝宝学会漱口

宝宝学会刷牙前，可以先教他（她）漱口。漱口能漱掉口腔中部分食物残渣，是保持口腔清洁的简便易行的方法。可以先示范给宝宝看，让宝宝逐渐掌握。宝宝可以用清水或淡盐水来漱口。

教宝宝用牙刷

宝宝从2岁半后，父母就应给宝宝使用专门的牙刷，手把手教他（她）掌握正确的刷牙方法。每天早晚各1次，耐心指导，到了3岁，宝宝就会独立完成刷牙动作了。

5 提高刷牙的乐趣

讲故事

家长可以编一些有关保护牙齿的小故事，提升宝宝对刷牙的兴趣，让宝宝养成主动刷牙的习惯。

做好榜样

为了提升宝宝的兴趣，每天早上和晚上临睡前展开刷牙大赛，比谁刷牙最积极、最认真、最彻底，可设奖励或表扬。

角色扮演

家长可扮演龋齿患者，生动地进行表演，更便于宝宝接受爱护牙齿的道理。

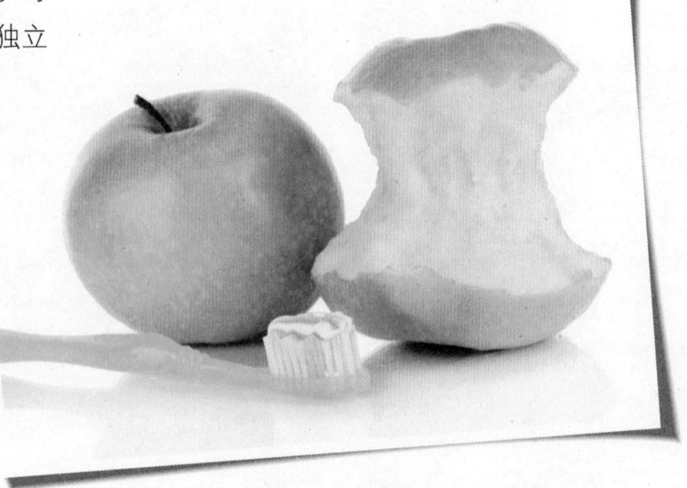

漂亮的牙刷、牙膏、刷牙杯，也是让宝宝爱上刷牙的重要道具

6 为宝宝选一把好牙刷

宝宝的牙刷全长以12~13厘米为宜，牙刷头长度为1.6~1.8厘米，宽度不超过0.8厘米，高度小于0.9厘米。牙刷柄要直且粗细适中，便于宝宝满把握持。牙刷毛软硬适中、富有弹性，毛面平齐或呈波浪状，毛头应经磨圆处理，硬毛的牙刷会伤害宝宝的牙龈。

一般情况下，3个月更换一把牙刷，如果刷毛变形或牙刷头积储有污垢应及时更换。

7 挑选合适的牙膏

当宝宝学会漱口后，就可以给宝宝使用牙膏了，在这之前暂时不给宝宝使用牙膏，只使用温水或淡盐水即可。宝宝适合使用芳香型、刺激性小的牙膏。牙膏产生的泡沫不要太多，牙膏中的摩擦剂粗细适中，含氟和药物牙膏要合理使用。此外，还要注意，要经常为宝宝更换不同的牙膏。

牙膏只用豌豆大小的量即可。不要挤满牙膏，那样容易使牙膏滞留，对宝宝牙齿不利。

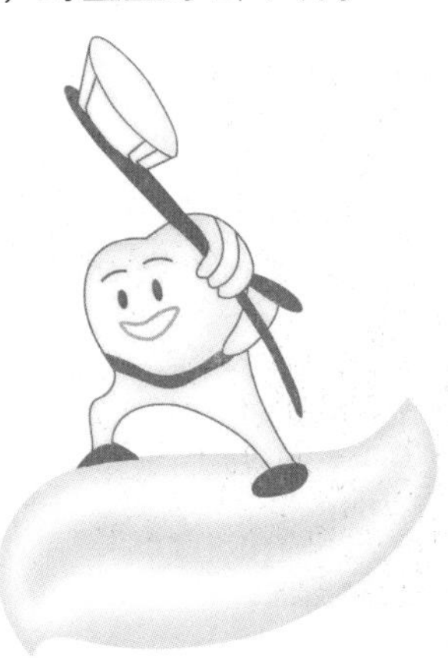

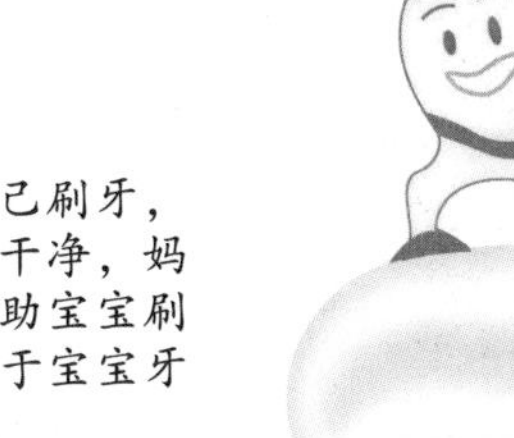

宝宝能自己刷牙，但刷得不干净，妈妈可以辅助宝宝刷牙，有利于宝宝牙齿的保健

8 正确的刷牙方法

引导宝宝竖着刷牙

刷牙时要照顾各个牙面，不能只刷外面。要将牙刷的毛束放在牙龈和牙冠处，轻轻压着牙齿向牙冠尖端刷。刷上牙床由上向下，刷下牙床由下向上，反复6~10下。要将牙齿里外上下都刷到，刷牙时间不少于3分钟。

用清水漱口

刷完后，用清水漱口多次，连着牙膏泡沫均吐出，一般宝宝自己刷牙不会把牙膏泡沫吞入胃中，即使吃了一点也无所谓，告诉宝宝下次刷牙漱口的正确方法，多漱几次就行了。

9 宝宝牙齿的综合保健方

孕期及婴儿期的宝宝注意多补充营养物质，如蛋白质、钙、磷、维生素D等。

及时给宝宝添加帮助乳牙发育的辅食，如饼干、烤馒头片等，来锻炼乳牙的咀嚼能力。

加强锻炼，多晒太阳，多接触大自然中的空气和水，来增强体质，预防疾病。

宝宝的牙刷，其刷头要适合宝宝的口腔大小，宜用软毛、弹性好的磨毛牙刷，便于按摩牙龈，不要使用大头硬毛牙刷。

纠正不良的口腔习惯，如吸吮手指等。

定期进行口腔检查，早发现早治疗。

10 预防宝宝肘部脱位

小儿时期肘关节囊及肘部韧带松弛薄弱，在突然用力牵拉时易造成桡骨头半脱位。家长在给宝宝穿衣服时，动作过猛，宝宝不听话，大人突然用力的牵拉均可造成脱位。如果出现过一次肘关节脱位，很容易再出现第2次、第3次，形成习惯性半脱位。

桡骨大半脱位以后，宝宝立即感到疼痛并哭闹，肘关节呈半屈状下垂，不能活动。到医院复位后，疼痛自然消失，可以抬肘拿东西。

11 培养孩子入托的欲望

孩子到1岁半或2岁时就要考虑送托儿所。从家庭到托儿所，生活环境发生了巨大变化。对新环境、新脸庞、新的生活制度，孩子往往感到无所适从，哭闹拒睡，食欲下降，甚至患病。不少孩子不肯再去托儿所。遇此情况父母焦虑不安，无法应对。

如何解决这一困难呢？

首先，在入托前，家长应经常带孩子去托儿所玩耍，熟悉环境和老师，消除孩子对新人、新环境的陌生感，增加安全感。对依赖性比较强的孩子，要给他（她）创造接触陌生人的机会。

其次，要了解托儿所的制度和规定，使家庭环境尽快适应新环境的要求。给孩子讲一些托儿所里有趣的事，培养孩子对托儿所的好感，产生去托儿所的愿望。

此外，应主动向老师介绍孩子的习惯和脾性，以便使老师尽快了解和熟悉孩子。家长应坚持天天送孩子入托，不要断断续续、停停送送，要按时接送。

家长接孩子时最好和孩子在托儿所玩一会儿，增加孩子与老师以及托儿所的感情。对个别入托后长时间不适应托儿所生活，引起抵抗力下降而生病的宝宝，最好延迟到3岁以后入托，因为3岁以后，宝宝对父母的依赖感逐渐减弱，适应新环境的能力逐渐增强。

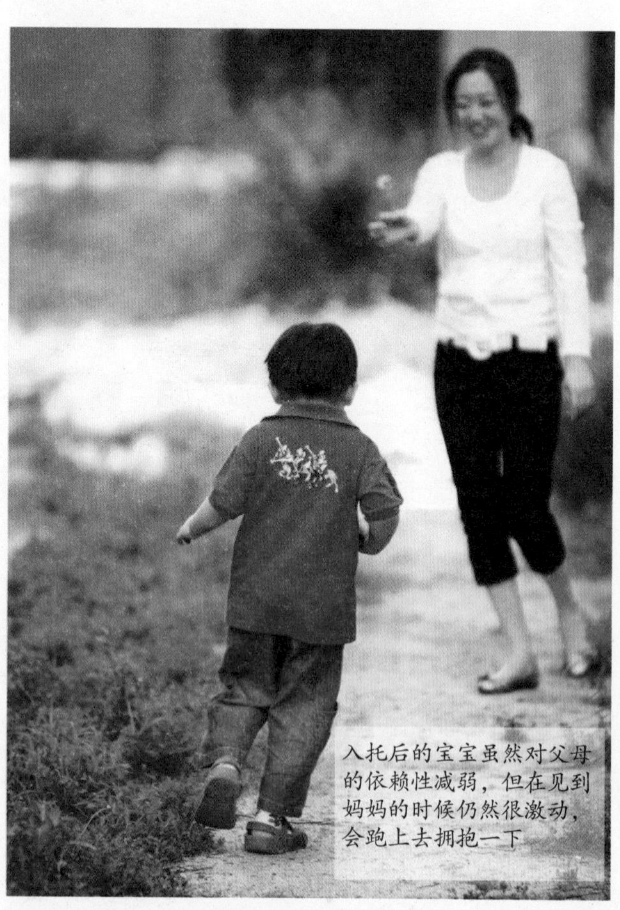
入托后的宝宝虽然对父母的依赖性减弱，但在见到妈妈的时候仍然很激动，会跑上去拥抱一下

12 培养孩子良好的性格特质

细心的家长都会发现，孩子在平时的生活、玩耍、游戏、学习中，可表现出一些比较稳定的特点，如有的孩子比较合群，有的比较任性、自私，有的比较大胆、勇敢，有的比较胆小、怯懦，有的孩子能自己做的事自己做，有的处处依赖于家长等。这些孩子在生活和活动中表现出来的特点，就是心理学上所说的性格。

孩子的性格与其日后成长有着十分密切的关系。幼儿时期是培养孩子性格的最佳时期之一，应从以下几个方面抓起：

教育孩子做一个诚实的人

- 给孩子树立诚实的榜样。幼儿模仿性强，家长平时的言行对孩子诚实性格的形成至关重要。
- 正确对待孩子的过错。孩子做错事是很自然的，家长要态度温和地鼓励孩子说出事情的真相，承认错误，帮助孩子找出做错的原因，鼓励孩子改正错误。
- 满足孩子的合理要求与愿望。对孩子提出的合理要求家长要尽量满足，如一时无法满足，也要向孩子说明原因。相反，如一味地拒绝或迁就，容易造成孩子说谎或背着家长干坏事的情况发生。

培养孩子的自信心

- 创造和谐、愉快的家庭氛围，建立良好的亲子关系，这可以给孩子带来安全感和家庭的爱护。
- 帮孩子获得成功的体验，家庭应提供能发展孩子独立能力的学习机会，如系扣子、搬椅子等。
- 对孩子的优点和进步要及时给予表扬和鼓励。

培养孩子勤奋的品质

- 多让孩子从事一些力所能及的劳动，根据孩子身体发育的情况安排简单的劳动，让孩子逐步认识到劳动的价值与乐趣，懂得尊重家长和他人的劳动成果，避免孩子养成无所事事的不良性格。
- 用人物传记、历史故事中勤奋的例子启发、教育孩子，让孩子向勤奋者学习。
- 家长以身作则，给孩子树立勤奋的榜样。

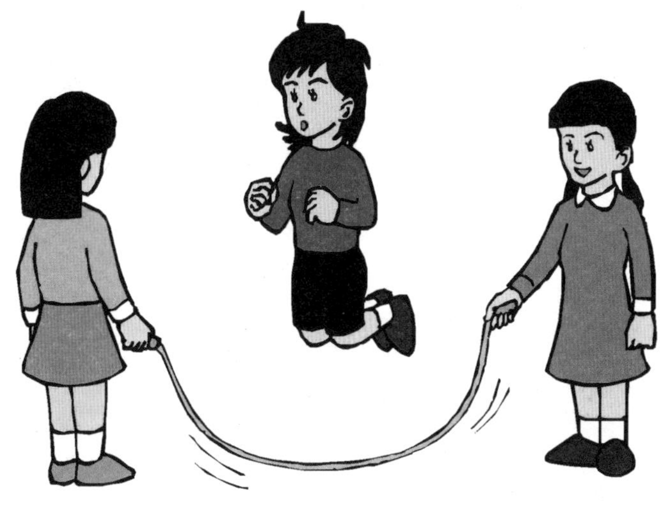

我们一起玩游戏吧

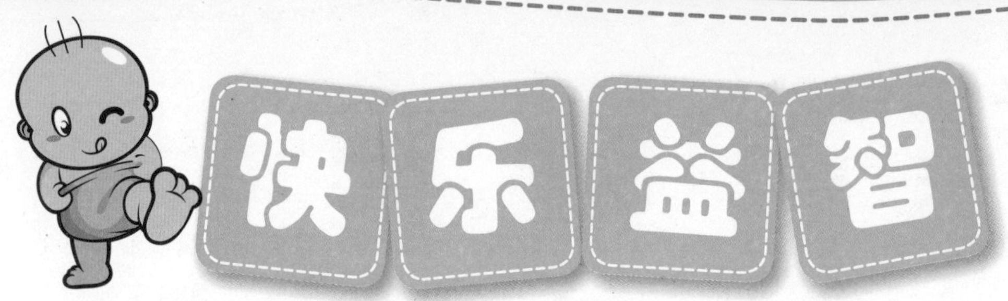

左脑开发方案

这一时期宝宝的语言已经进入快速发展阶段，可以做一些复述句子的游戏，这些游戏可以训练宝宝语言表达能力、记忆能力。妈妈可以选择内容简单、富有情节的小故事作为复述内容。妈妈还要经常与宝宝进行语言交流，这样既可增进亲子感情，又能对宝宝起到很好的心理安慰作用。

装豆子

精细动作　触觉能力　手眼协调

益智目标

培养宝宝的触摸感，促进手眼的协调性，其中的分类练习，也能帮助宝宝集中注意力。

亲子互动

1. 妈妈准备几个空盒子或空瓶。
2. 将一些豆子、珠子、扣子、花生米之类的东西撒在白床单上。
3. 在每个空瓶子或空盒子里放入一种物品，让宝宝逐个根据类别往空瓶子或空盒子里面放。

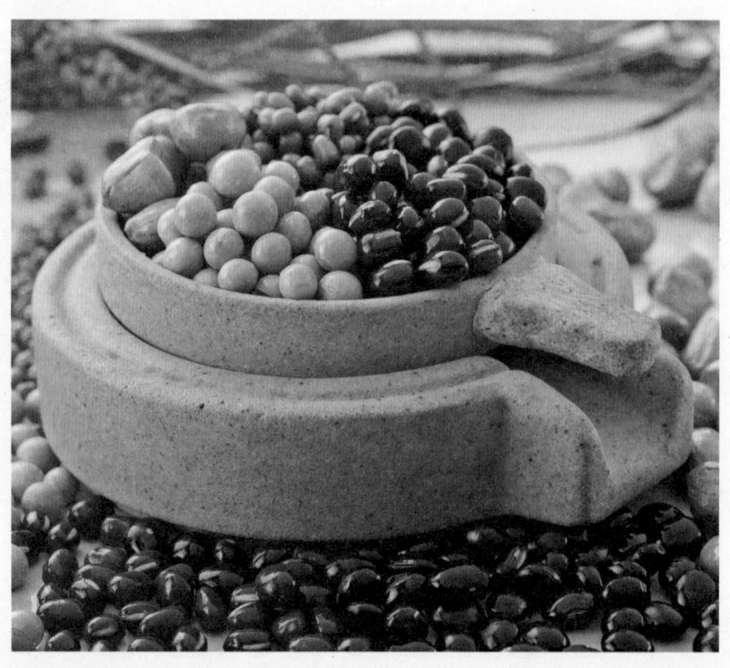

哪个碗里的花生多

数学能力　逻辑能力

益智目标

培养宝宝比较多少的能力。

亲子互动

1. 妈妈先准备好两个干净的小碗和一些花生。
2. 将花生放入两个干净的小碗里，一个碗里放入5颗，另一个碗里放入3颗。
3. 妈妈让宝宝观察两个碗里花生的数量，问宝宝："你看两个碗里的花生一样多吗？你想要哪个小碗里的花生呢？"
4. 当宝宝做出回答后，妈妈再重新分配花生，继续游戏。

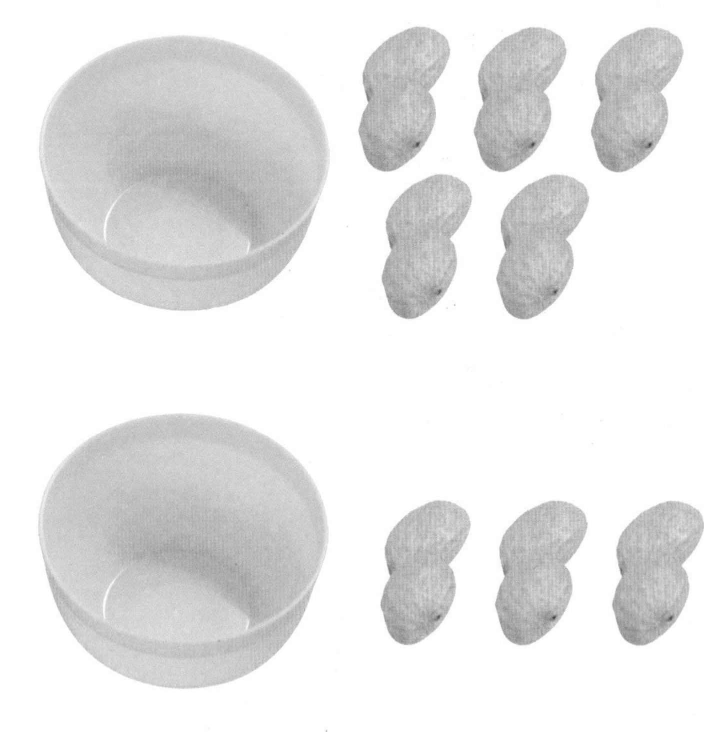

温馨提示

也可以让宝宝来分花生，妈妈来排碗。

猜猜看

观察能力 思维能力 记忆能力

益智目标

培养宝宝的观察能力和思维能力。

亲子互动

1. 准备两只碗、一块积木（或其他小物品）。
2. 妈妈出示两只倒扣的碗，其中一只碗扣住积木，另一只碗是空的。然后让宝宝猜一猜积木在哪只碗里。
3. 如果宝宝猜对了，妈妈可增加移动的次数，增加游戏的难度；如果宝宝猜错了，就重来一次，并提醒宝宝注意观察。最终让宝宝明白，无论怎样变换碗的位置，积木都在原先的碗里。

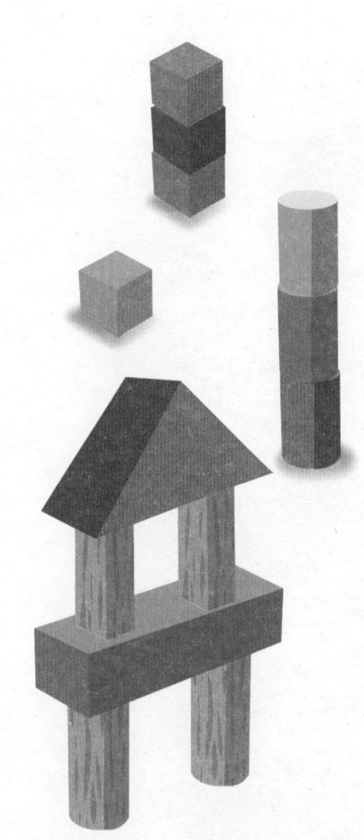

温馨提示

这个游戏一是让宝宝知道积木在哪只碗里，并不是随着碗的位置改变而改变的；二是让宝宝通过认真观察，能始终抓住目标。

右脑开发方案

宝宝感情丰富了，情绪也复杂了，开始学会生气，也会害怕，会因受到表扬而得意，也会开始争宠。因此，爸爸妈妈不要把这一年龄段的宝宝老是关在家里，要让宝宝多多接触左邻右舍，多出去见见世面，有助于养成活泼、大方、开朗的性格。宝宝接触得越多，知识面也就越广。可利用宝宝感兴趣的活动、游戏及玩具，训练宝宝的基本动作。

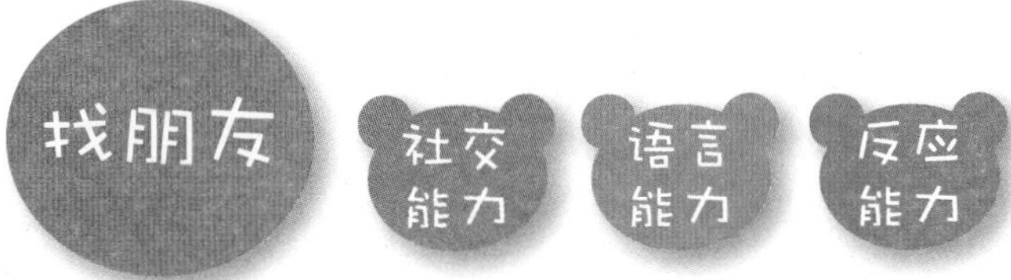

益智目标

提高宝宝与人交往的兴趣。

亲子互动

1. 节假日或下班后，带着宝宝去户外和其他小朋友一起做游戏。
2. 让宝宝们手拉手站着，围成一个圈。
3. 其中一个小朋友站在圈子中央，爸爸妈妈和宝宝们一起唱找朋友的歌，中间的小朋友随着歌曲在圈子里面找啊找。

找啊找啊找朋友——

（边拍手边顺着圈子往前走）

找到一个好朋友——

（示指点最近的那个宝宝）

敬个礼啊握握手——

（两个宝宝互相敬礼、点头）

我们都是好朋友，我们都是好朋友。

温馨提示

尽量让每个宝宝都有在圈子里面“找朋友”的机会，这样每个宝宝都能觉得自己受重视、受欢迎了。

给气球系上线

绘画能力 理解能力

益智目标

这个游戏可以增强宝宝的绘画兴趣。

亲子互动

1. 爸爸要先准备一些红色气球、气球图片、红色油画棒、画有气球的图画纸、字卡“气球”等。
2. 对宝宝说：“宝宝，爸爸给你买了个大气球，红色的大气球，给，抓好绳子，不然气球就飞走了。”
3. 拿出画有气球的图画纸：“哎？这个气球怎么没线呀？宝宝来画条线，好不好？”
4. 这时，妈妈可以准备一只气球和一张气球图片，让宝宝观察，在妈妈的帮助下，宝宝为图画纸上的气球下面添画竖线。

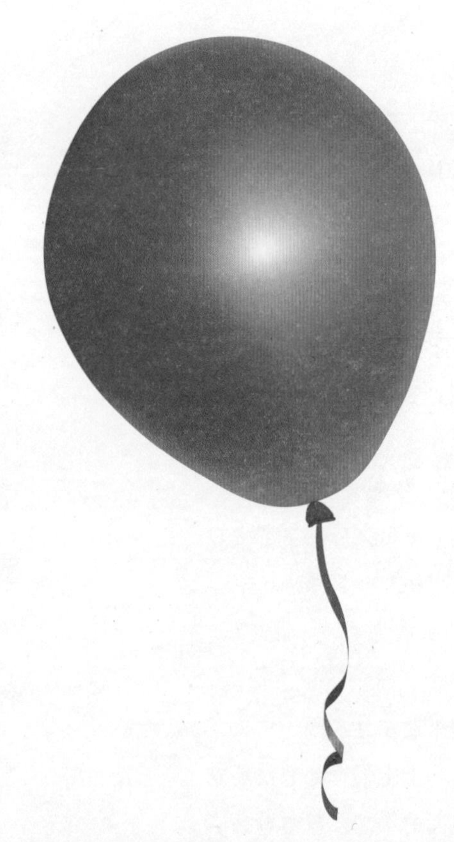

TIPS

温馨提示

也可以将颜料滴入水中，让宝宝观察颜料在水中扩散的不同形状，来锻炼宝宝的观察能力和思维能力。

拔萝卜

音乐能力 认知能力 五感能力

益智目标

训练宝宝对音乐的感受力。让宝宝知道多吃萝卜身体好。

亲子互动

1. 准备用卡纸做成的萝卜娃娃，红萝卜、白萝卜实物或图片。
2. 做游戏前，先教宝宝认识红色和白色，然后叫宝宝按妈妈的指令拔萝卜。接着妈妈拿出萝卜娃娃跟宝宝打招呼，随后和宝宝表演“兔妈妈和小兔拔萝卜”的游戏。
3. 妈妈和宝宝边拔萝卜边演唱歌曲。

歌曲

1=C 2/4

5 5 3 | 5 5 3 | 5 5 3 3 | 5 5 3 |

小朋 友 快快 来， 快 来 拔 个 大 萝 卜。

× × | × – | × × | × – |

（白）红萝卜， （红）白 萝 卜

6 5 6 1 | 3 2 | 1–‖

又 好 吃 来 又 好 看。（啊呜）

温馨提示

游戏后可将洗净的萝卜切成片让宝宝尝尝，以感知萝卜的味道。

育儿微课堂

Q 我的儿子从3～4个月起养成了边睡边吃的习惯。现在，他已经1岁10个月了，可是还习惯于边睡边吃米粉，怎么办？

A 改变孩子已经养成的习惯并不是容易的事。养成一种习惯所需要的时间要远远短于改变某种习惯的时间。要改变某种习惯，所需要的是耐心和持之以恒的坚持。其实，在育儿中很多问题并不是孩子的问题，而是父母的问题或是认识上的偏颇，所采取的方法不正确，所掌握的方法不科学。你的宝宝不会一直这样下去的，宝宝睡觉的时候吃米粉，不是宝宝的问题，如果妈妈不去喂宝宝，宝宝怎么会在睡觉的时候吃饭呢！

Q 宝宝喜欢趴着睡，会不会影响睡眠质量？

A 宝宝喜欢趴着睡，如果宝宝睡得很香，不哭也不闹，也没有醒来，千万不要打扰宝宝睡觉。有的时候，妈妈会因为孩子趴着睡而频繁地把宝宝抱到“正确”的睡眠位置，这样做反而不对。

Q 宝宝喜欢听，父母怎么对他说话呢？

A 一字一句，语音清晰地和宝宝说话；更喜欢妈妈说话，因为妈妈音调高，语句显得清晰，爸爸和宝宝说话时，要尽量提高音调；喜欢爸爸妈妈重复着来说话，因为内容陌生，多次重复可以帮助孩子尽快熟悉语言并学会运用；希望爸爸妈妈用简短的话语和他说话。将句子简单化，尽可能多用名词；最好用一般陈述句和肯定句。不喜欢父母枯燥地教他说话，喜欢结合当时的场景做绘声绘色的描述。

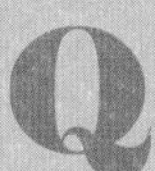

我的宝宝23个月了，乳牙在1岁半时就有16颗了，至今还是16颗，乳牙什么时候能出齐？

这是典型的个体差异。乳牙一般在两岁到两岁半出齐，宝宝已经萌出16颗乳牙，还有4颗乳牙未萌出，即上、下、左、右各一颗。宝宝乳牙的萌出多呈连续性的，但有时也呈阶段性的。宝宝18个月时萌出了16颗，现在23个月了，那4颗未萌出的乳牙，已经快要“破土”而出了。绝大多数的宝宝在2岁半前乳牙都会出齐的。让宝宝多吃些有硬度的食物，对乳牙萌出有利。

宝宝的口水增多、牙龈红肿，这是怎么回事？

宝宝的乳牙萌出时，会刺激三叉神经，使唾液分泌增多，宝宝口腔浅，且不能吞咽过多的唾液。所以，在出牙期间会有过多的口水流出。随着月龄增加，牙齿出齐，流口水的现象就减轻了。乳牙萌出是正常的生理现象，不会因为乳牙萌出而出现牙龈发炎和肿胀。如果你的宝宝牙龈肿痛并伴有发热，就应该考虑患了牙龈炎或其他疾病。牙龈炎是多种细菌感染所致，应进行抗感染治疗，要尽快去医院。

宝宝居然直接对着父母叫名字，是不是很没礼貌？

这时候，宝宝不但知道爸爸妈妈叫什么名字，还能够告诉其他人。更有挑战意味的是，宝宝可能会直呼爸爸妈妈的名字。能接受吗？尤其是家里有老人时，常常会认为孩子没教养。但事实上，这么大的宝宝正经历“直呼其名”的语言、心理发育过程。他的内心感受到的只是能“直呼其名”的胜利喜悦，没有考虑到礼貌。如果宝宝因为这样的探索而遭到训斥，那么宝宝可能会变得胆小懦弱。

本章小结

记录宝宝的成长点滴

分类	游戏	方法	第一次出现的时间	最令你难忘的记忆
认知	配对	父母将实物放在桌上，让宝宝从旁边的图卡中找出相应的图卡与实物放在一起，宝宝能配成3对	第__月 第__天	
	知道用途	拿出几种日用品放在桌上，如水杯等，问宝宝："这是做什么用的？"宝宝能回答4种以上	第__月 第__天	
	自然现象	父母经常为宝宝解释自然现象，并向宝宝提问，如现在是白天还是晚上，宝宝能准确回答	第__月 第__天	
动作	抛球	让宝宝拿着球按指定方向抛球，宝宝能向不同方向抛去	第__月 第__天	
	双脚跳	鼓励宝宝双脚跳离地面，宝宝能跳2次以上	第__月 第__天	
	搭积木	父母拿出积木，鼓励宝宝搭高楼，宝宝能搭6块以上	第__月 第__天	
	翻书	父母示范一页一页地翻书，让宝宝模仿，每次翻一面，宝宝能连续翻3面以上	第__月 第__天	
	追球跑	父母将球踢出，宝宝追球跑	第__月 第__天	
语言	分辨声音	听音乐或观察父母，模仿各种声音，如动物叫声等，让宝宝回答是什么声音，宝宝能准确回答5种以上	第__月 第__天	

续表

分类	游戏	方法	第一次出现的时间	最令你难忘的记忆
语言	会用代词	经常教宝宝用“我”代替名字。拿宝宝的东西，问他（她）“这是谁的杯子”，鼓励宝宝说“我的杯子”，宝宝能用“我的”代替宝宝自己的名字	第__月　第__天	
	背儿歌	宝宝能背诵整首儿歌	第__月　第__天	
情绪与社交	同伴关系	带宝宝去游乐场，鼓励宝宝和同伴交往，宝宝喜欢和小朋友一起玩	第__月　第__天	
	表达需要	注意观察宝宝是否会用词来表达自己的需要，宝宝会说3种以上	第__月　第__天	
自理	解裤子	大小便时，鼓励宝宝自己拉下裤子，宝宝基本会做	第__月　第__天	
	自己吃饭	让宝宝自己坐在餐椅上，放好宝宝的碗和勺子，宝宝能独立吃饭了	第__月　第__天	
	戴帽子、脱衣服	出门时，让宝宝自己戴帽子，父母配合穿衣、脱衣，宝宝会自己戴帽子	第__月　第__天	

身体发育参照指标

项目	男宝宝（均值）	女宝宝（均值）
体重（千克）	12.5	12.0
身高（厘米）	89.1	88.1
头围（厘米）	48.1	47.4
胸围（厘米）	49.4	48.2
出牙情况	乳牙基本出齐，长满20颗	

专题 男女宝宝的可爱和麻烦之处

男宝宝

可爱之处

■ **牛牛妈（宝宝：2岁3个月）**

儿子2岁的时候，我问他：“打雷可怕吗？”儿子说：“我是男孩，我才不怕呢！”

■ **豆豆妈（宝宝：1岁10个月）**

一坐在车的驾驶席上，儿子便手持方向盘，一边“嘀嘀”地叫着，一边模仿起开车的样子，很是帅气。

■ **涵涵妈（宝宝：2岁10个月）**

每次送去幼儿园时，都喜欢找年轻漂亮的教师抱。汗，这么小就显得有些“色眯眯”的了。

■ **彬彬妈（宝宝：1岁8个月）**

今年夏天，终于给宝宝理了个和尚头，又清爽又凉快，周围的人也都赞不绝口呢！

■ **安安妈（宝宝：1岁9个月）**

儿子最喜欢被举高，总是央求着爸爸举高。一被高高举起来，就笑个不停，开心的小脸蛋真可爱。

■ **然然妈（宝宝：2岁半）**

去医院做血常规检查，针扎进去竟然能忍住不哭。完了，皱着可怜兮兮的笑脸对我说：“我勇敢吗？”

麻烦之处

■ **哲哲妈（宝宝：1岁2个月）**

宝宝实在是太好动了，不管手上抓到什么东西，都喜欢扔来扔去，或者把手里的东西敲敲打打，反正总要发出点声音。

■ **小小妈（宝宝：11个月）**

睡相不好，夜里睡觉的时候，总是动来动去，一觉醒来，经常已经睡到床尾了，这是男宝宝才有的表现吗?

■ **飞飞妈（宝宝：1岁4个月）**

脾气可大了，发起脾气的时候，可了不得，有时连我都降不住他，再大一点真不知道该怎么办了。

■ **康康妈（宝宝：2岁）**

每天都要去外面玩，1岁多点就喜欢玩滑梯，经常是摔了一跤又一跤，可还是要玩。

■ **皮皮妈（宝宝：8个月）**

碰到什么都想抓，可手脚又不知轻重，有时还会碰痛自己；没有耐心，肚子一饿就大哭。

■ **松松妈（宝宝：1岁9个月）**

一到电动玩具车的柜台便不肯走了，一般都要看上半个小时，怎么也不肯挪步。

女宝宝

可爱之处

■ 嘟嘟妈（宝宝：1岁6个月）

每当我化妆的时候，女儿总会跑过来，学着我的样子，描描眉、涂涂口红，非常可爱。

■ 图图妈（宝宝：1岁9个月）

像个小淑女，会一边递给我玩具餐具，一边说“请吃饭”，并做出咀嚼的样子……

■ 晴晴妈（宝宝：1岁10个月）

只要我去收拾晾晒的衣物，她就会去拿晾衣架的盒子，还帮我做其他很多事。

■ 果果妈（宝宝：2岁4个月）

讲话的语气和做事的方式都像妈妈。喜欢照顾她的布娃娃们，喜欢别人夸她可爱。

■ 乐乐妈（宝宝：2岁4个月）

经常歪着脑袋对外公甜甜地叫“公……”，老爷子每次都被她哄得乐不可支。

■ 甜甜妈（宝宝：1岁1个月）

女儿很爱整齐，每次都会把脱了的鞋子摆放整齐。不只是她自己的，连我和她爸爸的也都帮忙摆好！

麻烦之处

■ 点点妈（宝宝：1岁6个月）

出门的时候必须把裤子穿好，虽然很漂亮，不过每次都要花很长时间。

■ 小小妈（宝宝：1岁9个月）

不喜欢穿妈妈准备好的衣服，喜欢自己挑选衣服。因此，常常会穿上下搭配不协调的衣服外出。

■ 苏苏妈（宝宝：1岁4个月）

在儿童乐园玩钻隧道游戏时，刚到入口那儿就哭起来，害得其他小朋友都站在后面等候。

■ 晴晴妈（宝宝：1岁11个月）

女儿超爱干净，非常讨厌手或衣服脏，手只要脏一点，就会闹个不停，每次费好大劲才能哄好。

■ 蓉蓉妈（宝宝：1岁5个月）

一到夏季，看着女儿的一头汗水，总是禁不住想给她理发。但想想长头发好看，所以只能忍住。

■ 悦悦妈（宝宝：1岁）

比较怕生，不管男女，只要是陌生人跟她说话，就一脸紧张地盯着人家，弄得我很尴尬。

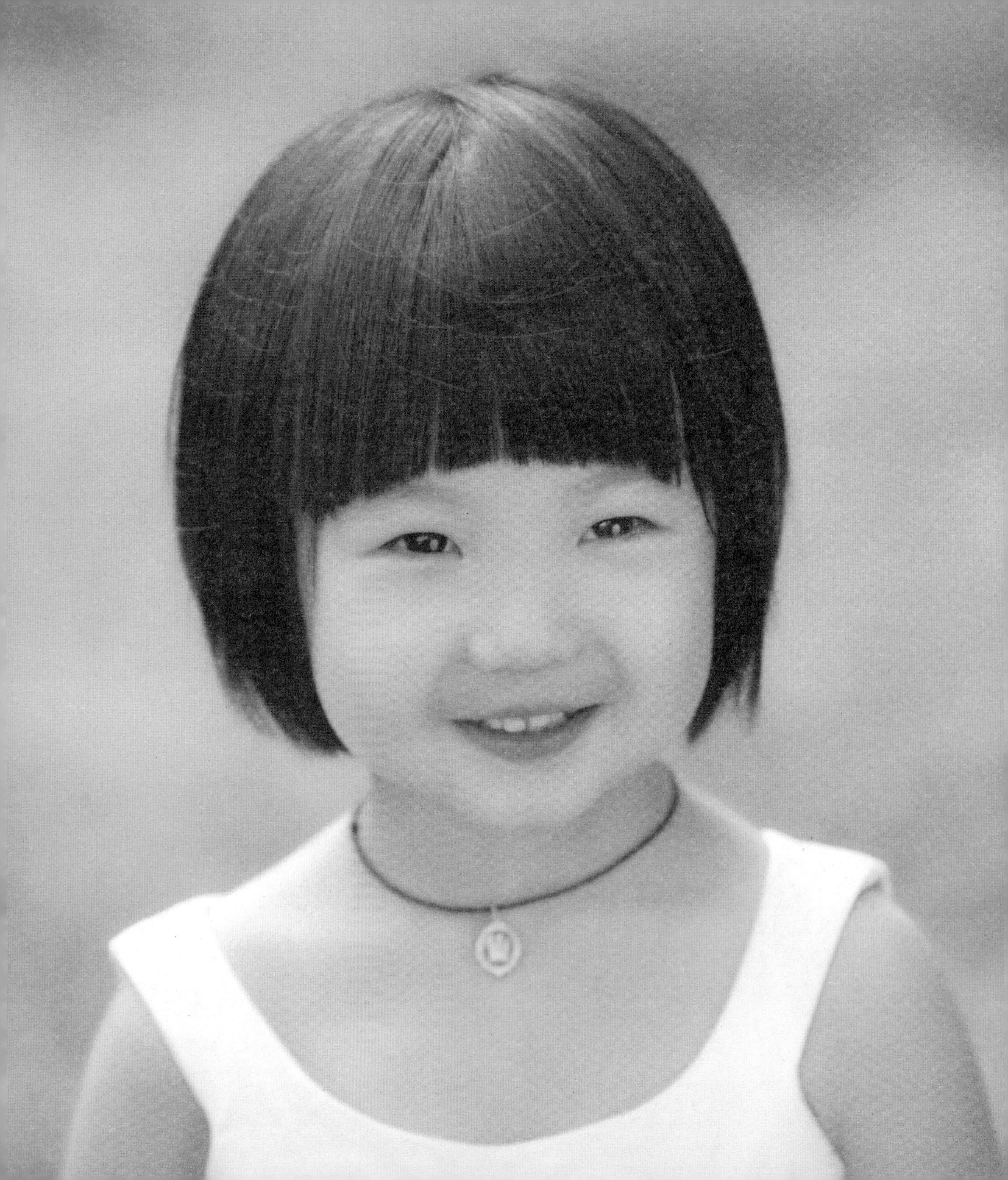

PART 9

2岁～2.5岁

期望独立的小大人

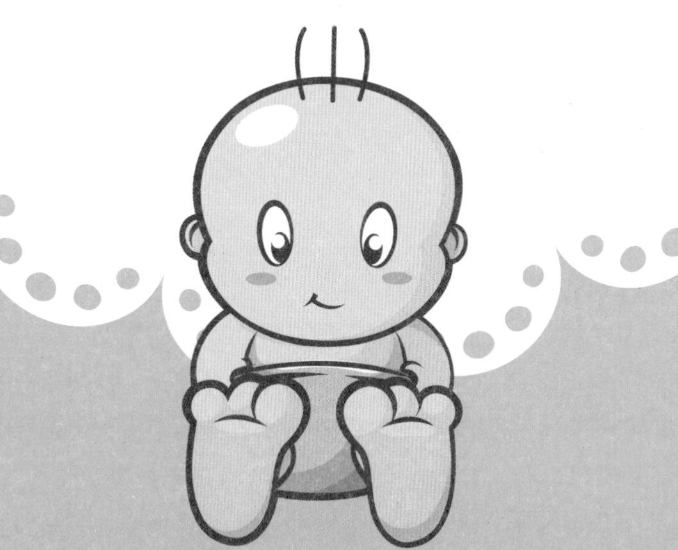

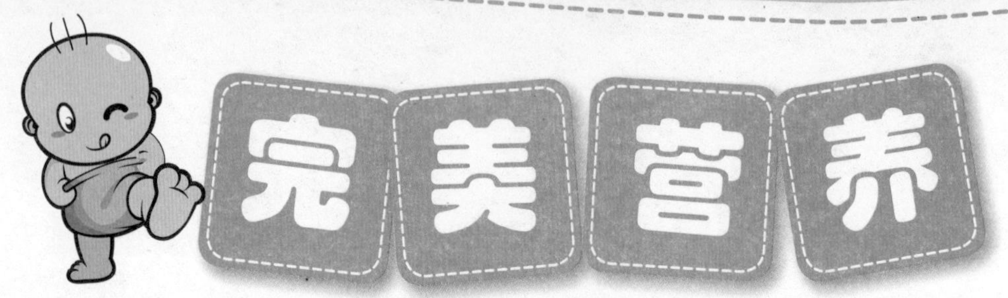

1 从小注重宝宝良好饮食习惯的培养

饮食习惯不仅关系到宝宝的身体健康，还关系到宝宝的行为品德，家长应给以足够的重视。

对于宝宝来讲，良好的饮食习惯包括：

1. 饭前做好就餐准备。按时停止活动，洗净双手，安静地坐在固定的位置等候就餐。
2. 吃饭时不挑食、不偏食、不暴饮暴食。要饮食多样，荤素搭配，细嚼慢咽，食量适度。
3. 吃饭中注意力要集中，专心进餐。不边玩边吃、不边看电视边吃、不边说笑边吃。
4. 爱惜食物，不剩饭。
5. 饭后洗手漱口，帮助父母清理饭桌。

此外，还应培养宝宝独立进餐、喝水和控制零食的好习惯。

家长本身应保持良好的饮食习惯，为宝宝树立好榜样。其次还应为宝宝创造良好的就餐环境，准备品种多样的饭菜，掌握一定的原则，及时表扬和纠正宝宝在饮食中的一些表现。经过日积月累的指导和训练，宝宝就会逐渐养成良好的饮食习惯。

2 让宝宝愉快地就餐

这个时期的宝宝已经进入自我意识的萌芽时期，他（她）需要显示一下自己的本事，很愿意自己动动手。例如自己能拿着勺吃饭，但是往往做得还很不成功。由于年龄小，一时掌握不了吃饭的技巧，不是推倒了饭碗就是弄掉了勺子，把身上、桌子和地上弄得一团糟。这样的情况会惹得性急的父母失去耐心。家长是否注意到，在餐桌上有的宝宝经常喜笑颜开，有的宝宝却总是愁眉苦脸或不停地打闹。当他（她）的某种要求得不到满足，有的宝宝就会以哭闹不安来表示自己的愿望。

一个人情绪的好坏，会直接影响这个人的中枢神经系统的功能。一般来讲，就餐时如果能让宝宝保持愉快的情绪，就可以使他（她）的中枢神经和副交感神经处于适度兴奋状态，会促使宝宝体内分泌各种消化液，引起胃肠蠕动，为接受食物做好准备。接下来就是机体可以顺利地完成对食物的消化、吸收、利用，使得宝宝从中获得各种营养物质。如果宝宝进餐时生气、发脾气，就容易造成宝宝的食欲缺乏，消化功能紊乱，而且宝宝因哭闹和发怒失去了就餐时与父母交流的乐趣，父母为宝宝制作的美餐，既没能满足宝宝的心理要求，也没有达到提供营养的目的。因此，要求家长要给宝宝创造一个良好的就餐环境，让宝宝愉快地就餐，才能提高人体对各种营养物质的利用率。如此说来，愉快地进餐是宝宝身心健康的前提，是十分重要的。

3 纠正宝宝不爱吃蔬菜的习惯

首先，家长要给予耐心的教育和引导。在讲故事、说儿歌的时候有意识地让他们认识各种蔬菜，介绍吃蔬菜的好处，对人体的重要性。同时带头多吃蔬菜，而避免在宝宝面前议论某菜肴不好吃，或表现出厌恶的表情。不要强迫宝宝吃蔬菜，那样反而会引起宝宝对蔬菜的反感。

其次，可变换烹调方法，将宝宝不吃的蔬菜做成馄饨、水饺、包子等让宝宝食用；坚持由少到多、每顿供给的原则，每餐都含有蔬菜，并从小量开始逐渐增加蔬菜的量和品种；注意品种的搭配，将宝宝喜欢吃的食物与蔬菜搭配在一起进行烹调。坚持这样做就会使宝宝逐渐适应和品尝出蔬菜的好味道，增加对蔬菜的兴趣，改变不吃蔬菜的习性。

宝宝不吃蔬菜的习性不是几天内养成的，所以要改变这一习性也不是一时半会儿的事，家长应保持一定的耐心，循序渐进，逐步来纠正宝宝的这一不良习性。

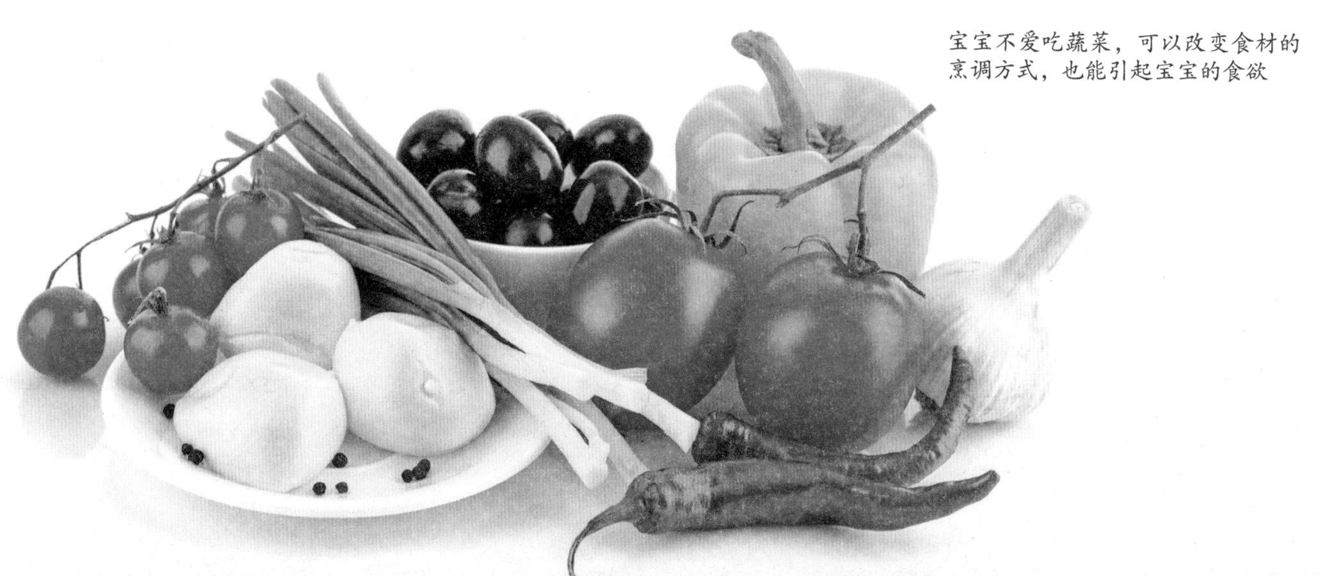

宝宝不爱吃蔬菜，可以改变食材的烹调方式，也能引起宝宝的食欲

4 当心染色食品对宝宝的危害

商店橱窗中那五彩缤纷的糖果和艳丽的花色蛋糕，总是会刺激宝宝们的食欲，当你看到宝宝开心地吃着这些食品时，可否想到食品上鲜艳的颜色对人体的危害？人工合成色素是用化学方法从煤焦油中提取合成的，多有不同程度的毒性，如发育迟缓、语言障碍、多动等。

食品中添加的色素有天然色素及人工色素之分，天然色素一般不具有人工合成色素的毒性，有些还有一定的营养作用，如胡萝卜素、花青素等。

爸爸妈妈们在为宝宝选购食品时，多为宝宝的健康着想，在选择漂亮的食品和饮料时，要慎之又慎！尽量挑选不含或少含人工色素的食品，以限制色素的摄入量，尤其在夏天，不要让宝宝喝太多的着色饮料，要掌握一个原则，那就是宝宝的食品和饮料，应当以天然品或无公害污染产品为主。

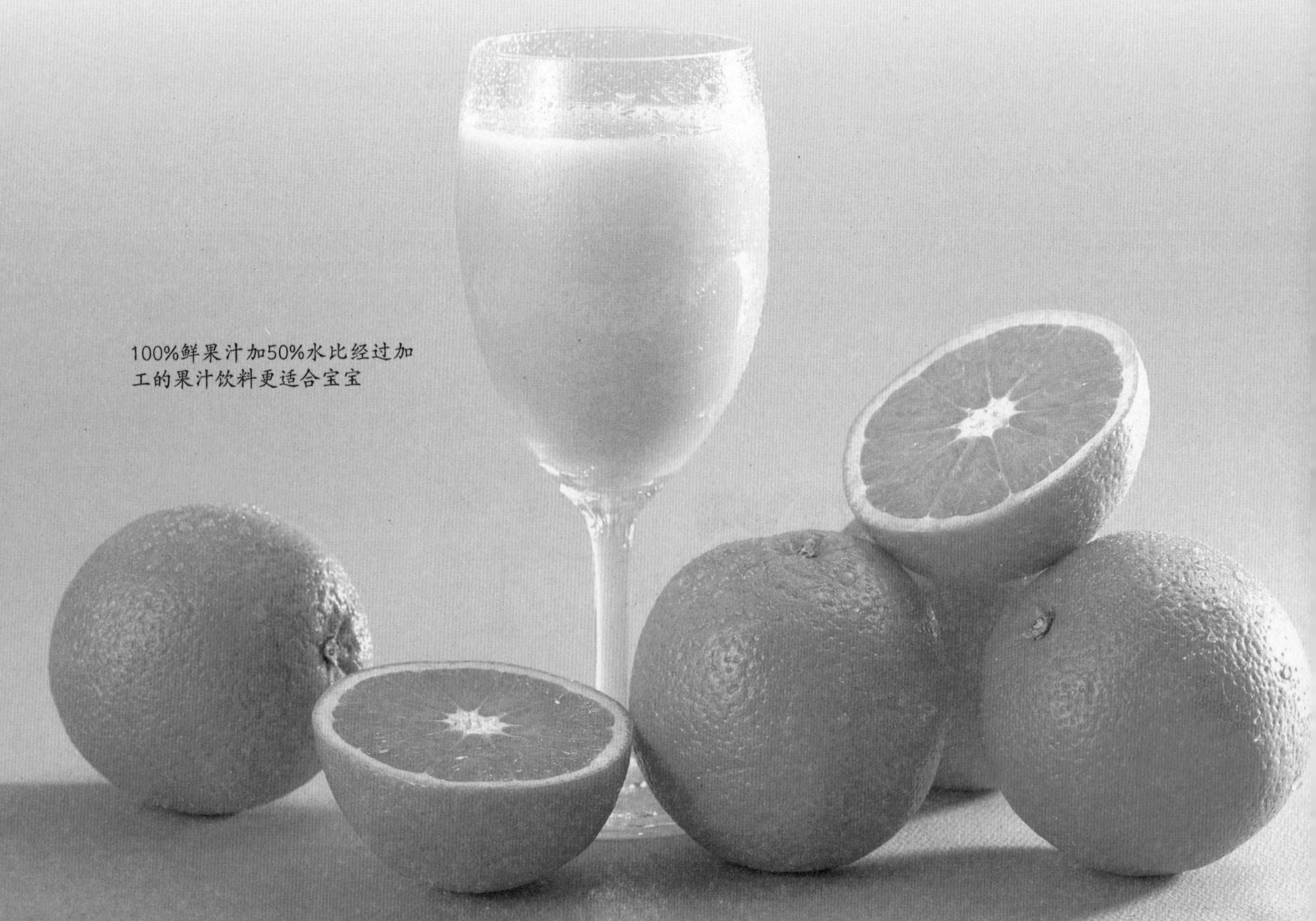

100%鲜果汁加50%水比经过加工的果汁饮料更适合宝宝

5 2～2.5岁宝宝一周食谱推荐

日期时间	早餐（8：00）	加餐（10：00）	午餐（12：00）	加餐（15：00）	晚餐（18：00）	加餐（21：00）
星期一	牛奶150毫升，牛肉蔬菜粥100克	鲜榨果汁100毫升，蛋糕20克	米饭50克，番茄鳜鱼泥100克，鲜白萝卜汤1小碗	香蕉1根，酸奶100毫升，点心20克	包子50克，炖排骨100克，香菇豆腐汤100克	牛奶150毫升，饼干2块
星期二	牛奶150毫升，肉末粥100克	苹果100克，饼干25克，酸奶100毫升	米饭50克，红枣炖兔肉100克，虾仁丸子汤1小碗	橘子100克，鸡蛋1个	饺子50克，土豆烧牛肉120克，番茄猪肝泥汤100克	牛奶150毫升
星期三	牛奶150毫升，菠菜鸡蛋面100克	酸奶100毫升，饼干25克	米饭50克，炒蛋菜100克，白菜豆腐汤1小碗	水果沙拉100克，面包30克	清汤面30克，清蒸基围虾50克，芹菜炒猪肝50克	牛奶150毫升
星期四	牛奶150毫升，西蓝花牛肉炒饭50克，烩豌豆50克	酸奶100克，蛋糕20克	馒头50克，香菇菜心100克，鸡肉蔬菜汤1小碗	橘子100克，点心20克	米饭50克，鲜蘑菇炒豌豆100克，粉丝豆腐牛肉汤100克	牛奶150毫升
星期五	牛奶150毫升，牛肉蔬菜粥100克	香蕉1根，饼干25克	面条50克，双菇芹菜100克，鸭血鲫鱼汤1小碗	酸奶100毫升，水果羹20克	馒头50克，板栗烧鸡块100克，虾皮碎菜蛋羹100克	牛奶150毫升
星期六	牛奶150毫升，双菇蒸蛋100克，饺子25克	酸奶100毫升，面包30克	米饭50克，胡萝卜牛肉丁100克，紫菜汤1小碗	水果酸奶沙拉120克	鸡蛋卷50克，番茄鳜鱼泥100克，汆丸子100克	牛奶150毫升
星期日	牛奶150毫升，番茄麦片粥100克，清蒸肝泥50克	苹果1个，酸奶100毫升	芝麻南瓜饼50克，土豆炖牛肉100克，菠菜猪肝汤1小碗	橘子100克，饼干25克	海苔卷50克，莲藕炒鸡丁100克，蛋花豆腐汤100克	牛奶150毫升

6 2～2.5岁宝宝营养食谱推荐

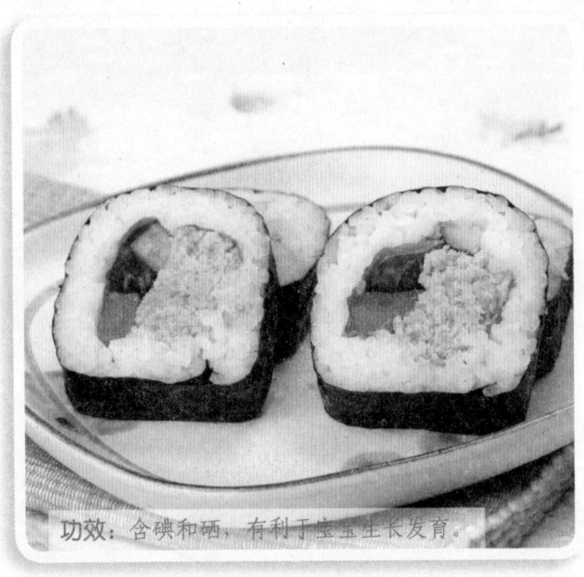
功效：含碘和硒，有利于宝宝生长发育。

海苔卷

材料 米饭100克，菠菜20克，柴鱼片10克，三文鱼10克，黄瓜10克，海苔1片，酱油5克，沙拉酱少许。

做法

1. 菠菜择洗干净，煮熟后，挤干水分，备用；酱油和柴鱼片拌匀；三文鱼用沙拉酱和酱油拌匀；黄瓜洗净，切成细丝。
2. 将米饭放在海苔上，分别放入制好的材料，再将海苔卷紧，切成容易食用的大小即可。

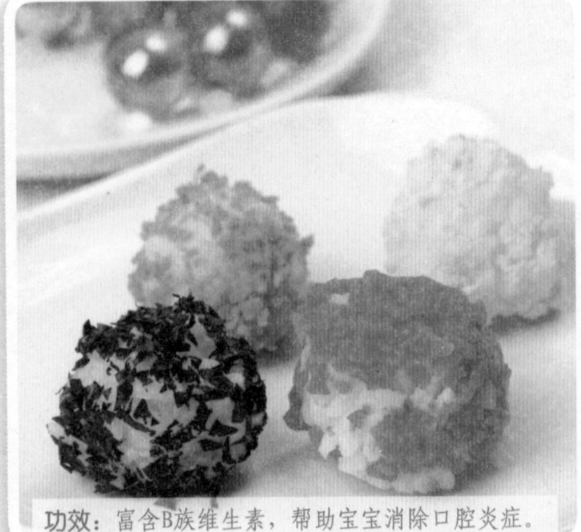
功效：富含B族维生素，帮助宝宝消除口腔炎症。

多彩饭团

材料 米饭200克，鸡蛋1个，火腿、胡萝卜、海苔各20克。

做法

1. 米饭分成8份，搓成圆形。
2. 鸡蛋煮熟，取蛋黄切成末；火腿、海苔切末；胡萝卜洗净，去皮，切丝后焯熟，捞出后切细末。
3. 在饭团外面分别黏上蛋黄末、火腿末、胡萝卜末、海苔末即可。

炒蛋菜

材料 鸡蛋1个，青椒半个，洋葱30克，樱桃番茄40克，橄榄油少许。

做法

1. 鸡蛋打散，锅中放少许油，烧热后倒入鸡蛋液，用筷子快速滑散，凝固后盛出。
2. 青椒洗净，去蒂、子，掰碎；洋葱洗净，切成小方块；樱桃番茄洗净，切碎。
3. 锅内倒油烧热，放洋葱煸炒，放小青椒待其出味，加盐、鸡蛋混炒半分钟熄火，再倒樱桃番茄，利用锅的余温拌匀即可。

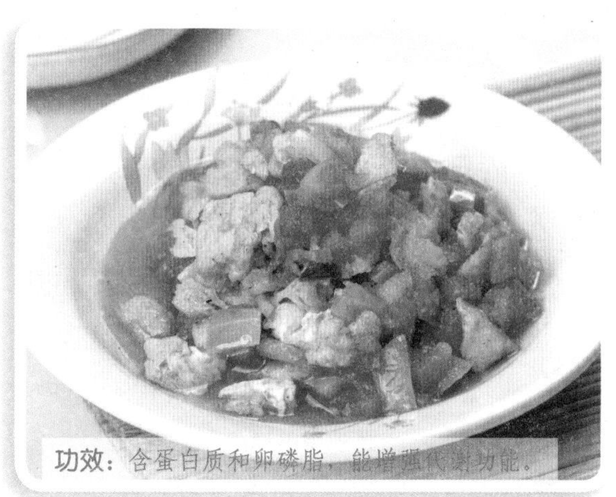

功效：含蛋白质和卵磷脂，能增强代谢功能。

芝麻南瓜饼

材料 南瓜500克，面粉100克，黑芝麻少许，鸡蛋1个，白糖10克。

做法

1. 将南瓜削皮，洗净，切成小块；鸡蛋打散。
2. 南瓜用水煮至熟透，沥干水分，然后用勺子碾碎，加入面粉、白糖，搅拌均匀。
3. 将和匀的南瓜拍成圆饼状，将南瓜饼的表面粘上黑芝麻。
4. 锅内倒油，五成热时放入南瓜饼煎熟，盛盘即可。

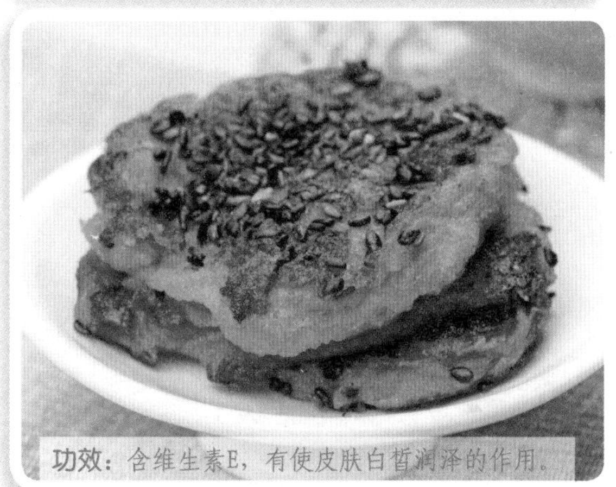

功效：含维生素E，有使皮肤白皙润泽的作用。

牛肉蔬菜粥

材料 牛肉40克，米饭100克，土豆、胡萝卜、韭菜各20克，盐2克，高汤1000毫升。

做法

1. 将牛肉、韭菜分别洗净，切碎；胡萝卜、土豆分别去皮，洗净，切成小丁。
2. 锅中放高汤煮沸，加入牛肉末、胡萝卜丁和土豆丁炖10分钟，加入米饭拌匀再煮10分钟，待沸加韭菜末，加盐调味即可。

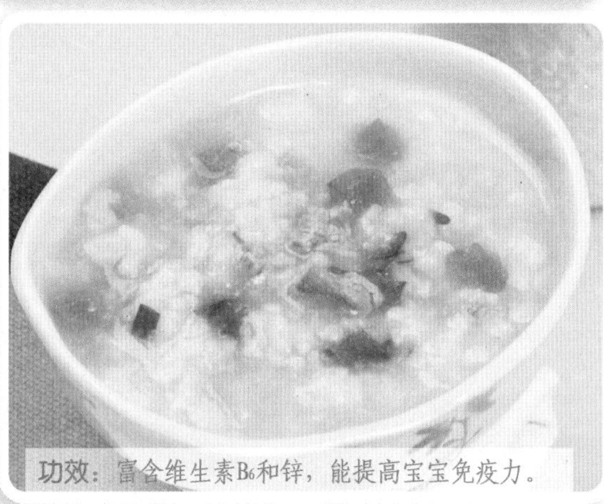

功效：富含维生素B_6和锌，能提高宝宝免疫力。

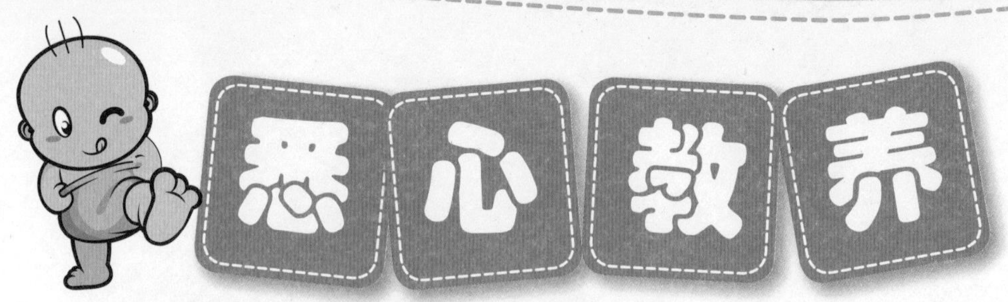

1 呵护好宝宝的脚

同成年人相比，小宝宝的脚更爱出汗。因为在儿童相对少得多的皮肤面积上，却分布着与成年人同样多的汗腺。潮湿的环境利于真菌生存，为了能够消灭脚部真菌，宝宝们的脚需要很好的护理：定期洗脚，每天至少1次，之后让脚彻底晾干；在运动和远足等活动之后用温水洗脚；每天清晨或洗脚之后，换上清洁的袜子，而且最好穿棉袜；经常更换鞋子，以便让潮湿的鞋垫和内衬能够充分晾干。

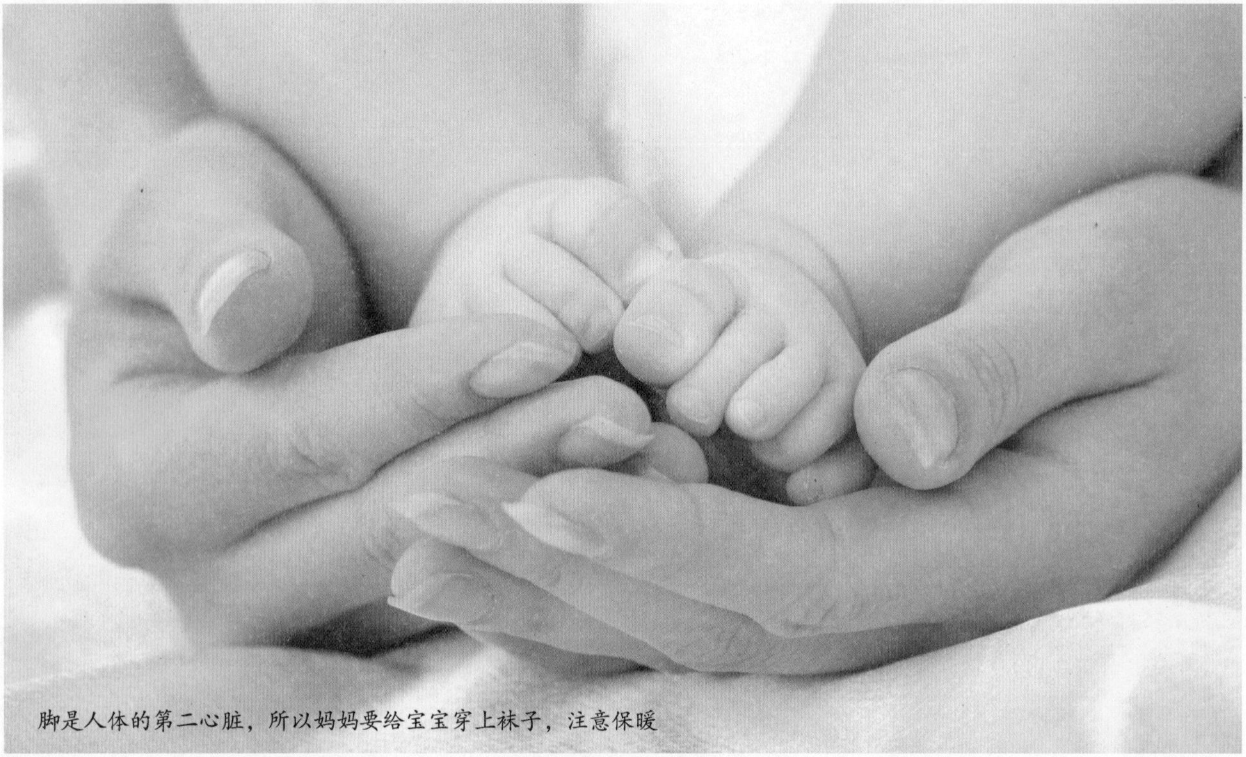

脚是人体的第二心脏，所以妈妈要给宝宝穿上袜子，注意保暖

2 满2岁的宝宝不宜再用尿不湿

尿不湿给家长省去不少的麻烦，但长期使用尿不湿，可能使宝宝失去早期训练自我控制能力的机会，影响宝宝的身心发育。宝宝出生2个月时就会用哭声表示“想要尿尿”的意思。再大一点，他们会用动作来提醒大人。如果宝宝的信号没有得到回应，久而久之，这种反应就会消失，结果是宝宝只要有便意，就随时“方便”。因此，满2岁的宝宝不要再用尿不湿。不然就会省去小麻烦，招来大麻烦。

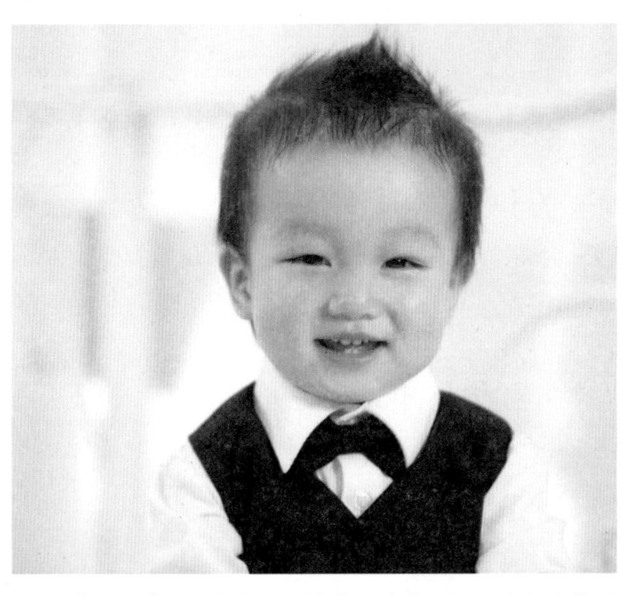

宝宝2岁已经有了一定大小便的自理能力，可以和纸尿裤说“拜拜”了

3 宝宝外出应做好的准备

毯子

宝宝经常会在外面睡着，及时用毯子盖好可避免着凉。

被单

用来遮阳、挡风。

宝宝包

包内有纸巾、湿纸巾、纸尿布、奶粉、奶瓶、水瓶、热水壶、一套换洗衣服（出门1小时以上）、家庭电话。

遮阳帽

避免宝宝眼睛受阳光直射。

宝宝车或宝宝背带

0～3个月的宝宝应使用横在胸前的背包或背带，但宝宝要面朝里。如带宝宝乘坐汽车，最好准备宝宝汽车座椅，并根据说明书将宝宝汽车座椅牢固地安装在汽车后排座位上。如不使用宝宝汽车座椅，大人应抱着宝宝坐在后排，万万不可坐前排。

4 带宝宝郊游应注意的问题

年轻的爸爸妈妈们，有着超前的消费观念和生活意识，可能会经常带宝宝到野外去旅游、度假，由于宝宝小，进行这些活动时有以下问题需要家长注意：

1. 带一本急救手册和一些急救用品，包括治疗虫咬、日晒、发烧、腹泻、割伤、摔伤的药物，并准备一支拔刺用的镊子，以防万一。

2. 即便在营地能买到所需要的食物和饮料，也要准备好充足的食物和饮水，以求万无一失。

3. 准备好换洗的衣服和就餐用具，并将它们装在所带的塑料桶里，这些大小不同的塑料桶可以用来洗碗、洗衣服。

4. 无论气象预告如何，一定要带上雨具、靴子、外套，以备不测。

5. 给宝宝准备一个盒子，里面放一些有关鸟类、岩石及植物的书供他（她）参考，并放入许多塑料袋、空罐子、盒子给他（她）装采来的标本。

5 节假日后宝宝患病多，预防关键在父母

节假日家长带宝宝到人群拥挤的娱乐场所玩，或不注意宝宝饮食卫生，再加上劳累，导致宝宝患病。那么，节日后宝宝的多发病是什么呢？

首先是呼吸道疾病。发病的主要原因是节日期间带宝宝到人群拥挤的娱乐场所，那里人多，空气不流通、浑浊，如果再遇到疾病流行季节，很容易交叉感染而得病，如气管炎、肺炎、水痘、腮腺炎、百日咳、流行性脑膜炎等。还有如果宝宝在公园或游乐场疯跑后全身大汗淋漓，脱去衣服后就容易受凉而伤风、感冒。

其次是胃肠道疾病。发病的主要原因是在节假日为了让宝宝高兴，给宝宝吃大量的零食，以致远远超过宝宝胃肠道的消化功能。或宝宝想吃什么就买来吃，不考虑饮食卫生，食用了污染的食物或使用了污染的餐具，最终导致宝宝消化不良、胃肠炎、细菌性痢疾、肝炎等疾病。

因此，节假日里，家长切记注意饮食卫生，给宝宝讲“病从口入”的道理，吃东西前要用肥皂、流动水洗手。不要带宝宝到人群拥挤的公共娱乐场所去玩，尤其是在疾病流行季节，更不宜带宝宝外出。另外，在节日的晚上，应注意让宝宝及早休息，睡眠充足，消除疲劳，减少疾病。

6 服驱虫药时应注意饮食调理

1. 以前服驱虫药要忌口，而目前的驱虫药不需严格地忌口，在驱虫后可吃些富有营养的食物，如鸡蛋、豆制品、鱼、新鲜蔬菜。

2. 驱虫药对胃肠道有一定的影响，所以饮食要特别注意定时、定量，不要过饱、过饥，过量的营养反会使胃肠道功能紊乱。

3. 服驱虫药后要多喝水，多吃含膳食纤维的食物，如坚果、芹菜、韭菜、香蕉、草莓等。水和植物纤维素能加强肠道蠕动，促进排便，可及时将被药物麻痹的肠虫排出体外。

4. 要少吃易产气的食物，如萝卜、红薯、豆类，以防腹胀。也要少吃辛辣和热性的食品，如茶、咖啡、辣椒、狗肉、羊肉等，因这些食物会引起便秘而影响驱虫效果。

5. 钩虫病及严重的蛔虫病多有贫血，在驱虫后应多吃些红枣、瘦肉、动物肝脏、鸡鸭血等补血食品。

6. 在夏季进食生冷蔬菜和水果最多，感染蛔虫卵的机会大，到了秋季，幼虫长为成虫，都集中在小肠内，如此时服驱虫药可收到事半功倍的效果。

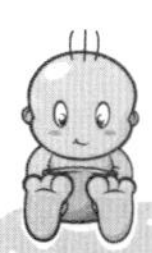

育儿提醒

服驱虫药后多吃酸味食物

常听一些家长说，宝宝打虫药也服过了，但不见蛔虫打出。蛔虫有“得酸则伏”的特性，因此宝宝服用驱虫药后，如果能吃一点具有酸味的食物，如乌梅、山楂、食醋等，有利于蛔虫的排出。

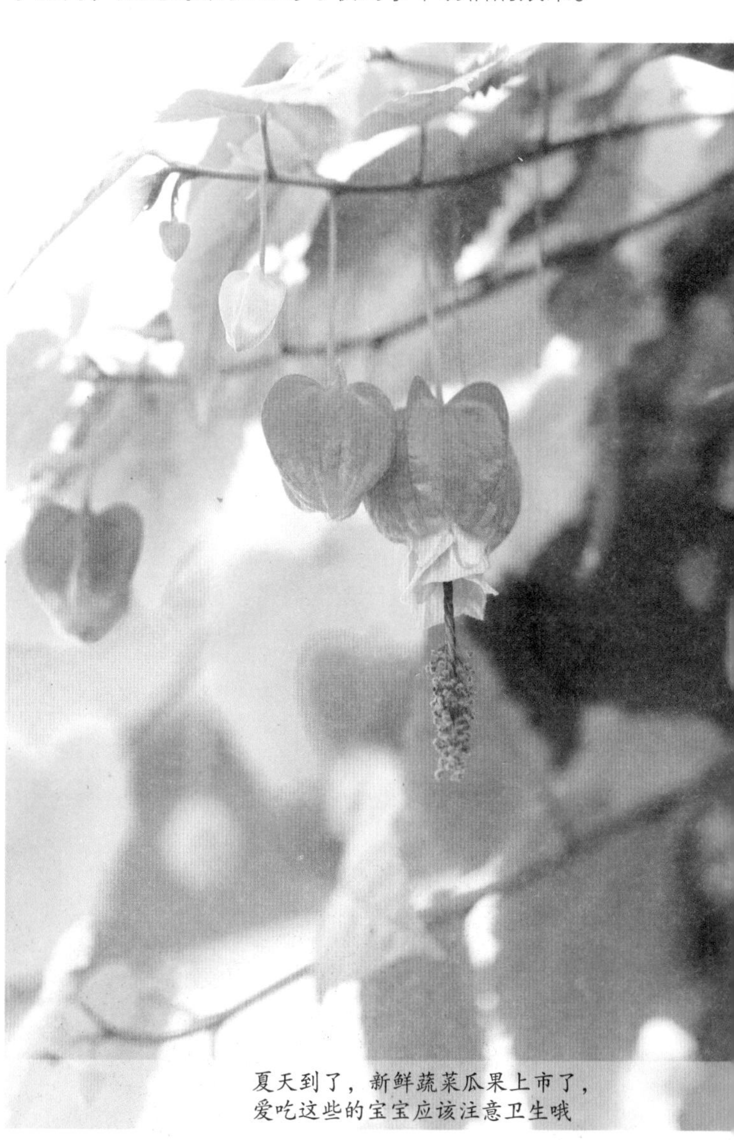

夏天到了，新鲜蔬菜瓜果上市了，爱吃这些的宝宝应该注意卫生哦

 春季宝宝患水痘怎么办

立春前后是水痘的流行期

立春前后是水痘的流行高峰，因此病具有高度的传染性，凡是接触过水痘的儿童，约90% 会被传染上。带状疱疹病毒是引起水痘的“罪魁祸首”，通常通过飞沫传播，也可以由病毒污染的灰尘、衣服和用具传染。

水痘的症状和表现

水痘好发于2～10岁的宝宝，一般在接触水痘后14～17天开始出现症状。初有发热、头痛、咽喉疼痛、恶心、呕吐、腹痛等症状。1～2天后首先在躯干出现红色的小丘疹，随即形成绿豆大小发亮的小水疱，水疱的周围有红晕。经过数天，疱干涸形成痂，约2周痂脱落而痊愈。如无继发感染，仅在皮疹处留下暂时性色素沉着斑，无瘢痕形成。水痘皮疹多而广泛，还会继发细菌感染，此时细菌乘虚而入引起败血症、肺炎、脑炎和暴发性紫癜，需及时救治。

水痘宝宝的护理

宝宝患了水痘后，因为水痘传染性很强，宝宝必须在早期隔离，直到全部皮疹结痂为止。

宝宝的玩具、家具、地面、床架可用3％来苏水擦洗，被褥、衣服等在阳光下暴晒6～8小时。

应让患水痘的宝宝卧床休息，室内要通风，保持新鲜的空气。不要过分保暖，因为过厚的衣服易引起疹子发痒。

初发的水痘很痒，引起宝宝抓搔，损伤皮肤，所以要剪短宝宝的指甲。要勤换衣服，保持皮肤清洁。

宝宝的饮食宜用清淡的流质或半流质，如豆浆、牛奶、蛋汤、菜粥、挂面、水果等。忌食刺激性食物及油煎食品。多喝水或新鲜果汁以帮助排泄毒素。

宝宝吃新鲜蔬果前，要用盐水浸泡5分钟，可以去除农药的残留。

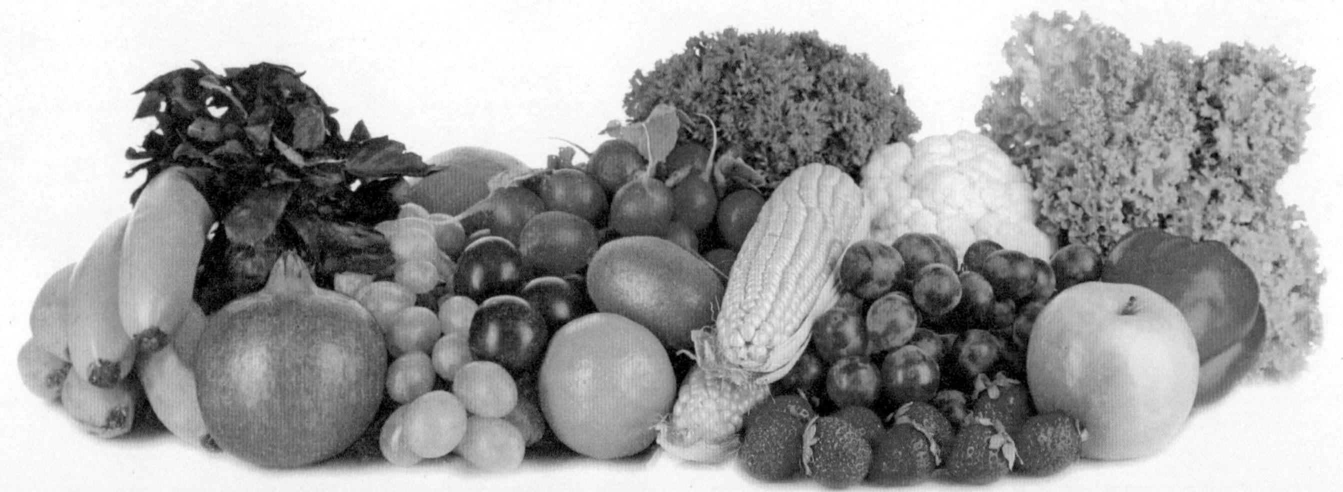

8 宝宝嗓子有痰，父母不可大意

宝宝的痰都产生在咽部、气管、支气管和肺部。宝宝有痰都是不正常的，一般与上呼吸道感染炎症有直接关系。感冒、上呼吸道感染时多出现色白而清稀的痰；痰黄或白黏稠者，多为气管炎、肺炎；痰稠不利、咳嗽不畅而有回声者，多为百日咳；痰带脓血，多考虑肺脓肿等。因此，宝宝有痰，要及时请儿科大夫诊治。

9 夏季要重视预防患脓疱疮

夏季宝宝很容易患脓疱疮。这是因为夏季气候炎热潮湿，皮肤多汗，细菌容易繁殖；皮肤经汗液浸渍之后容易受伤，给细菌侵入打开了缺口；儿童的皮肤薄，皮脂腺发育不成熟，皮肤表面缺乏脂质膜保护，所以对细菌的抵抗力差；儿童夏季易发痱子、湿疹等皮肤病，容易继发脓疱疮。

10 合理培养孩子的兴趣爱好

现在越来越多的家长都重视自己孩子素质的培养，不惜钱财和精力，让孩子学音乐、练书法等。家长们的这种重视孩子早期特殊才能培养的愿望和行动，应当予以肯定，但如不根据孩子的兴趣爱好和接受能力，而只凭家长的主观想法进行引导培养是不正确的。

如何培养、引导孩子的兴趣爱好？首先要善于识别孩子的兴趣爱好。孩子最初的兴趣爱好往往是寻常的、不引人注目的举动，甚至是淘气、顽皮的行为。这就要求家长平时要深入细致地观察孩子的日常活动，并从以下几个方面加以确定：

主动性：在没有其他人要求、督促下，孩子经常主动地从事某一方面的活动，具有自发、积极和主动的特点。

伴有愉快的情感：孩子经常带着愉快的心情从事自己感兴趣的活动，乐此不疲。

坚持性：孩子能较长时间集中注意观察或从事自己所喜欢的活动。

看到孩子经常主动、愉快并较长时间地从事某一活动，家长就可以确定孩子对该方面有较浓厚的兴趣。发现孩子的某种兴趣后，就要精心加以培养。在培养孩子兴趣爱好的过程中，家长不必操之过急，要遵循规律，循序渐进，适当安排。例如孩子对数学很感兴趣，应首先了解孩子目前的心理发展和知识水平，确定孩子学些什么，如果学习太难，远远超出孩子的接受能力，就会挫伤孩子学习的积极性；学习内容太容易，无须努力就会，就激发不起孩子的求知欲，不能引起学习兴趣，也不利于孩子智力的发展。

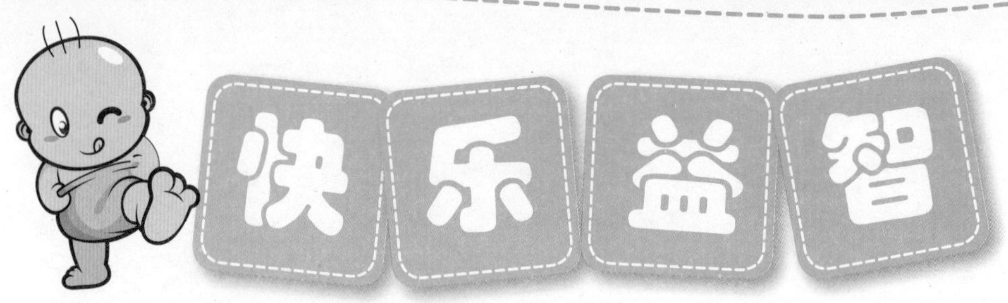

左脑开发方案

家庭训练是一种生活中的随机教育。换句话说，家庭训练中的一招一式，要时时注意宝宝适应社会生活的需要，培养他们独立生活的本领。这种训练说起来简单，但做起来却常被有些父母有意无意地忽略了，或在训练时出现偏差。因此，父母要将宝宝成长的阶段性与宝宝的发展相结合。

点数到5

数学能力　逻辑能力　理解能力

益智目标

让宝宝懂得简单的数量关系。

亲子互动

1. 妈妈准备1个苹果，2个橘子，3个香蕉，4个西瓜，5个草莓放在桌子上。
2. 妈妈可以用手指着香蕉，让宝宝说出是几个香蕉，锻炼宝宝通过实物认识1、2、3、4、5，使数字和实物建立有意义的联系。

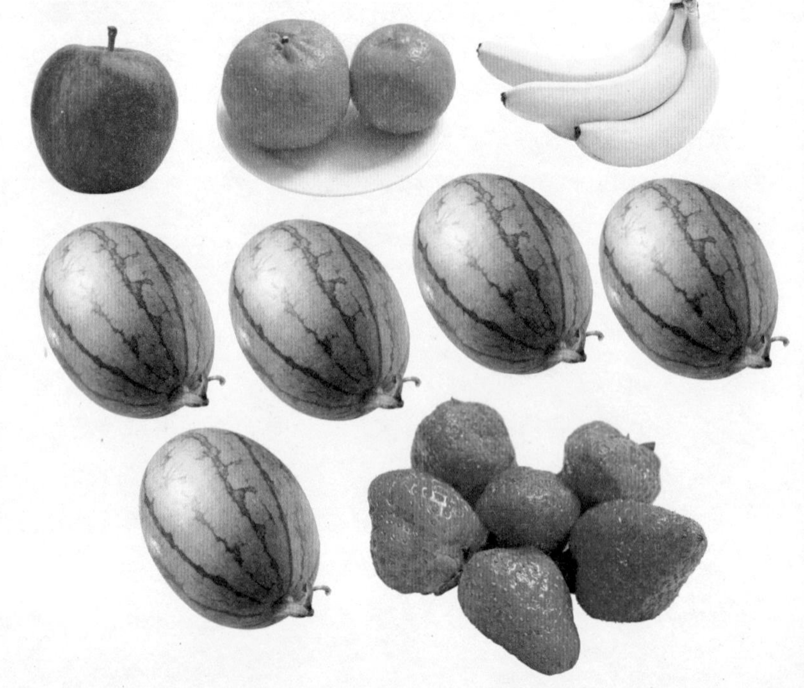

买水果

语言能力 认知能力 逻辑判断

益智目标

通过这个训练能提高宝宝的语言表达能力和认知能力。

亲子互动

1. 妈妈提前将准备好的一些玩具水果或水果卡片放在桌子上，让宝宝提着小篮子或小口袋来买水果。
2. 妈妈让宝宝说出名称，说对了就可以让宝宝将“水果”放到篮子中，说不对就不给宝宝“水果”。
3. 如有剩下的几种水果宝宝认不出来，就教宝宝辨认，直到宝宝将所有的水果都买走。
4. 当宝宝知道了所有水果的名称后，让宝宝当卖者，妈妈可以故意说错1～2种水果名称，看看宝宝是否能听得出来，能否及时纠正。

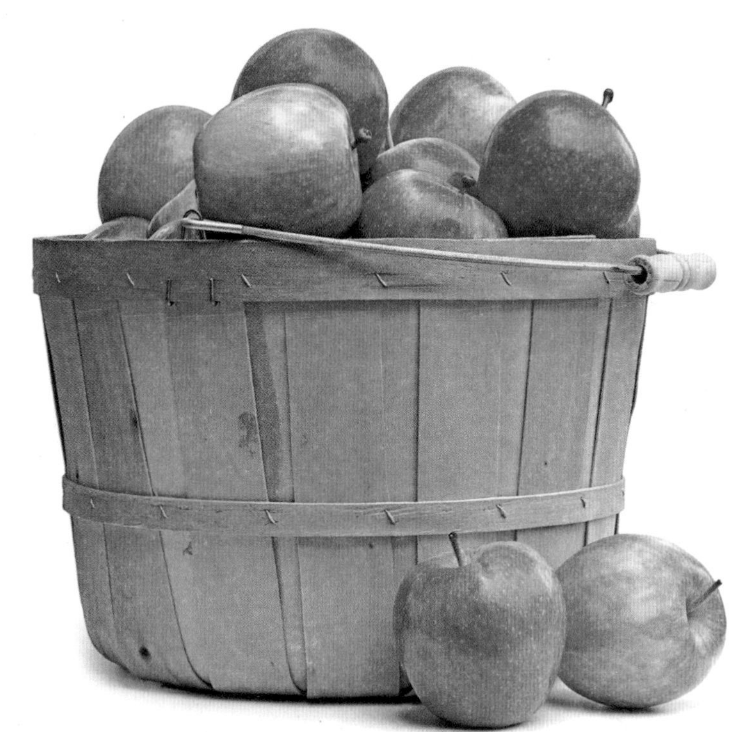

TIPS

温馨提示

水果的种类可以不断变换，来保持宝宝的兴趣。当宝宝买对了水果的种类时，妈妈要及时给予鼓励。

认识早和晚

认知能力　观察能力　语言表达

益智目标

帮助宝宝初步建立时间概念。

亲子互动

1. 妈妈要准备“早晨”“晚上”两张卡片，早上活动：起床、洗漱、晨练；晚上活动：看电视、睡觉。
2. 妈妈出示起床、洗漱、晨练的图片，请宝宝观察后，问他（她）：“这是什么时候？”
3. 妈妈出示全家人看电视、哄宝宝睡觉的图片，请宝宝认真观察后，问他（她）：“这是什么时候？”
4. 最后，妈妈手拿图片问：“宝宝，天亮了，要起床了，是什么时候？”让宝宝回答：“早上。”
5. 妈妈继续提问：“月亮出来了，妈妈要哄宝宝睡觉了，是什么时候呢？”请宝宝回答：“晚上。”

太阳公公出来了，天亮了，新的一天开始了。

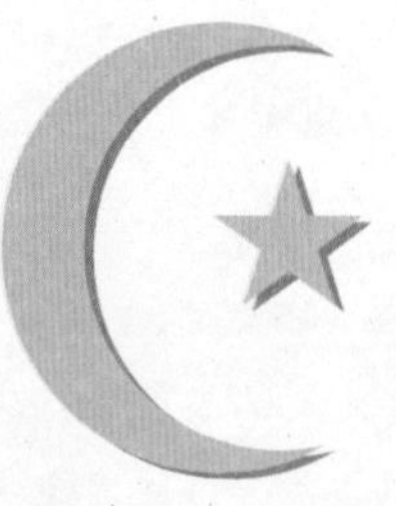

月亮姑姑出来了，美丽的晚上开始了。

温馨提示

妈妈还可以在相应的时间段中，利用文字或图片，帮助宝宝记录家人的行为。

右脑开发方案

进行益智类的训练有助于宝宝的手眼和身体动作的协调，可发展动作的准确性和反应能力，以促进各种感知觉的发展。宝宝在训练的过程中获得了对物体的形状、颜色和大小的知觉，领悟到一个物体的形状与另一物体的关系。益智类玩具则能给宝宝提供创造性经验，促进其对概念的掌握。

向墙壁投球

大动作能力　交往能力

益智目标

这个游戏能训练宝宝手臂的力量和敏捷性，增进爸爸和宝宝间的亲子感情。

亲子互动

1. 爸爸首先给宝宝做个示范。
2. 让宝宝使出全身力气往墙壁投出一球。
3. 然后再让他（她）跑去接反弹回来的球。
4. 虽然刚开始球会四处弹跳，但是经过多次练习后，宝宝就能够控制方向了。

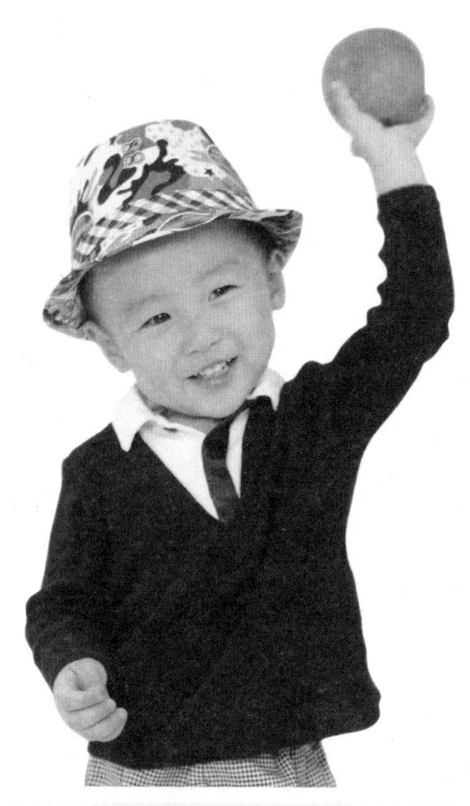

TIPS

温馨提示

不要让宝宝的手臂使用过度，要安排适当的游戏时间。这个年龄段的男孩子要展现男子气概，越是常和爸爸玩的宝宝越是如此，应该适时地让宝宝爆发他（她）的力量。

说前后

空间方位感　想象能力

益智目标

训练宝宝的空间方位感。

亲子互动

1. 爸爸妈妈和宝宝一起来玩游戏。妈妈站在最前面，宝宝站在中间，爸爸站在最后面。
2. 妈妈问："宝宝，你的前面是谁？"引导宝宝回答："是妈妈。"爸爸再问宝宝："你的后面是谁？"引导宝宝回答："是爸爸。"
3. 爸爸和妈妈换一下位置，再问宝宝，看宝宝能否正确回答。

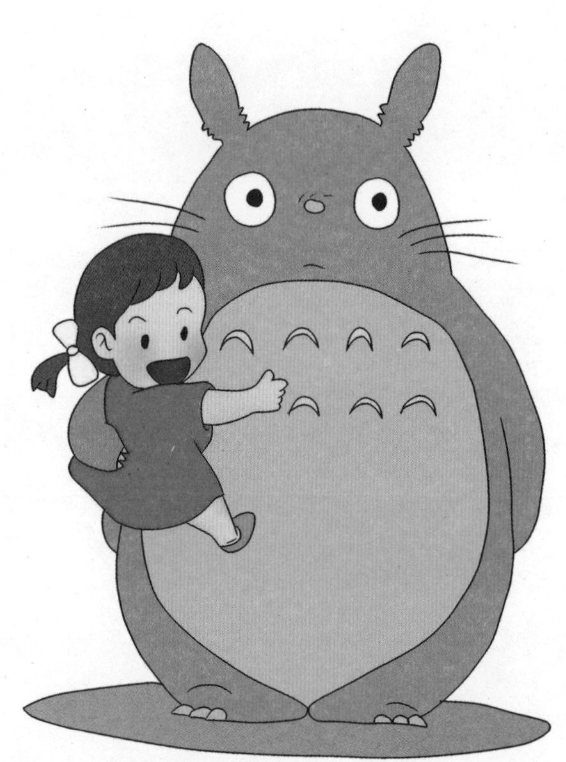

TIPS

温馨提示

为了训练宝宝的空间认知和想象能力，还可以时常改变宝宝经常走的路线。比如没有走过的街道，周围的景物全部都是新鲜的，能促进宝宝右脑的发育。

涂鸦绘画

美术能力 创造能力 音乐素养

益智目标

宝宝能用音乐和涂鸦来表达自己的意愿和想法。艺术是宝宝智力飞翔的天堂，爸爸妈妈要大力培养。

亲子互动

1. 为宝宝准备好纸、蜡笔、胶水、碎布料、报纸、鸡蛋盒、纸盒、管子、塑料餐盒、细绳等。爸爸妈妈要让宝宝有机会聊他（她）的作品，说出感受，可以这样启发宝宝："跟妈妈说说你的画吧，为什么要画小白兔呢？"
2. 在欣赏宝宝的作品时，要用些特别的、描述性的语言来赞美，可以具体地说说宝宝使用过的颜色和画画的方法等。
3. 在画画时，如果宝宝看起来好像被难住了，这时爸爸妈妈可以用提问的方式来提示他（她），如宝宝想画只小狗，妈妈可以说："想一想，小狗有几条腿啊？"

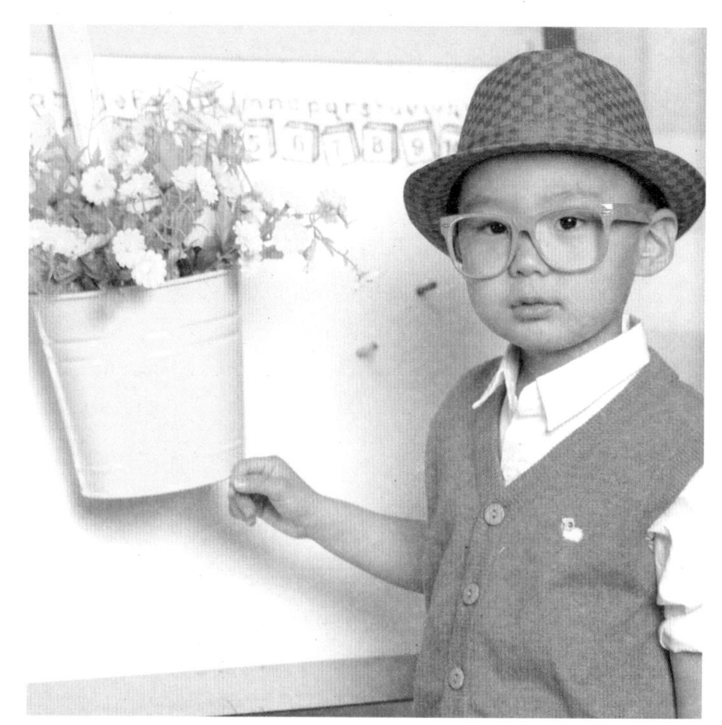

温馨提示

当爸爸妈妈把宝宝的艺术作品贴在冰箱或墙上，让每个人都看到时，宝宝会知道爸爸妈妈很欣赏他（她）的创作能力。这是增强宝宝自信心的一个好方法。

育儿微课堂

Q 我女儿2岁1个月了，牙齿黄，有牙垢，下面的比上面的更厉害，不知道对以后的牙齿生长有无影响，除喝水外，还有什么更好的方法?

A 2岁多的宝宝牙齿黄且有牙垢是不正常的，应该看牙科医生，看是否有牙铀或牙齿病变，及早确诊。另外，宝宝是否经常服用抗生素等药物。药物也有可能导致幼儿牙齿变黄。

Q 宝宝6个半月断奶，现在2岁3个月，现在睡觉总要含着空奶瓶子才能安然入睡，不能断掉，半夜里迷迷糊糊还要，这怎么办?

A 孩子断奶后，是否一直都在吃奶瓶，而且总是喝着奶就睡着了?如果是这样，含奶瓶睡觉就是逐渐养成的习惯。习惯既然已经养成，就不是一天就能纠正的，妈妈要有足够的耐心，不能采取强制措施，那样就容易伤害孩子的自尊心。这一点要相信，孩子不会一直含奶瓶的。

Q 宝宝2岁4个月了，爱吃巧克力，每次限制她，一次只给2块。小孩子吃巧克力的利弊是什么，能不能天天吃?

A 巧克力含热量较高，如果宝宝吃多了，就会影响孩子对其他食物的摄取，导致食物单调，出现营养不均衡。每周吃一两块，改变一下孩子的口味是可以的。最好不要每天都吃，更不能吃得很多。

Q 宝宝晒伤了怎么办?

A 为宝宝清洗身上的汗水，清除盐分和灰尘；用干净、湿润的软棉毛巾在晒伤处轻轻拍打；用凉毛巾冷敷半小时；给宝宝多喝水和鲜果汁；晒伤未好前不要再直接暴露在阳光下。

Q 宝宝2岁3个月，最近几天经常说耳朵里在响，但是又不痛。不知道是什么原因，严重吗？

A 耳朵里有响声，同时又不疼，很可能是耳石导致的。若是耳石，可先滴软化耳石的滴耳液3～5天，然后到医院取出已软化的耳石。否则取耳石过程会非常疼痛。一般耳石与耳道正常分泌物有关，如果以前有过耳部感染，也容易出现耳石。取出的耳石若为深褐色，是脓血性分泌物的干痂，说明宝宝曾经患过中耳炎。

Q 宝宝2岁4个月了，刚出生时头发很黑很柔，但满月那天剪了头发，到现在也没剪，头发比较稀黄（我们夫妇的头发比较浓密），这是缺钙吗？

A 宝宝刚出生时的发质与母亲孕期的营养状况有关，出生以后就与喂养有关了。宝宝的发质与营养状况和遗传有关，父母的发质都很好，宝宝的发质应该也是不错的。这种遗传，在宝宝幼时还不是特别明显，随着宝宝长大，就会越来越像父母了。

Q 宝宝2岁半了，仍然不爱说话，也不愿跟大人说话，但大人的要求能理解，也能发一些单音，有什么方法改善？

A 2岁半是幼儿学习语言的最佳时期，口语是学习语言的基础。学习口语的方式很多，可用实物联系，也可通过画报、看图说话等帮助宝宝训练口语。另外，带宝宝多接触外界，多跟小朋友沟通，在玩耍中教孩子学习说话。父母要多和孩子交谈，给孩子说话的机会，使孩子在反复的练习中提高。孩子的语言发育是个复杂的过程，不要在孩子面前表现出急躁情绪，否则会影响孩子的自尊心，对孩子的语言发育不利。

Q 能给宝宝用风油精、清凉油吗？

A 并不是绝对不能用风油精、清凉油，它们对宝宝并没有伤害，也没有毒。只是宝宝还小，不知道保护自己，怕进入眼睛里或吃到嘴里。另外，风油精、清凉油刺激性比较大，即使不进入宝宝的眼睛里，它们的气味也会刺激宝宝流泪，所以最好不要给宝宝用。

本章小结

记录宝宝的成长点滴

分类	游戏	方法	第一次出现的时间	最令你难忘的记忆
认知	认性别	结合家庭成员问宝宝，如“妈妈是女的，你也是女的”，然后问 宝宝“你是男孩还是女孩”	第__月 第__天	
	相反概念	结合日常生活提问题“大小”“多少”等相反概念	第__月 第__天	
	认颜色	提供几种不同颜色的物品，让宝宝按指令拿出对应颜色的物品	第__月 第__天	
	认几何图形	拿出各种几何图形放于桌上，让宝宝按指令挑出	第__月 第__天	
动作	跳远	给宝宝示范双脚立定跳远，鼓励宝宝跳	第__月 第__天	
	跑步能停	父母对宝宝喊“开始跑，一、二、三，停”	第__月 第__天	
	拼图	先示范，然后将拼图打乱，鼓励宝宝自己拼出	第__月 第__天	
	夹枣	示范用筷子夹红枣到盘子里，然后鼓励宝宝自己夹	第__月 第__天	
	捏面塑	先示范将面团捏成盘子、碗、苹果等，让宝宝模仿	第__月 第__天	
语言	回答故事中的问题	给宝宝讲一个他（她）熟悉的故事，如《拔萝卜》，然后提问宝宝是去拔什么	第__月 第__天	
	说整句	让宝宝说出包括主、谓、宾语的完整句子，如“我要去动物园”等	第__月 第__天	

续表

分类	游戏	方法	第一次出现的时间	最令你难忘的记忆
情绪与社交	表示喜怒	在适当的场合，观察宝宝的情绪反应	第__月 第__天	
	学会等待	观察宝宝在适当场合的表现，如排队买东西或排队玩碰碰车	第__月 第__天	
自理	做家务	分配宝宝一些力所能及的家务，如擦桌子、收拾玩具、放好拖鞋等	第__月 第__天	
	穿鞋袜	鼓励宝宝自己穿鞋袜	第__月 第__天	
	戴帽子、脱衣服	出门时，让宝宝自己戴帽子，父母配合穿衣、脱衣，宝宝会自己戴帽子	第__月 第__天	

身体发育参照指标

项目	男宝宝（均值）	女宝宝（均值）
体重（千克）	13.6	13.0
身高（厘米）	93.3	92.0
头围（厘米）	49.0	48.0
胸围（厘米）	50.3	49.2

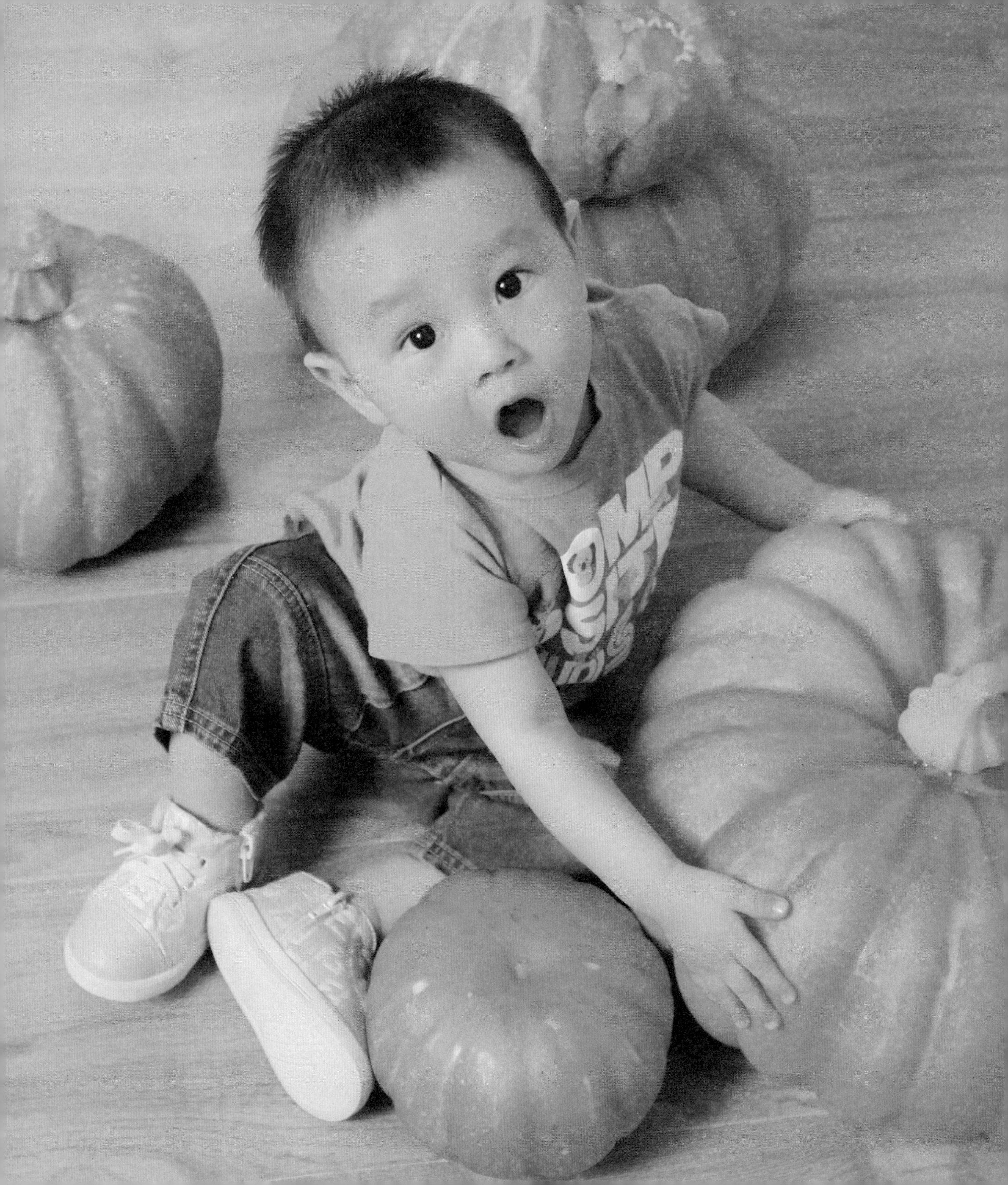

PART 10

2.5～3岁

在游戏中快乐成长

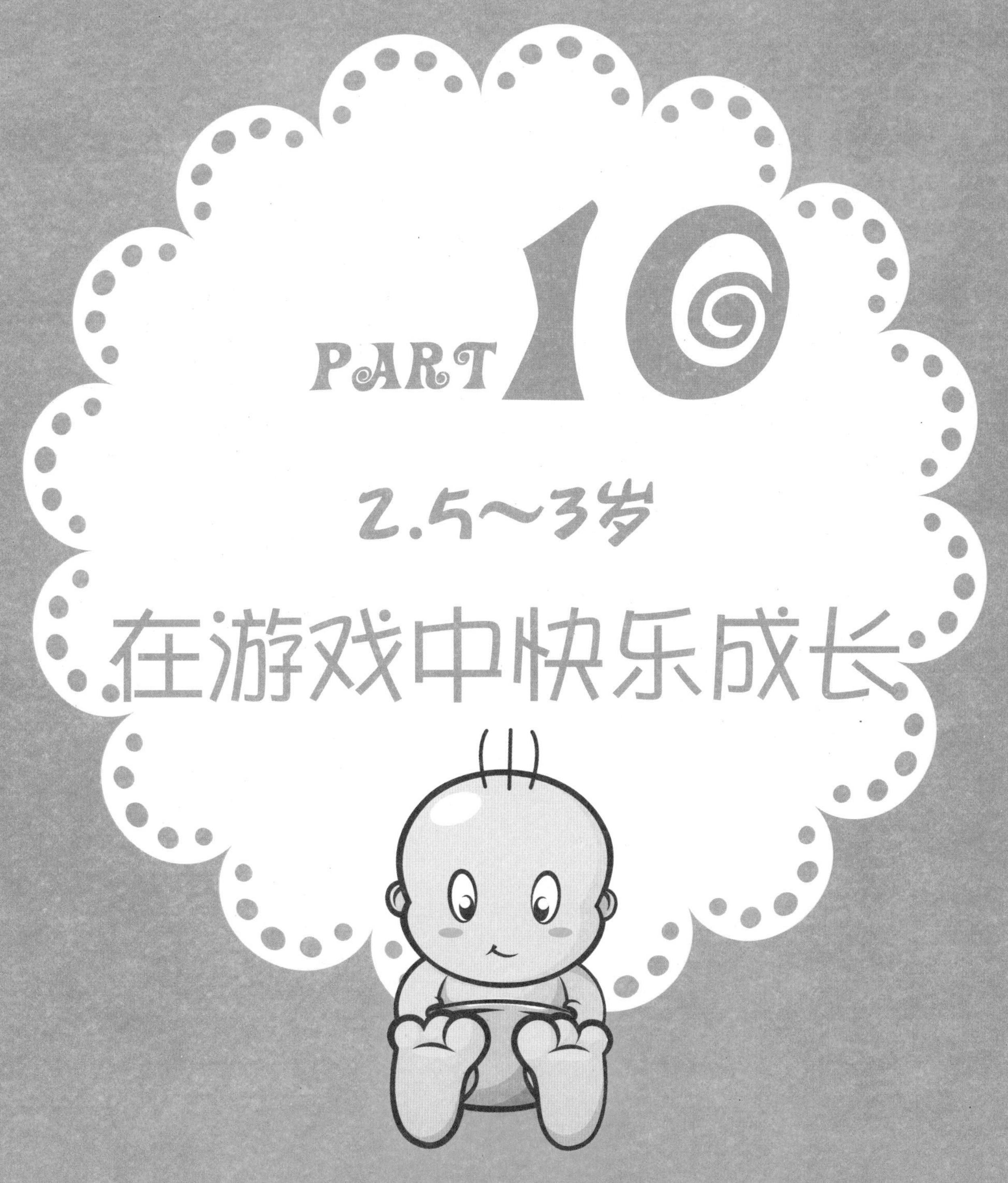

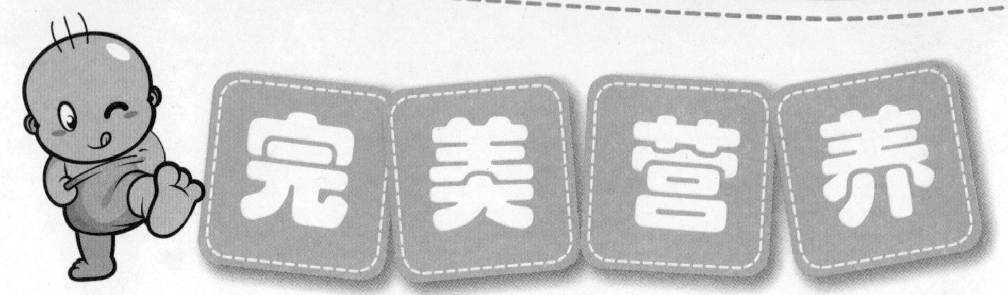

1 健脾和胃的饮食方

胃是消化系统的主要脏器，胃功能强的宝宝身体抵抗力强，不易生病。脾胃虚弱的宝宝特别容易感冒，还表现为面色萎黄、眼袋青暗、鼻梁有“青筋”、身体瘦小、食欲减退、睡眠不安、常有腹泻。

健脾和胃的食物

有健脾和胃作用的食物有大米、小米、薏米、玉米、黄豆、赤豆、莴笋、冬瓜、胡萝卜、山药、南瓜、番茄、芋头、香菇、苹果、芒果、香蕉等。

这样补更有效

1. 将菠菜、卷心菜、青菜、荠菜等切碎，放入米粥内同煮，做成各种美味的菜粥给宝宝吃，可以促进宝宝肠胃蠕动，加强消化，并且不会给宝宝的肠胃带来负担。

2. 夏季不要让宝宝吃过多冰冷食物，以避免增加脾胃负担。

2 看看宝宝辅食的保存期限

未处理的材料

最佳保存时间：萝卜和胡萝卜1～2周，茄子和油菜3天，黄瓜3～5天，卷心菜7～10天，番茄4天，南瓜5天，黄豆芽3天，西蓝花4～5天。

做好的辅食

最佳保存时间：冷冻保存5天。

水果

最佳保存时间：冷藏3～5天。

用保鲜袋装的肉类

最佳保存时间：冷藏牛肉1～2天；在冷冻室能保存10天左右。

处理后的海鲜保存

最佳保存时间：在冷冻室去刺鱼肉可保存6～8周，海鲜保存4周。

肉汤

最佳保存时间：冷藏1~2天，在冷冻室可保存7~10天。

贝壳类

最佳保存时间：冷藏3~4天，冷冻保存1个月。

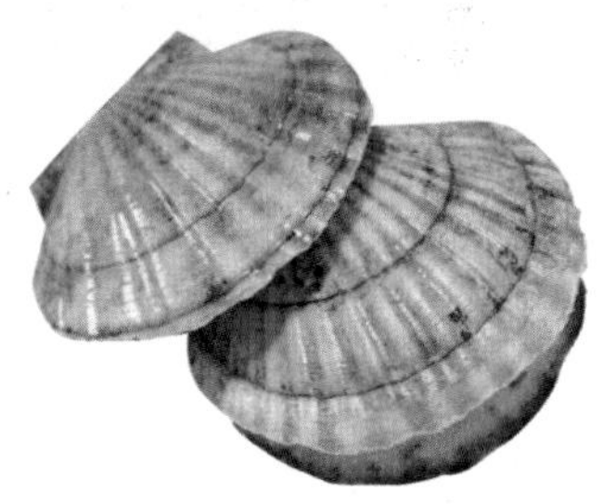

贝类食物容易引起宝宝过敏，所以妈妈给宝宝喂食要时刻注意宝宝的身体变化

喂养要点

常温保存的食材的有效期

● 香蕉

在12℃以下会发黑腐烂，因此不要冷藏保存。在常温下也可放置3~4天。

● 猕猴桃

比较坚硬，在15℃~20℃的常温下放置2天左右成熟后再吃。

● 哈密瓜

常温保存能增加甜味，不做冷藏，在常温下放置2天左右再吃。

● 土豆

土豆在太阳光下容易变绿，因此放入黑袋子或用纸包裹后放在阴凉通风的地方保存，可以保存7~10天。

3 宝宝上火如何调理

1. 新生宝宝最好吃母乳，因为母乳营养丰富，又不会导致宝宝上火；人工喂养的宝宝，可以添加一些新鲜的果汁。

2. 6个月以上的宝宝应该多喝水，适当摄入富含膳食纤维的食物，还可以适当多吃一些清火利尿的食物；母乳不足的宝宝可以添加配方奶、谷物等。

3. 银耳、杏仁、蜂蜜等不仅含有蛋白质及脂质，还有软便润肠的作用，可将银耳煮软剁碎做成甜羹给宝宝食用；也可将杏仁磨碎加点燕麦、葡萄干，用水冲泡给孩子当饮料喝；或将蜂蜜涂在水果上给宝宝食用。

4. 控制宝宝的零食，尽量让宝宝少吃油腻、辛辣等容易上火的食物，给宝宝的食物避免油炸、烧烤等烹调方式。

4 警惕那些含糖量高的食物

世界保健协会将糖分的适当摄取量规定为不超过全天碳水化合物总摄入量的10%，按此要求不满12个月的宝宝，一天不能超过18.8克，12~36个月的宝宝一天不能摄入超过30克的糖分。

但实际上，1/2杯的冰激凌里就含有14克糖分，1大勺番茄汁里含4克，一个巧克力里含有10克的糖分。因此，很容易超量。

绿色蔬菜颜色鲜亮，富含丰富的叶酸，适合宝宝长期食用，能有效地增强身体的协调性

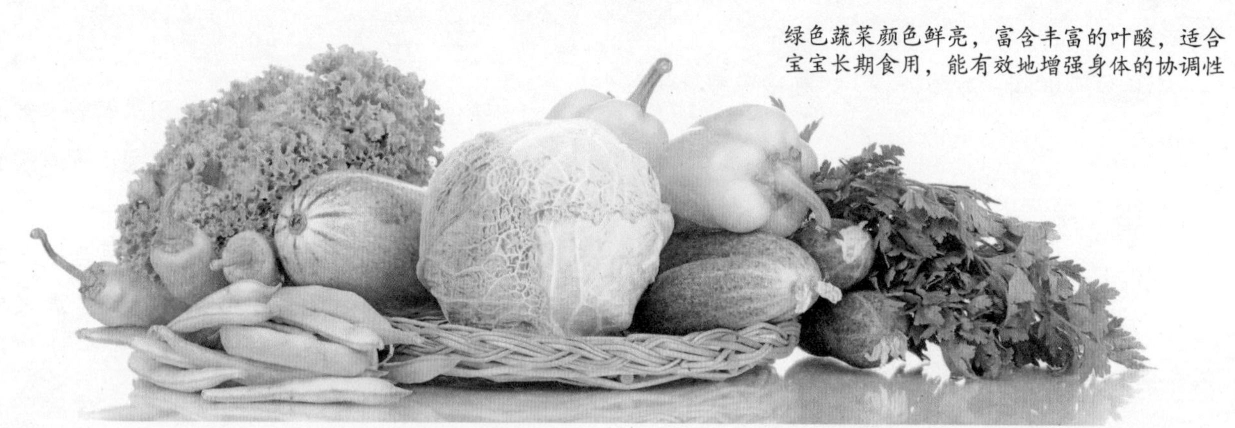

5 宝宝协调性差怎么调理

宝宝协调性差，特别是先天性的协调性差，会让爸爸妈妈十分担心，但并不知道宝宝为什么协调性差。其实，协调性差有很多原因，如肌肉组织无力、体重过重、情绪问题等。此外，还有一个经常被人们忽略的原因，那就是宝宝的饮食中可能缺乏叶酸。

建议增加的食物

深绿色带叶蔬菜、蛋黄、胡萝卜、杏仁、哈密瓜、全麦和黑麦面粉等。

6 宝宝爱撒谎，饮食来调理

你的宝宝经常撒谎吗

宝宝会说话后，可能偶尔会跟爸爸妈妈撒小谎，这是无伤大雅的。但如果宝宝习惯性撒谎，就要引起警惕。许多宝宝因没有安全感而撒谎、因心理混乱而撒谎，甚至会无意识地撒谎。

宝宝撒谎与饮食的关联

当宝宝食用了大量的糖果和热量高、添加剂多、营养成分低的垃圾食物后，可能会导致营养不良，甚至脑部的营养供给不足，于是就会无意识地撒谎。

建议增加的食物

麦麸、卷心菜、牛奶、鸡蛋、烤熟的花生、禽类的白肉、鳄梨及大枣等。

建议减少的食物

高糖、含精炼淀粉的食物，热量高、营养低的垃圾食品。

建议服用的营养素

复合维生素B和儿童复合矿物质补充剂。

7 冬季是体虚宝宝进补的好时节

冬天是我国传统习惯进补的季节，对体虚宝宝，应用中药调补确实可以起到增强体质的作用，但是若调补不当却会适得其反。

俗话说“药补不如食补”。由于冬季寒冷，可给宝宝适当地补充高蛋白、高脂肪的食物，如鸡、鸭、肉类、蛋及奶制品。红枣、莲肉、山药、龙眼肉、木耳、香菇、豆制品、米仁、核桃肉等都是冬令较佳的营养品。不能忘记要多给宝宝吃一些含有维生素、矿物质和微量元素较多的新鲜蔬菜和水果，这些食物是儿童生长发育不可缺少的物质。

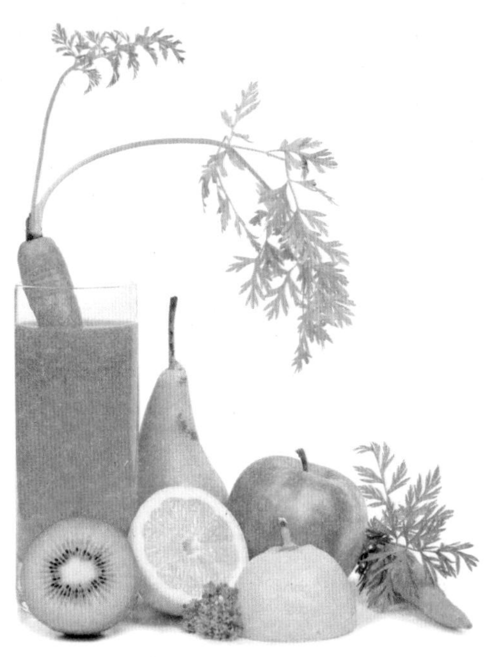

宝宝多喝果蔬汁，可以补充维生素C，促进宝宝的健康发育

8 体虚调补需要注意什么

1. 当宝宝感冒后容易发生食欲减退，口有异味，大便秘结，舌苔厚腻，说明体内湿热较重，此时决不能给予滋补药，应先用清热利湿药，如藿香、佩兰、厚朴、黄芩等，待湿热退后再正常给食物。

2. 对原有脾胃虚弱、消化功能差、食欲缺乏的宝宝，先要用“开路药”，如山楂、麦芽、陈皮、苍术等，待食欲有所改善后再正常吃食物。

9 重视宝宝的用餐教养

这个时期的宝宝咀嚼能力也增强了许多，所吃食物与成人已相差无几了。而且其独立生活的能力不断提高，大多数已能够熟练地使用小勺独自吃饭。此时应注意培养宝宝良好的就餐习惯，让宝宝学习一些餐桌上的规矩。

让宝宝与大人同桌吃饭

这样宝宝就能充分地体验饮食文化，学习和模仿大人文明礼貌的进餐行为，模仿大人进餐的动作，从而学习和继承大人进餐的好习惯，并进一步学习使用餐具。同时，宝宝和大人一起就餐，可提高宝宝的兴趣，增进食欲。

不要专为宝宝开小灶

家人一同进餐时，家长最好不要专为宝宝开小灶。也不要由着宝宝任意在盘中挑着拣着吃。要让宝宝懂得关心他人、尊重长辈。宝宝的饭菜要少盛，吃多少给多少，随吃随加，从而避免剩饭造成浪费，还会使宝宝珍惜饭菜，刺激食欲。如果宝宝饭碗里总是堆得满满的，不但让宝宝发愁，影响到食欲，而且会使宝宝感到饭菜有的是，不懂得去珍惜和节约。

使用公用餐具

在家人同时进餐时，父母往往用自己的筷子给宝宝夹菜或喂宝宝，这样很容易将自己口中的致病细菌带给宝宝，使宝宝得病。因此，为了宝宝的健康，最好在餐桌上使用公用餐具。

喂养要点

另外，还应注意培养宝宝吃饭时要细嚼慢咽，餐桌上不要说笑打闹；培养饭前洗手、饭后漱口擦嘴的卫生习惯。要教育宝宝在进餐过程中，如咳嗽、打喷嚏时要捂住嘴或离开饭桌。

10 忌在吃饭时训斥宝宝

有些做父母的，得知自己的宝宝与其他的宝宝吵闹、打架惹祸，或是把家里搞得一团糟，往往在饭前训斥或骂宝宝，弄得宝宝总是愁眉苦脸，抽泣或者号哭，可不知这样做对宝宝害处有多大！

1. 宝宝边哭边吃，饭粒、碎屑和水很容易在抽泣时跑到气管里。

2. 宝宝在受到训斥前，本来处在一种旺盛食欲条件下，但突然受到大人责备，由于强烈的外界刺激，使食欲可能消失，唾液分泌骤减，甚至停止。这时宝宝吃的饭不能与唾液充分混合，食团不润滑，尤其是吃坚硬粗糙的食品时，很容易划破食道，破坏胃肠壁黏膜层，引起炎症。

3. 食物吃进口内，须经消化液分解成极细微颗粒，才能被肠壁吸收，由于大脑神经的指挥，每当就餐前，消化腺就开始分泌消化液，如果这时候突然受到大人的训斥，那么本来已出现的强烈食欲愿望和建立起来的兴奋会受到抑制，消化液分泌大减，引起消化不良。长此下去，形成条件反射，宝宝一上饭桌就准备挨骂，对宝宝的身心健康极为不利。

所以，这里奉劝爸爸妈妈们不要把餐桌当做教育宝宝的场所，以让宝宝轻松舒畅地吃饭。

11 2.5～3岁宝宝营养食谱推荐

牛肝拌番茄

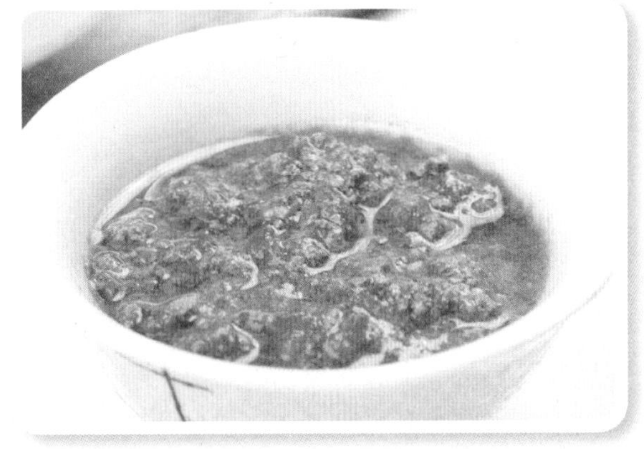

材料 牛肝50克，番茄20克。

做法

1. 将牛肝外层薄膜剥掉之后用凉水将其血水泡出，煮烂后切碎。
2. 番茄用水焯一下，随即取出，去皮、子，并切碎。
3. 将切碎的牛肝和番茄拌匀即可。

鲜白萝卜汤

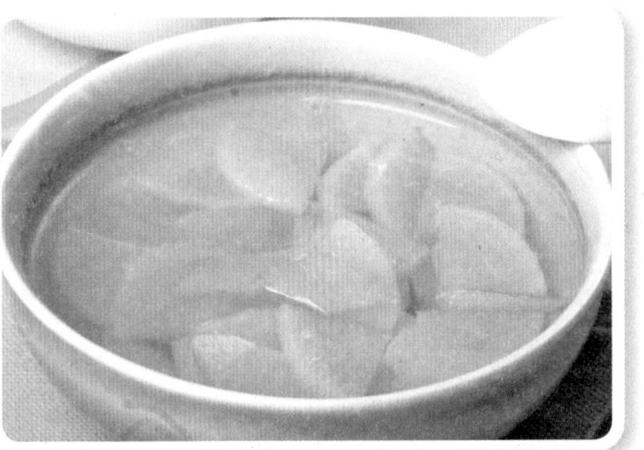

材料 白萝卜200 克，姜片、盐各适量。

做法

1. 白萝卜洗净，切小片，同姜片一起放入锅中。
2. 锅中加适量水，大火煮至白萝卜片熟，加适量盐调味即可。

小贴士

萝卜含有比较丰富的膳食纤维，宝宝多食用能防治便秘。

鸭血鲫鱼汤

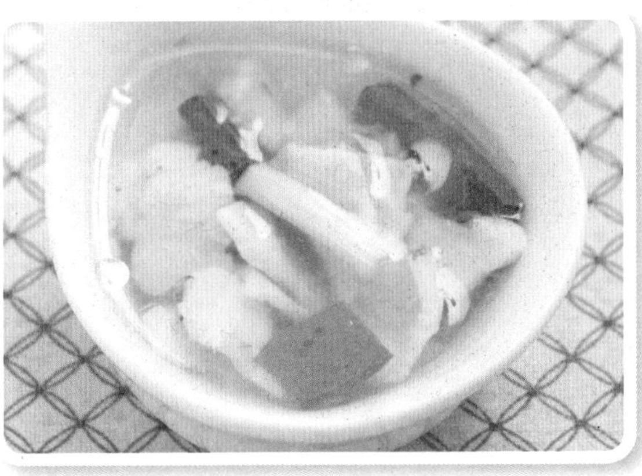

材料 鸭血80克，鲫鱼200克，葱白段、姜片各5克，盐4克，香油少许。

做法

1. 鲫鱼洗净，剔去鱼骨后切小片，和葱白段、姜片一同放入锅中，加入适量水，大火煮沸，小火将鱼煮至熟。
2. 在鲫鱼汤中加入鸭血、盐，煮熟，再加入香油即可。

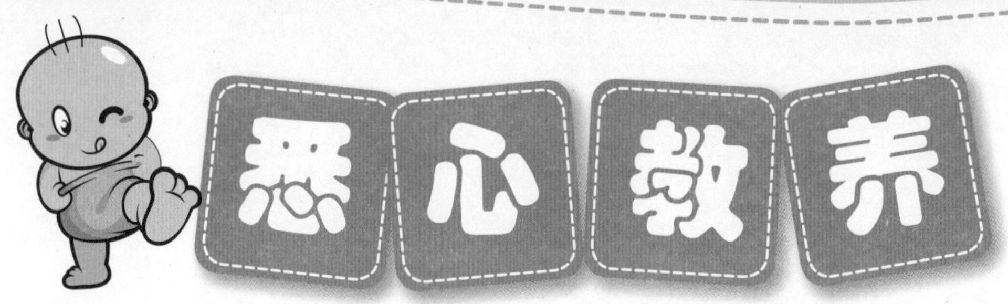

1 宝宝说脏话来源于模仿

宝宝往往没有分辨是非善恶美丑的能力，还不能理解脏话的意义，如果在他（她）所处的环境中出现了脏话，无论是家人还是外人说的，都能成为宝宝模仿的对象，宝宝会像学习其他本领一样学着说并在家中“展示”。如果爸爸妈妈这时不加以干预，反而默许，甚至觉得很有意思而纵容，就会强化宝宝的模仿行为。

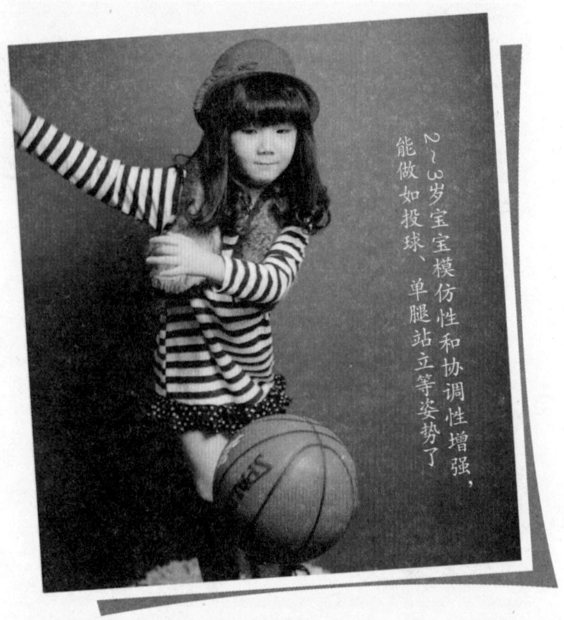

2~3岁宝宝模仿性和协调性增强，能做如投球、单腿站立等姿势了

2 说脏话的几种对策

1. 冷处理。当宝宝口出脏话时，爸爸妈妈无须过度反应。过度反应对尚不能了解脏话意义的宝宝来说，只会刺激他（她）重复脏话的行为，他（她）会认为说脏话可以引起你的注意。所以，冷静应对才是最重要的处理原则。不妨问问宝宝是否懂得这些脏话的意义，他（她）真正想表达的是什么。也可以既不打他，也不和他说道理，假装没听见。慢慢地，宝宝觉得没趣自然就不说了。

2. 解释说明。解释说明是为宝宝传达正面信息、澄清负面影响的好方法。在和宝宝的讨论过程中，应尽量让他（她）理解，粗俗不雅的语言为何不被大家接受，脏话传递了什么意义。

3. 正面引导。爸爸妈妈要细心引导宝宝，教他（她）换个说法试试。随时提醒宝宝，告诉他（她）要克制自己不说脏话，做个礼貌的乖宝宝。

喂养要点

应积极培养宝宝对其他小朋友表示好感，你可以问宝宝：“你是喜欢别人表扬你呢，还是喜欢别人批评你？”让宝宝了解，适时地向别人示好胜过批评、嘲笑别人。

3 适当规劝和惩罚

规劝

案例：与同伴吵架、抢夺玩具……

方式：放下手边的事情，走到宝宝身旁，让宝宝知道你正在注意他（她）；询问宝宝争执、吵架的原因，听完宝宝的想法；告诉宝宝打人、抢夺是不正确的行为和观念，并要求宝宝学习说“请”“谢谢”“对不起”。

建议：不要用很大的声音去压制宝宝；言语间避免伤害宝宝的自尊心。

没收心爱的东西

案例：吵闹不休、乱丢东西、不收拾玩具……

方式：放下手边的工作，走到宝宝身旁，让宝宝知道妈妈正在注意他（她）；告诉宝宝将乱丢的物品收好，停止吵闹，否则将受到处罚。

建议：让宝宝说出为什么犯错，和妈妈生气的理由。

4 呵护好宝宝的嗓音

不要让宝宝长时间哭喊

要做到早期保护嗓音，就要正确对待宝宝的哭。哭是宝宝的一种运动，也是一种情感需要的表达方式，所以不能不让宝宝哭，但也不能让宝宝长时间地哭。长时间地哭或喊叫会造成声带的边缘变粗、变厚，容易使嗓音沙哑。

不要让宝宝长时间讲话

宝宝每次讲话后都要休息一段时间，喝口水。在背景声音嘈杂的环境中应尽量让宝宝少讲话，以免宝宝需要大声喊叫才能让对方听见。

宝宝长时间说话后，不宜立即吃冷饮或喝冷开水，以免宝宝的声带黏膜遭受局部性刺激而导致沙哑。

5 宝宝“左撇子”不必强行纠正

人的大脑分为左、右两个半球，交叉管理着肢体运动功能和分工协作管理着视、听、说等功能，所以不同的大脑的功能并不是平均分布在这两个半球上，而是其中有一个管理着人体绝大部分的功能，称为优势半球，绝大多数人优势半球位于左侧，所以习惯于用右手。少数人右脑为优势半球，因此习惯于用左手。这都是大脑的生理解剖特点所决定的，“左撇子”只是一种表现。

如果强行改变宝宝惯于使用左手的习惯，就等于让外行来做内行的事，左手原来可以很顺利完成的简单动作，由于改换右手就成了难以完成的复杂动作。因此宝宝“左撇子”不一定需要纠正。

研究发现，大脑优势半球一旦受到干扰，就会造成功能紊乱。很多“左撇子”经家长硬扳改用右手的宝宝患了口吃，并在语言、阅读、书写等方面出现问题。因此，不应强行纠正宝宝“左撇子”。

6 训练宝宝主动控制排尿、排便

在宝宝养成定时坐便盆大小便的习惯后，省去了大人的许多麻烦。但是，还应该注意训练宝宝主动控制排尿、排便。

这个年龄段的宝宝，由于自主活动能力增强，对大小便的控制能力也有所提高，大人可以开始有意识地训练宝宝主动控制排尿、排便。但是，长时间憋尿、憋便均不利于宝宝的身体健康，影响宝宝主动控制排便的能力，也容易形成便秘。应训练宝宝不憋尿，养成定时排便的习惯。

有时，宝宝因贪玩而憋尿或憋大便，这时家长应及时提醒宝宝排尿或大便。倘若宝宝一夜不小便，起床后应先让他（她）小便，以免宝宝憋尿的时间过长，不利于膀胱和肾脏的健康。但也不要频繁地让宝宝排尿，强行要宝宝大小便，使宝宝形成逆反心理，不利于排便的训练。

在训练宝宝大小便时，还要注意规范宝宝的排便行为，如不要随地大小便、不要在大庭广众之下解开裤子大小便等。发现这种情况，家长应耐心开导说服宝宝应在厕所大小便。通过大小便训练，可使宝宝对肛门、尿道刺激、皮肤接触的需求正常发展，养成良好的卫生习惯，有利于宝宝的身心健康。

7 夏天宝宝洗澡的次数不宜过多

宝宝每天洗澡的次数不要超过3次。宝宝新陈代谢旺盛，特别在夏天易出汗，应经常给宝宝洗澡，以保持皮肤清洁。每天可洗1~2次澡，但不得超过3次。

同时，父母要注意不宜用碱性强的肥皂，因为人体皮肤表面的皮脂酸有保护作用，而过多地洗澡或用碱性强的肥皂均对皮肤有损害。所以，虽然夏天天气比较炎热，但要注意宝宝1天内洗澡的次数不要过多。

8 夏季再热也不能让宝宝“裸睡”

宝宝的胃肠平滑肌对温度变化较为敏感，低于体温的冷刺激可使其收缩，导致平滑肌痉挛，特别是肚脐周围的腹壁又是整个腹部的薄弱之处，更容易受凉而株连小肠，引起以肚脐周围为主的肚子阵发性疼痛，并发生腹泻。

因此，无论天气再炎热，父母也要注意宝宝的腹部保暖，给宝宝盖一层较薄的衣被，并及时将宝宝踢掉的毛巾被盖好。

9 夏季谨防细菌性食物中毒

细菌性食物中毒是人们吃了含细菌或细菌毒素的食品引起的。到了夏季，天气炎热，食物容易变质，若吃得不卫生很容易发生中毒。杜绝中毒重在预防。

1. 注意食品卫生，夏季食品最好放在冷藏冰箱内，一般熟食冷藏不超过24小时。肉类烹调前不要切得过大。禽蛋煮沸要在8分钟以上。剩菜剩饭和在外购买的熟食品，要回锅蒸煮后方可食用，发馊、发酸的食品决不能食用。

2. 处理食品和煮食使用的刀具、器皿、抹布、砧板是细菌容易滋生的场所，要保持清洁，并应准备两套不同的刀具和砧板，生熟食品处理要分开，以免交叉污染。

3. 消灭蚊蝇、蟑螂、老鼠等传染媒介。

10 宝宝泌尿道感染如何护理

为什么容易患泌尿道感染

宝宝许多器官发育不很完善，免疫功能差抗病能力也差。皮肤薄嫩，细菌容易入侵。宝宝输尿管细而长，管壁纤维发育差，容易扩张而发生尿潴留及感染。小女孩尿道短更容易发生泌尿道感染。还有宝宝时期坐地游戏多，穿开裆裤，易感染细菌及螨虫等。看管好宝宝不坐地、不穿开裆裤，每日换洗内裤对减少发病有一定帮助。

患泌尿道感染时症状

宝宝时期，年龄不同，患泌尿道感染时症状也不一样，没有成人那么典型的表现。大一些的宝宝尿路感染时有发热、畏寒、腰痛、腹痛、肾叩击痛。如为下尿路感染时，以尿频、尿急、尿痛、尿烧灼感为主，有时见血尿。1～3岁宝宝以全身症状为主，有发热、食欲差、呕吐、腹痛、腹泻、尿时哭吵、遗尿等症状。新生儿更不典型，表现体重不增、腹泻，有l/3宝宝有烦躁、嗜睡、昏迷、抽搐等。化验小便尿蛋白在+～++之间。

如何调养

宝宝尿路感染急性期注意休息，多饮水、多排尿可以排除尿道炎性分泌物。搞好个人卫生，不穿开裆裤，不坐地上，勤换内裤及勤换尿布，换下尿布不乱放乱丢，洗净用开水泡。擦洗臀部及外阴部应从前向后擦，以免脏水流入阴道引起尿路感染。抗生素治疗一般为14～21天，不能症状刚好转就停药，这样最容易引起疾病复发。

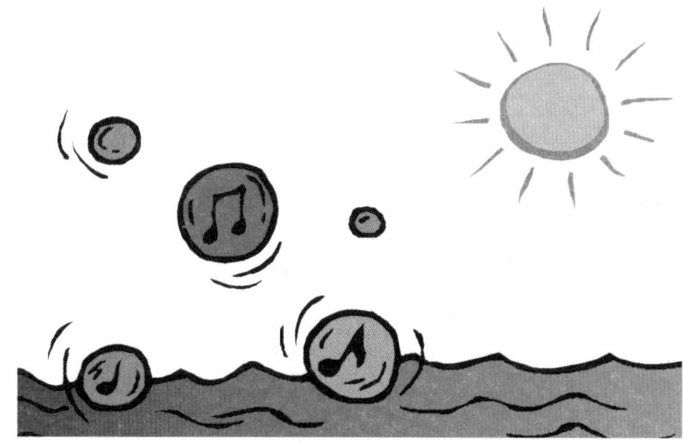

11 多饮多尿追根溯源

常见原因

多饮多尿常见的原因也有两种：一是精神性多饮多尿，二是尿崩症。精神性多饮多尿多见于断奶不久的1～2岁宝宝，较大儿童也可发生。有些爸爸妈妈缺乏喂养宝宝的知识，在宝宝哭闹时，用糖水、饮料、牛奶、小糖、糕点等哄宝宝，糖吃多了口干口渴，于是要喝水，水喝多了自然尿也多，时间长了形成习惯性多饮，出现多饮多尿。

精神性多饮注意控制饮水量

精神性多饮的宝宝没有什么疾病，有意识地控制宝宝喝水量，可使尿量减少，宝宝也能耐受，没有什么严重的不良反应。用早晨起床第一次小便测量尿相对密度，尿相对密度在正常范围。

尿崩症多饮应及时就医

尿崩症的常见原因有两种。一是脑底部的脑垂体因为某种疾病（如脑肿瘤、颅内感染、新生儿窒息等）使抗利尿激素分泌不足；二是肾脏有疾病，对抗利尿激素不敏感，使尿量增多，出现多饮多尿。

尿崩症是由宝宝患有脑部疾病或肾脏疾病引起的。如果控制宝宝的饮水量，因尿量仍比较多，会出现脱水症状，宝宝口渴难忍、烦躁哭闹，严重时还会出现虚脱、休克等症状。应及时就医护理。

12 宝宝患中耳炎的早期发现和护理

常见原因

引起宝宝急性化脓性中耳炎的原因很多，常见原因有洗澡、游泳，以及哭时泪水和乳汁流入耳朵内，引起化脓感染。还有患上呼吸道感冒、麻疹、耳鼓膜外伤穿孔、细菌侵入耳道进入中耳引起感染，还有患了败血症，细菌经血液流进中耳，引起中耳感染化脓。

表现

宝宝患了中耳炎后，最早期表现为发热、体温高达39℃以上，宝宝烦躁不安、呕吐、精神食欲差，大一些的宝宝可诉耳痛厉害，宝宝如果不会诉说时表现为哭闹厉害，或用手抓耳朵，待鼓膜穿孔流脓后疼痛大减，宝宝也变得安静。病初期因耳道充血水肿，听力也下降，脓液流出听力也恢复正常。

护理

宝宝患中耳炎后，妈妈可按医生医嘱进行治疗和护理。每天首先用3％双氧水洗耳，再用棉签擦净水渍后，点滴耳油或3％林可霉素直到无脓流出为止。保持皮肤洁净，流出脓液及时擦干净，以防引起皮肤感染。保持内耳道通畅，千万不要用棉球堵塞耳道，不能将粉剂吹入耳内。不要乱挖、乱掏耳中耵聍。

13 宝宝多发性抽动综合征的发现及预防治疗

早期发现

有些儿童表现有反复发作的眨眼、点头、皱鼻子等不自主的稀奇古怪的动作，此种情况称为多发性抽动综合征，有些儿童同时还不自主地发出异常的声音，此时医学上称为抽动秽语综合征。儿童在发育过程中，可能出现支配肌肉运动的脑的某一部分兴奋性过高，因而引起一组或几组肌肉突然兴奋收缩，引起突发、短暂、快速、重复的抽动，于是出现一系列稀奇古怪的动作。如果喉部肌肉抽动，便会引起异常的发声。主要有以下表现：

1.不自主抽动。往往从面、颈部开始，以眨眼最多见，其他有斜眼、扬眉、努嘴、歪嘴、舐舌、咬唇、嗅鼻、摇头、点头等；可发展到四肢，有耸肩、缩颈、扭颈、握拳伸指、举臂指划、踢腿跺脚、蹦跳；胸腹部可有挺胸、扭腰、撅屁股；也可有全身旋转扭动等不自主运动。上述运动经常变化，情绪紧张时加剧，精神集中时减少，睡眠时消失。可以反反复复，持续很长时间。

2.不自主发声。表现为清喉声、喉鸣声、吼叫声、哈气声等，可以转变为固定的咒骂或污秽词语。

3.异常感觉。约一半宝宝有异常感觉，如眼干涩、咽喉部痒、颈部压迫、肌肉酸胀、关节内跳动等，抽动后自觉轻松舒服。

4.多动，注意力不集中。多数宝宝早期只有眨眼等头面部症状，常被认为是眼睛的异常如结膜炎等。有时被误诊为癫痫、精神分裂症等。

治疗方法

宝宝患了抽动秽语综合征，父母先不要过分紧张，只要经过合理治疗和调护，一般患儿的恢复都比较好。

1.我国中医对儿童抽动秽语综合征的治疗，主要是根据患儿的不同体质和不同症状采用辨证论治的方法，一般多采用滋阴降火、柔肝息风等方法。

2.西医主要应用氟哌啶醇、匹莫齐特、硫必利等药物进行治疗，但是有些药物会有一些副作用。因此具体应用应在医生的指导下进行，妈妈千万不要自作主张，随便使用药物和停药。

3.除了药物以外，心理治疗也至关重要。要让宝宝树立战胜疾病的信心。此外，尽量避免宝宝情绪的波动，以免造成疾病的发作。

预防措施

1.在平时的生活中，宝宝饮食要平衡，适当的补充各种营养物质，为激素合成提供优质原料，促进大脑袋的发育。

2.季节交替的时候，注意避寒保暖，避免感冒，不宜运动过度，运动过度后抵抗力下降，往往易汗出受凉更易感冒。

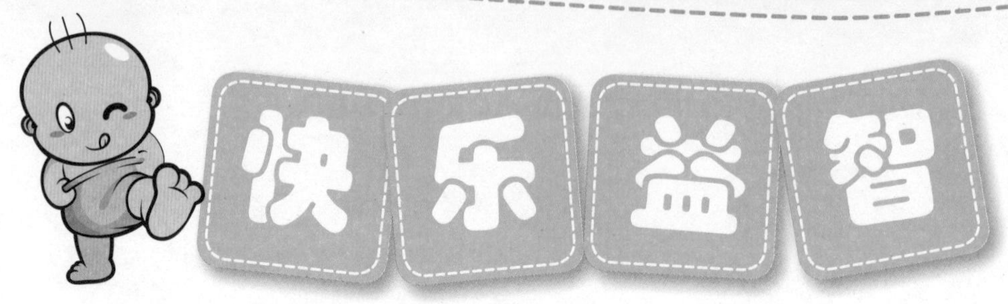

左脑开发方案

我家的相册

语言能力　认知能力　记忆能力

益智目标

培养宝宝说话的准确性。

亲子互动

1. 妈妈拿出家里的相册和宝宝一起来看。
2. 妈妈和宝宝一边翻看，一边告诉宝宝照片的内容。
3. 妈妈说完后，可以让宝宝看着照片来讲述。
4. 如果宝宝说得不全，妈妈可以提示一下，比如照片上的人是谁、在哪里拍的、什么季节等。

这是爸爸，这是妈妈。
中间这个小娃娃，
家里人人都爱他，
娃娃当然就是我，
一个快乐的小乖乖。

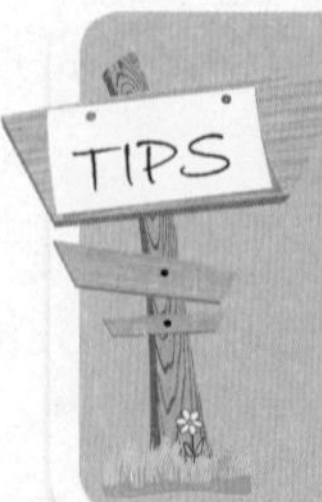

温馨提示

有时候，妈妈可以用这个游戏来取代晚上临睡前的讲故事，类似看图说话的游戏方式对发展宝宝的思维有良好的效果。

“5”的游戏

数学能力 拆分能力 逻辑能力

益智目标

帮助宝宝了解5的分解。

亲子互动

1. 将5个萝卜分给两只小兔。
2. 给小白兔的萝卜已经画好了，让宝宝将小灰兔的萝卜画在虚线上。
3. 让宝宝在“○”中将小白兔应得的胡萝卜画出来。

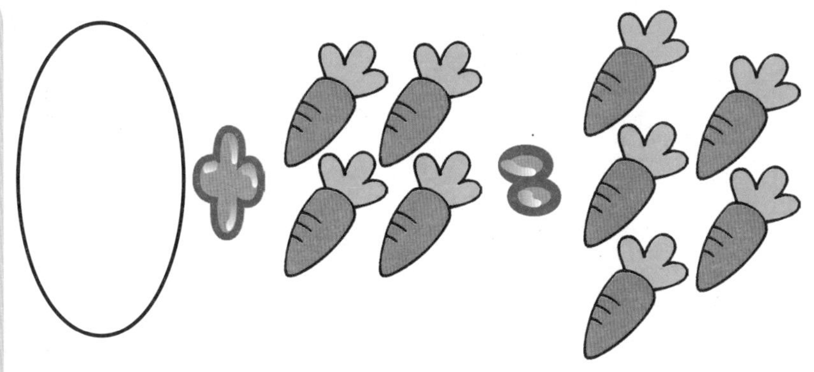

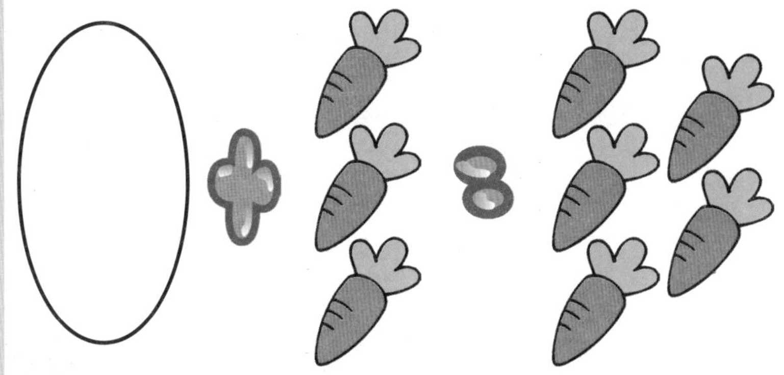

温馨提示

妈妈可以先教宝宝了解5的分解，然后再完成填空，并准确地画出每幅图，让宝宝结合实物完成填空，帮助宝宝理解数字分解的意义。

学穿脱衣服

自理能力 大动作能力

益智目标

既可锻炼宝宝小肌肉群的灵活性，又能培养宝宝的自理能力。

亲子互动

1. 宝宝穿对襟开的衣服时，鼓励宝宝自己将两只手放到袖子中。
2. 让宝宝认识一个扣子对准一个扣眼，教宝宝先将一半的扣子塞到扣眼里，再把另一半扣子拉过来。
3. 让宝宝反复多做几次，并在旁边及时纠正不正确的动作。

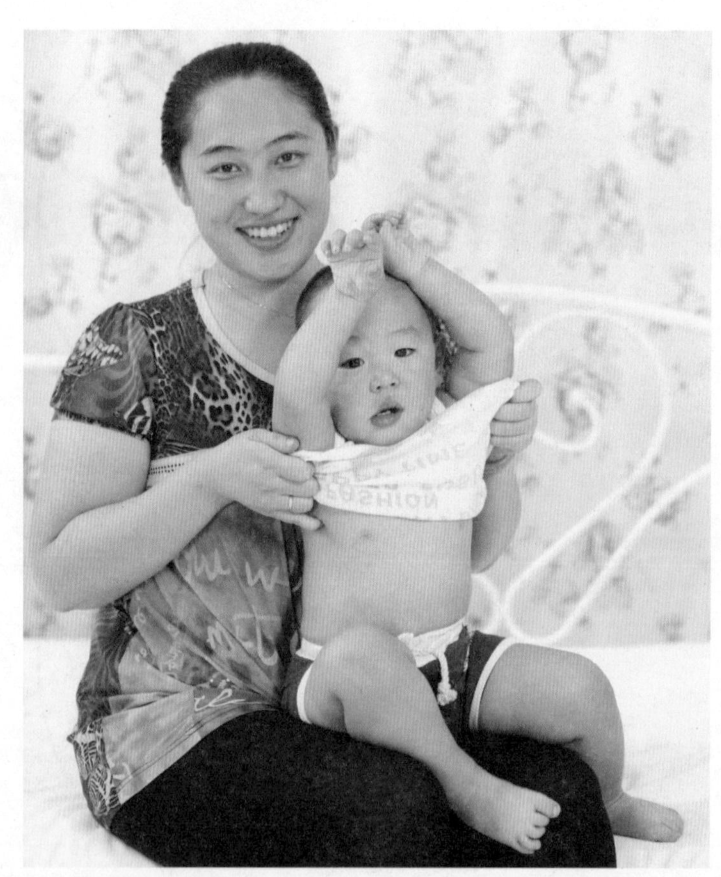

温馨提示

如果宝宝扣错扣子了，就拉着宝宝站到镜子面前，让他（她）看看歪歪扭扭的扣子，并指导他（她）进行自我纠正。

右脑开发方案

抛接球

大动作能力　手眼协调性　空间知觉

益智目标

玩这个游戏，可以锻炼宝宝的手眼协调性，促进宝宝空间知觉的发展。

亲子互动

1. 妈妈、宝宝相对站好，两人之间保持90～100厘米的距离。
2. 妈妈手拿球，宝宝双手伸出，准备接球。
3. 妈妈将球抛给宝宝，说："宝贝，接球。"
4. 宝宝接着球，再抛给妈妈，妈妈再接好球。

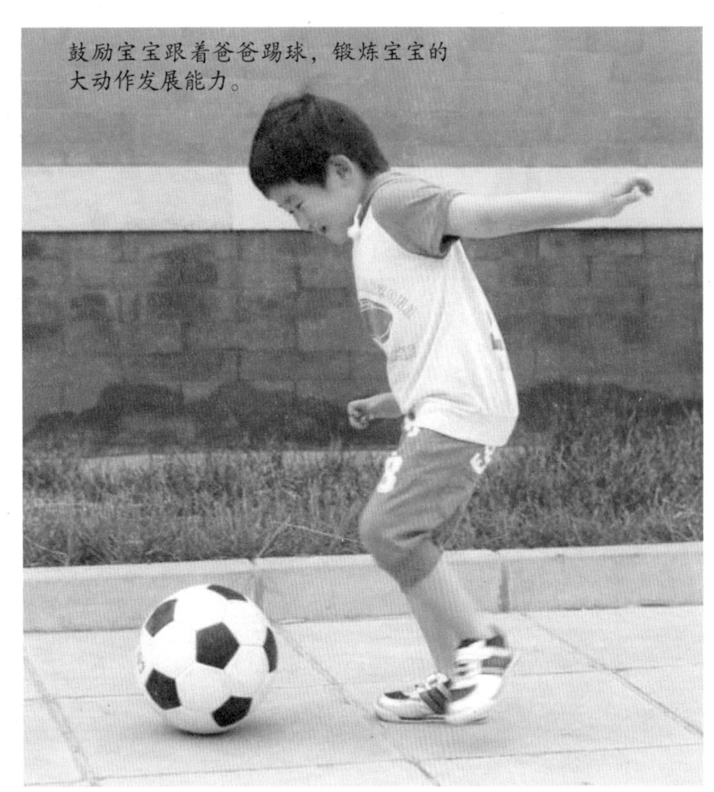
鼓励宝宝跟着爸爸踢球，锻炼宝宝的大动作发展能力。

温馨提示

随着宝宝的长大，可慢慢加大宝宝和妈妈的距离。

录音机里有我的声音

语言表达　模仿能力　创新能力

益智目标

让宝宝在愉快的心情下做游戏，同时培养宝宝的语言能力。

亲子互动

1. 将手机或摄像机打开，开启录音或摄像状态。
2. 让宝宝开始唱歌。刚开始，妈妈也可以跟着一起唱，以制造愉快的氛围。
3. 即使有人唱错也不要停，继续录下去，等听的时候会更有趣。
4. 让宝宝听一两次自己在录音机里的声音，或看看自己的模样，宝宝会觉得很有趣，更想要唱歌。
5. 让宝宝听听自己的声音，也能练习正确的发音。
6. 有客人来拜访时，让客人听听宝宝所录的声音。

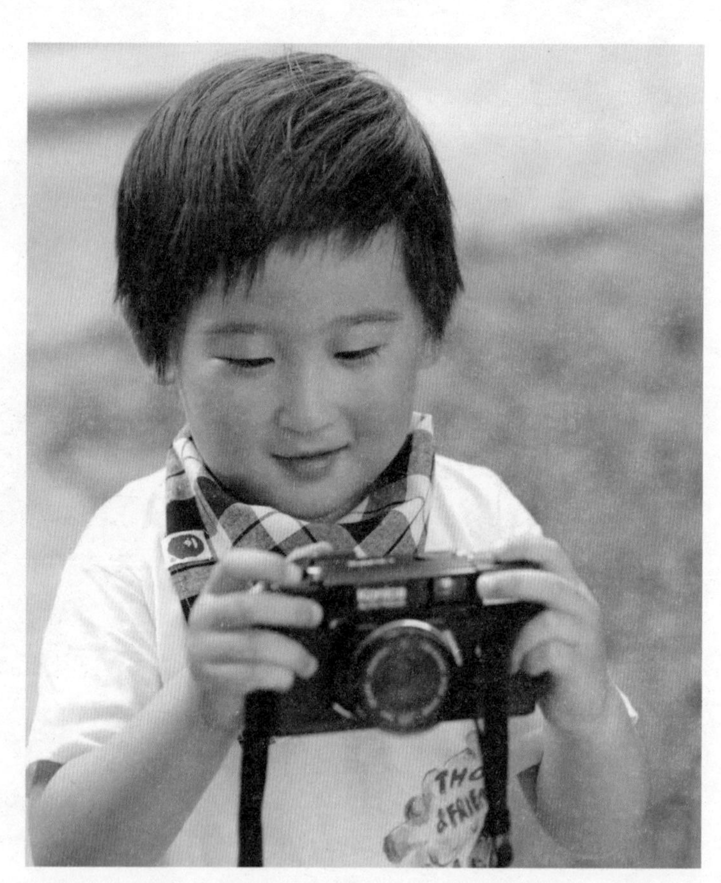

温馨提示

将宝宝的歌声、画面录制下来，再一起听，这将会是很有趣的时光，也将在宝宝的成长过程中留下美好的记录。

扮家家

社交能力　想象能力　创新能力

益智目标

培养宝宝的交往能力和创新能力。

亲子互动

1. 设计好故事情节，如招待客人、看医生等，爸爸妈妈和宝宝一起来做扮家家的游戏，并鼓励宝宝为爸爸妈妈、布娃娃和他（她）自己分配角色。
2. 爸爸妈妈要充当隐形的导演，讲述生活中的故事，并不断提示宝宝该做什么，但要让宝宝觉得是他（她）在指挥你做什么。

大树下，扮家家，
小客人，都来啦！
我家就在大树下，
煮饭没米用泥沙，
炒菜树叶一大把。
吃吃喝喝说笑话，
大家一起笑哈哈！

温馨提示

宝宝进入游戏后，往往会将假想与现实混淆，特别是把游戏中的玩具当食物时，常常会把玩具当成是真的食物放入口中嚼一下，妈妈要注意提醒宝宝。

育儿微课堂

Q 我女儿30个月了，大门牙旁边的左右两颗牙有小洞，医生说是孕期缺钙造成，现在女儿牙釉质发育不好，怎么办？

A 引起牙齿疾病的原因有很多，儿童期常见的龋齿、牙釉质发育不良与缺钙等营养不良和牙齿的护理等因素有关。宝宝是否缺钙或营养不良，不能只从表面上看，要做一些检查。建议先看口腔科医生，再看儿内科，排除其他疾病引起的牙齿表现。只有做出了正确诊断，才能采取有效的治疗措施。

Q 我儿子30个月了，在超市居然说“不给我买玩具车，就不吃饭了”的话，怎么办？

A 首先，要问下自己，是宝宝以不吃饭来要挟父母在先，还是父母以吃饭为条件要挟宝宝在先，孩子以父母为榜样，模仿着父母的做法在后。父母以“只要多吃饭，就可以……”等方式对待孩子，助长了孩子的不良饮食要求，把吃饭当做筹码，相互要挟，相互制裁，久而久之地形成恶性循环，最后导致孩子厌食。

Q 入睡前，妈妈应该做什么？

A 要让宝宝建立良好的睡眠习惯，每天上床睡觉和入睡前的“仪式”是必不可少的，这会让宝宝产生条件反射，每到父母进行这样的“仪式”时，就意识到要睡觉了。宝宝建立起这样一种条件反射，其生物钟也会默契配合，到了睡觉时间宝宝就会睡觉。睡觉仪式—条件反射—生物钟配合—规律形成—习惯建立。这就是妈妈在孩子睡觉前应做的事情。在这样规律性、一贯性的行为指导下，形成自己的生活习惯。

Q 宝宝不吃糖就不会患龋齿吗?

A 有很多父母认为少给宝宝吃甜食，少吃糖，甚至不吃糖，就可以预防宝宝龋齿了，这种认识不能说不对，但存在片面性。残留在牙齿间的所有食物，都有引起龋齿的可能，仅仅不吃糖是不够的，必须保持牙齿的清洁。另外，妈妈还要重视宝宝牙齿的健康检查和保健，定期带宝宝看牙科医生，接受专业医生的指导。

Q 宝宝口腔有异味，怎么消除?

A 宝宝口腔不会无缘无故有异味，去除病因，才能真正消除宝宝口腔异味。所以，一旦在宝宝口腔中出现难闻的气味，要及时看医生。将芦根泡水、薄荷叶漱口或2%浓度的苏打水漱口，都可快速减轻或消除口臭，但这些方法只适合会漱口的宝宝。

Q 早晨起来，妈妈应该做什么?

A 早晨起来，给宝宝一个好心情，让宝宝带着快乐过完这一天。宝宝喜欢重复快乐的经历，如果一件事情让宝宝快乐，他（她）会一遍遍地重复去做。如果一件事情给父母带来快乐，宝宝也会这样。宝宝不但会主动活得快乐，还希望给父母带来快乐。当宝宝做某一动作让父母大笑时，宝宝会不断重复，给父母更多的欢快。

Q 宝宝3岁了，除了吃饭，是否需要补充营养品?

A 一般来说，宝宝需要补充的所谓营养品无外乎钙、维生素D、锌、铁等。3岁的孩子几乎可以进食所有成人所能进食的饮食了，也能在户外活动了。如果宝宝每天能够摄入足够的奶及奶制品，每天有肉、有青菜，饮食均衡，并能保持2小时左右的户外活动并有充分的光照，是可以不额外补充营养制剂的。但如果宝宝不能够完全符合上述要求，可以根据具体情况适当补充，特别是维生素D更是如此。

本章小结

记录宝宝的成长点滴

分类	游戏	方法	第一次出现的时间	最令你难忘的记忆
认知	相反概念	结合日常生活提问“大小”“多少”“长短”等相反概念，宝宝会分4组以上	第__月 第__天	
	挑错	给宝宝一些存在错误的图片，宝宝能挑出2个错误	第__月 第__天	
	知道父母职业	父母经常向宝宝介绍家庭情况，让宝宝说出父母姓名、职业，宝宝能准确说出	第__月 第__天	
动作	能跑能停	父母对宝宝喊“开始跑”，“123停”，宝宝能平稳挺住	第__月 第__天	
	画几何图形	让宝宝画圆形、正方形、三角形，宝宝能画，三角形有角即可	第__月 第__天	
语言	说整句	让宝宝说出包括主、谓、宾的完整句子，如“我要去动物园”等	第__月 第__天	
	回答故事中的问题	给宝宝讲他熟悉的故事，然后根据故事内容提问，宝宝能准确回答		
情绪与社交	表示喜怒	在适当的场合，观察宝宝的情绪反应，宝宝会用声音表示喜怒等情绪	第__月 第__天	
	自我介绍	鼓励宝宝以一问一答的形式向别人做完整介绍，如：自己的姓名、年龄、性别等，宝宝能准确回答	第__月 第__天	

续表

分类	游戏	方法	第一次出现的时间	最令你难忘的记忆
自理	穿鞋袜	鼓励宝宝自己穿鞋袜，宝宝会穿鞋，但分不清左右	第__月　第__天	
	做家务	分一点宝宝力所能及的家务，如擦桌椅、收拾玩具等，宝宝能愉快完成	第__月　第__天	

身体发育参照指标

项目	男宝宝（均值）	女宝宝（均值）
体重（千克）	14.2	13.9
身高（厘米）	96.2	94.9
头围（厘米）	49.3	48.4
胸围（厘米）	50.8	50.0

专题 男女宝宝教养有别？

不论男女宝宝都应该注意的教育原则

都要尽量给予关爱和爱抚

很多妈妈都有“若男宝宝总爱撒娇，将来会不会变得娘娘腔啊”“爱撒娇的女宝宝将来一定会形成娇弱的性格吧”等想法，所以，当宝宝撒娇时，就会比较担心和排斥。实际上，宝宝的撒娇是使心灵变得稳定、走向自立的必要步骤之一。因此，爸爸妈妈应完全接受宝宝的撒娇，无论对男宝宝还是女宝宝，都应倾注满怀的关爱和爱抚。在婴幼儿时期，父母倾注大量的爱，会使宝宝的神经系统获得均衡发展。

可以期望宝宝具备明显的个性化特征，但不必强求

现在大多数家庭都是独生子女，很多父母似乎变得更加在意宝宝的性别，但这对宝宝来说是不公平的。无论是男宝宝还是女宝宝，首先是作为一个“孩子”来到这个世界上的。父母应摆脱“性别”期待，让宝宝回归自然本色的一面，欣赏属于宝宝的气质和能力，并提供所需要的支持和空间。如果一味按照传统男女的标准来要求宝宝，则会限制宝宝的学习范围和途径，甚至埋没了他（她）的潜能，以及探索自己全面性格特质的机会。

比起所谓的“男性气质”“女性气质”，宝宝更应重视“宝宝自己特有的气质”

受荷尔蒙的影响，的确存在男、女宝宝特有的气质差异，但这只是在“与男宝宝相比”或“与女宝宝相比”的情况下得出的结论，并不能百分百适合每个宝宝。此外，与生俱来的特征只能表现为“倾向”，并不是对未来的准确判定，即便做出“因为是男宝宝，所以一定会……”之类的预测，多数情况下也会被推翻。因此，不要过于拘泥宝宝的性别，完全尊重宝宝的个性，充分发挥宝宝的天性才是最科学、最明智的。

爸爸妈妈要为宝宝树立好榜样

宝宝并不是带着已有的概念出生的，而是在日常生活中逐渐吸收其亲眼所见的事物，“男子气质”“女子气质”也是模仿爸爸或妈妈并加以吸收形成的。但是，没有必要因此有意地要求宝宝“要像个男人一样……”或“要像个女人一样……”。爸爸妈妈在代表男人或女人之前，首先就是个人。作为父母，首先应在做人的原则、礼仪尊严等方面，努力为宝宝树立榜样。

男宝宝教育建议

用简单的语言来对话

这是因为男宝宝的语言发育相对较慢，他们不能理解一些成语或是不常用的词，也较难理解复杂的解释，所以与男宝宝讲话，可以尽量简单明了。

更多的阅读时间

可以通过教他们一些有趣的童谣和儿歌，让他们对阅读产生兴趣。多抽出些时间给他们讲故事，即使他们有时缺少耐心，也要让他们体会到阅读的乐趣。

多创造拿笔和乱画的机会

让他们拿着蜡笔涂色，当你的儿子慢慢长大，就让他玩文字游戏，或让他列出喜欢的关系，培养宝宝用笔表达的能力。

女宝宝教育建议

鼓励创新

多问你的女儿一些假定性的问题，鼓励她们考虑多种推测及可能。如：如果太阳一直不下山，那会怎样？如火车不停地往前开，可能会开到哪里？

不惧怕打破传统

将男性的传统垄断项目向女宝宝开放，当你的女儿还比较小，如果喜欢玩汽车或者拿着工具敲敲打打，可以任由她去。等稍大一些，如果她愿意，鼓励她参加带有竞争性的运动。

教宝宝夸奖自己

大多数女宝宝对自己的评价是基于别人对她的看法，你可以让你的女儿享受一下成功的喜悦，而不是一味问大人“我这样做对吗”“我是不是该这样”。

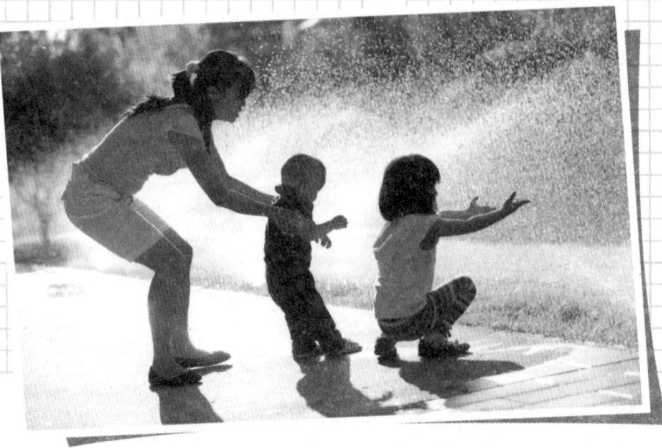

附录❶ 限盐，从宝宝的饮食开始

柴米油盐酱醋茶，盐是生活中不可缺少的调味品，是人体不可或缺的物质。但是，小小的宝宝从什么时候开始吃盐、怎么吃盐，妈妈们可得注意啦。

细细说“盐”

盐的营养

盐的主要成分是氯化钠，且含有少量的钾、钙、镁等元素，我们经常吃的“碘盐”中含有一定量的碘。氯可以与钠、钾等一同来维持人体的水和电解质平衡、酸碱平衡，形成胃酸，促进消化。钠是保持体液渗透压、维持神经肌肉兴奋性不可或缺的物质。但是多吃盐对人体有害无益。

宝宝其实不需要过多的盐

钠离子大量存在于各类蔬菜水果中，天然食品中存在的盐已经能够满足1岁以内宝宝的需要，再额外加盐则可能对宝宝有害。

人对盐的敏感度是随年龄增长而逐渐降低的，宝宝对食盐的敏感度高于成人，当我们感到咸味时，氯化钠的浓度是0.9%，而婴幼儿感到咸味时，其浓度只有0.25%，不到成人的1/3。如果按照成人的口味来衡量放盐的量，宝宝摄入的钠肯定超标。

很多时候，妈妈们认为宝宝不喜欢吃辅食是因为没有味道。其实，对宝宝敏感的味蕾来说，蔬菜和水果中的天然味道就很鲜美，应该让宝宝们尽量享受食物原有的味道。

不同月龄宝宝每日所需盐的剂量

0~6个月

对于6个月以内的宝宝，钠的推荐量是200毫克，换算成盐是0.5克。通常，从母乳或配方奶中就能获得；所以，6个月以内的宝宝辅食没必要添加食盐。

7~12个月

在7~12个月，宝宝需要的盐会稍微增加到1克左右。由于这个阶段，宝宝吃的辅食种类越来越多，很多食物中含有一定量的天然盐，所以，一般情况下也不用额外增加盐。

12个月以上

1~3岁的孩子每天需要的盐不到2克。除了食物中获取的天然盐分以外，可以考虑适当添加一点，但每天做菜时也要尽可能少放盐。

摄入过量盐分的四大危害

使肾脏和心脏功能受损

宝宝的肾脏发育还不健全，不足以渗透过多的盐。如果辅食中加盐过多，就会加重宝宝的肾脏负担，同时增加心脏的负担。

导致缺锌缺钙

钠离子过多，不但会妨碍孩子体内对锌的吸收，导致孩子缺锌，影响智力的发育，使免疫力下降，引发各种疾病，还会导致钙流失增多。摄盐量越高，尿钙也就越高，从而影响骨骼发育。

导致上呼吸道感染

因为高盐饮食可使口腔唾液分泌减少，溶酶菌亦相应减少，再加上高盐饮食的渗透作用，使上呼吸道黏膜抵抗疾病侵袭的作用减弱，导致感染上呼吸道疾病。

引发慢性病

从小重盐会导致宝宝口味偏重，养成习惯以后很难纠正，成年后很容易引起高血压、心绞痛等疾病。

八大妙招减少宝宝摄盐量

全家低盐饮食

全家总动员，多吃清淡饮食。孩子的口味与家长有关，家长的口味重，孩子饮食的盐含量也会增多。

用其他调料代替盐

做菜时，不用或少用盐，而是用葱、姜、蒜、香菜等调味，或加入糖、醋等。

多吃含钾食物

有意识地多为宝宝安排一点含钾多的食物。钾可以抑制机体对钠的吸收。多吃橘子、猕猴桃、豆芽等，他们能将盐中的钠排出体外。

谨慎选择零食

过量的盐还来源于宝宝吃得很多零食中，应多选择新鲜水果，让宝宝少接触果脯与炒货，也能有效减少盐分的摄入。

少用或不用调味品

味精、酱油、虾米等含钠量极高，烹制宝宝食品时要尽量少用，最好不用。

少用酱油或改用低盐酱油

炖肉时为了颜色好看，经常加入很多酱油。应该在炖的时候少加，做好后再加入酱油提色，并使用低盐酱油。

避免无形盐的摄入

有的妈妈给孩子烹制食品时少放盐，却疏忽了那些无形的盐。最常见的无形盐就是咸菜、咸鱼和腊肉。应尽量从食谱中删除这些含盐量高又不利于健康的食物。

改变加盐的时机

炒菜或做汤时，待快熟或出锅时再放盐，或采用“餐时加盐”的方法，这样效果更好。因为这样会使盐仅附着在菜肴表面，来不及渗入内部，而人的口感主要来自菜肴表面，故吃起来咸味已够，但盐量却减少了，宝宝也乐于接受。

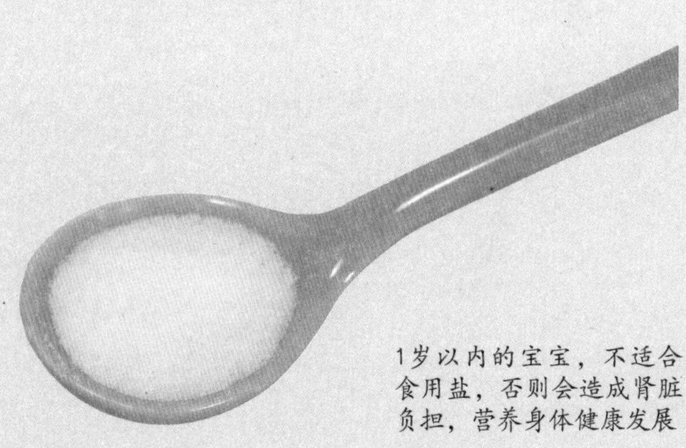

1岁以内的宝宝，不适合食用盐，否则会造成肾脏负担，营养身体健康发展

附录❷ 给宝宝一个安全的汽车座椅

现在，越来越多的家庭都有汽车，在享受带宝宝方便出行的同时，一定要注意宝宝的安全。宝宝的骨骼不像大人那么结实，行驶中任何的意外动作，都可能对宝宝造成伤害。因此，宝宝坐车时，应尽量使用有质量保证的儿童安全座椅。

头枕要舒适、防撞

宝宝的大脑处在生长发育的重要时期，需要特别加以保护。因此，座椅的头枕不仅要使宝宝舒适，还要具有良好的防撞功能。

安全舒适的设计

特别是对小月龄的宝宝来说，汽车安全座椅的设计非常重要，它关系着安全性能的发挥，更保障了平时使用的舒适度。

汽车的安全座椅有一个全球一致的标准，座椅后向45°的角度设计可以最平均地分散冲击力，正确地安装好后，发生碰撞时幼儿产生的惯性力将会被背部和“怀抱”型的座椅背均匀分散。

可调的椅背

椅背最好可以调节成不同的倾斜角度，来适合宝宝睡眠、玩耍等不同的状态。弧度深的靠背可有效防止侧撞。

内层要有防撞层，以减轻碰撞时的冲击力。安全带及锁扣（包括肩垫、胯垫、护裆）等部件的细节处理都要考虑到宝宝的舒适和安全。有些锁扣还能显示安全带是否已经安装牢固，防止成人因一时疏忽造成安全隐患。

1岁以内的宝宝一定要选购可反向安装的座椅

1岁以内的宝宝要使用反向安装的座椅，1~3岁的宝宝也应尽可能久地坐在反向安装的安全座椅内，直至他们超过座椅生产商所允许的身高或体重限制。这是保护宝宝安全的最佳方式，因为在出现事故的时候，冲击力总是朝向车头，反向安装的安全座椅可以让宝宝的背部与安全座椅靠背充分接触，最大限度地分散冲击力，保护好宝宝的脊椎和头颈。

尽量不选择二手座椅

尽量不要选择二手的安全座椅，因为很难了解其过去的使用情况。这些座椅的有些部件可能已经丢失、损坏或已被召回，还有可能有塑料老化、长期受压造成裂痕等问题，万一出现交通事故，可能起不到保护的作用。

按宝宝年龄选择

出生至6周岁的宝宝，在很多国家都是法定必须使用安全座椅的年龄。当然，为了更好地保护宝宝，提供舒适乘坐，安全座椅通常分年龄段设计。在保证适用的前提下，我们可以考虑往后的使用要求，达到不浪费的目的。

如果您的宝宝尚在6个月内，那么建议您选择新生儿专用的安全座椅，6个月以上一般座椅品牌都有具体的参考体重，具体可参考如表：

适用体重	相对年龄
10千克以下	1岁以下
9~18千克	1~4岁
15~25千克	3~8岁
22~36千克	8~11岁

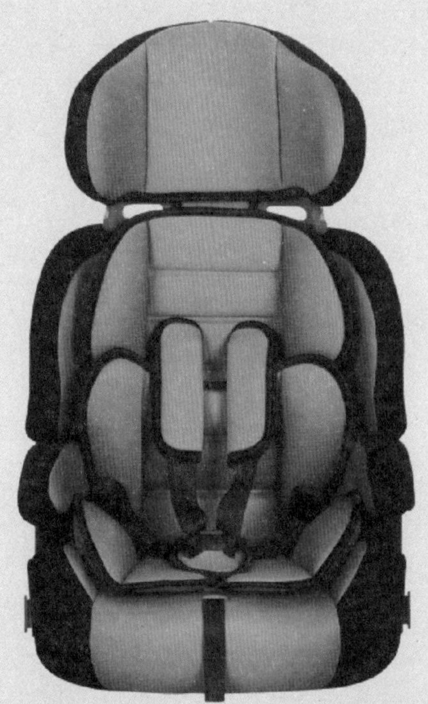

宝宝汽车座椅要选择大厂家、知名品牌的，这样才有安全保证，有利于保护宝宝的安全

TIPS

绝对不要擅自对儿童安全座椅或汽车安全带的设计进行改动，否则容易破坏其整体的安全性，造成不可预料的后果。儿童座椅不能安装在带有安全气囊的汽车前座上，因为在汽车发生碰撞时，弹出的安全气囊会产生相当大的冲击力，会对宝宝造成伤害。

聪明宝宝 营养养育益智 图解百科

编写人员：李　宁　程玉秋　刘红霞　牛东升　李青凤　石艳芳　张　伟
石　沛　张金华　葛龙广　戴俊益　李明杰　霍春霞　高婷婷
赵永利　余　梅　李　迪　李　利　张爱卿　常秋井　石玉林
樊淑民　张国良　李树兰　谢铭超　王会静　陈　旭　王　娟
徐开全　杨慧勤　卢少丽　张　瑞　李军艳　崔丽娟　季子华
吉新静　石艳婷　陈进周　李　丹　逯春辉　李　鹏　李　军
高　杰　高　坤　高子珺　杨　丹　李　青　梁焕成　刘　毅
韩建立　高　赞　高志强　高金城　邓　晔　常玉欣　黄山章
侯建军　李春国　王　丽　袁雪飞　张玉红　张景泽　张俊生
张辉芳　张　静　张　莉　赵金萍　崔文庆　石　爽　王　娜
金贵亮　程玲玲　段小宾　王宪明　杨　力　孙君剑　张玉民
牛国花　许俊杰　杨　伟　葛占晓　施慧婕　徐永红　张进彬
王　燕

人物摄影：精灵豆婴幼儿专业摄影机构
心隅孕妇专业摄影机构

菜品摄影：刘志刚　刘　计

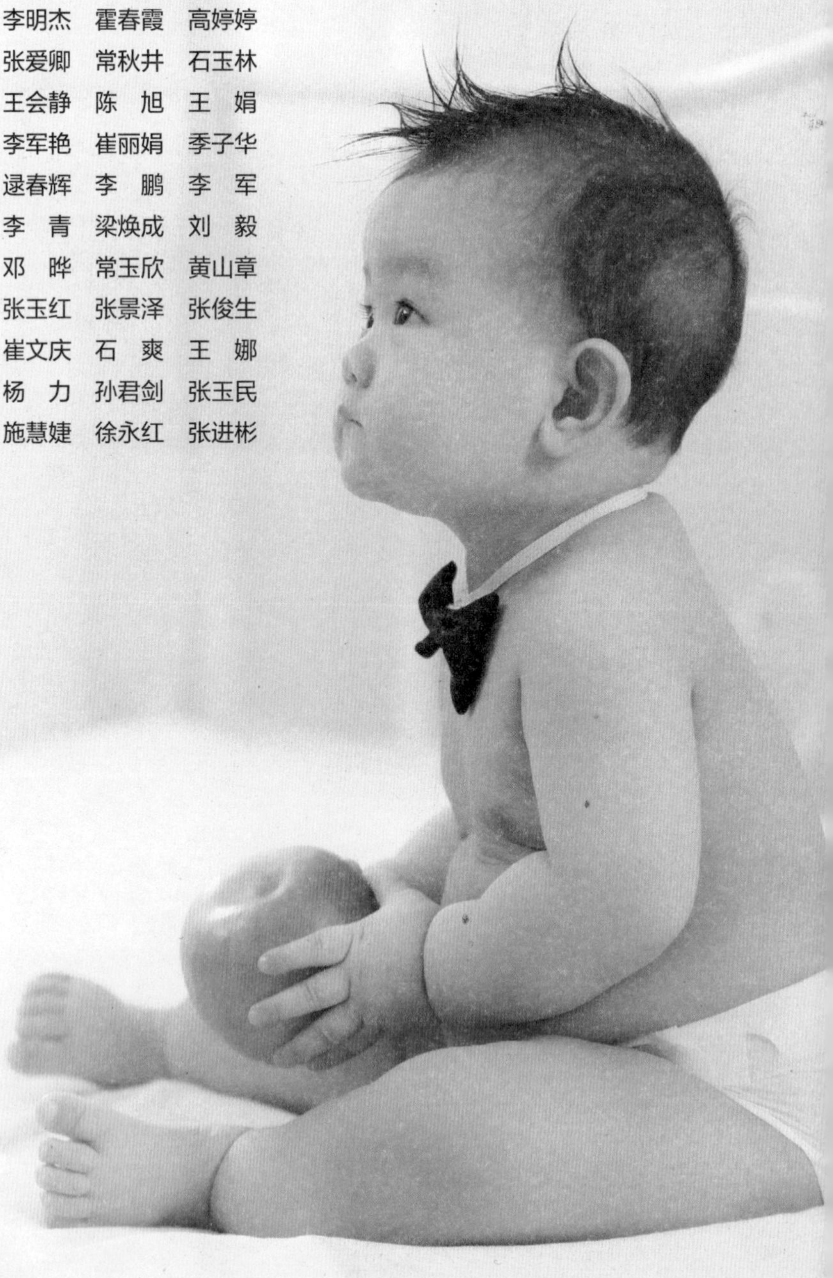